Wolf

Rezepturen

Gerd Wolf

# Rezepturen

## Probleme erkennen, lösen, vermeiden

Gerd Wolf, Grafschaft-Ringen

4. überarbeitete und aktualisierte Auflage

Mit 21 Tabellen, 4 Abbildungen und 6 Cartoons

Deutscher
Apotheker Verlag

**Anschrift des Autors**

**Dr. rer. nat. Gerd Wolf**
Fachapotheker für Offizinpharmazie
Robert-Koch-Apotheke
Fauviller Ring 1
53501 Grafschaft-Ringen



Bibliografische Information der Deutschen Nationalbibliothek
Die Deutsche Nationalbibliothek verzeichnet diese Publikation in der Deutschen Nationalbibliografie; detaillierte bibliografische Daten sind im Internet unter http://dnb.d-nb.de abrufbar.



4. überarbeitete und aktualisierte Auflage 2013
ISBN 978-3-7692-6073-1


Birkenwaldstraße 44, 70191 Stuttgart
www.deutscher-apotheker-verlag.de
Printed in Germany

Satz: primustype Hurler GmbH, Notzingen
Druck und Bindung: AZ Druck- und Datentechnik, Berlin
Umschlagabbildung: Antagain/istockphoto
Umschlaggestaltung: deblik, Berlin

# Geleitwort

Lokaltherapeutika zur Behandlung von Hautleiden sind unverzichtbar. Leider haben vor die Herstellung eines wirksamen und stabilen Lokaltherapeutikums die Götter die Galenik gesetzt, kann man in Abwandlung eines bekannten Zitats sagen.

Wir Ärzte haben aber in unserer Ausbildung wenig, oft nichts über Galenik gehört, und verlassen uns auf in der Literatur vorgefundene Rezepte oder auf den Apotheker. Auch Dermatologen sind sich der Schwierigkeiten nicht bewusst, die sich für den Apotheker aus unseren magistralen Rezepturen ergeben können und prüfen nicht genügend, ob der Effekt den Aufwand rechtfertigt. Hinzu kommt, dass neue Grundstoffe und durch sie veränderte Lokaltherapeutika mit überkommenen Namen alte Vorschriften obsolet machen.

Zwar steht uns ein Arsenal von kommerziell erhältlichen Lokaltherapeutika zur Verfügung; ohne magistrale Rezepturen kann der Hautarzt dennoch nicht auskommen. Die Gründe dafür sind vielfältig. Für bestimmte Indikationen fehlen Fertigpräparate, so etwa für Metronidazol, dem Standardtherapeutikum zur Therapie der Rosacea. Erst im Jahr 2001 kam ein Metronidazol-Dermatikum unter dem Namen Metrogel® in den Handel. In anderen Fällen möchte der Arzt seinem Patienten eine für den Einzelfall zugeschnittene Rezeptur zukommen lassen. Bei manchen Patienten liegt eine so hochgradige Allergie vor, dass nur eine eigens für diesen Kranken gefertigte Rezeptur angemessen erscheint. Auch sind die Kosten für vorgefertigte Lokaltherapeutika in ihrer Höhe manchmal schwer nachvollziehbar, bei den knappen Mitteln im Kassenbereich, aber auch bei Selbstzahlern ein Grund zur magistralen Rezeptur.

Wie immer man diese Situation beurteilt, vom Standpunkt des Kranken, des Apothekers oder des verschreibenden Arztes, die individuell zu fertigenden Rezepturen sind nicht aus der Welt zu schaffen, und alle Beteiligten müssen im wahrsten Sinne des Wortes das Beste daraus machen. Hier bietet das Buch von G. Wolf und R. Süverkrüp, man kann es mit Recht auf Grund seiner Gründlichkeit als Werk bezeichnen, eine hervorragende Hilfe. Der Patient wird ein brauchbares und wirksames Therapeutikum erhalten, wenn sich Arzt und Apotheker an die Aufzeichnungen von G. Wolf und R. Süverkrüp halten.

Das Buch wendet sich in erster Linie an den Apotheker und beruht im Wesentlichen auf schlechten Erfahrungen mit Verschreibungen, die in Kursen aufgearbeitet wurden. Es basiert auf Notrufen von Apothekern bei Schwierigkeiten mit ärztlichen Verschreibungen.

G. Wolf war seit Jahrzehnten Ratgeber für Dermatologen bei Rezepturen und hat in Kursen und Veröffentlichungen hier Fortbildung geleistet und Einblick in die Schwierigkeiten gewonnen, die sich für Apotheker und Arzt bei Verschreibungen ergeben.

Für den Dermatologen ist das vorliegende Werk eine Fundgrube für gute Rezepte. Es führt zum Erlernen einer richtigen Rezeptur und zur Überprüfung der bisherigen Praxis bei der Verschreibung, da die Übernahme aus Vorschriften, selbst angesehener Autoren, keineswegs deren Richtigkeit garantiert. Wie viele Tonnen Salicyl-Schüttelmixtur sind verschrieben worden, obwohl sich Salicylsäure und Zinkoxid zu einer unwirksamen Komponente verbinden!

Das erste Kapitel, Therapeutische und wirtschaftliche Aspekte, führt hoffentlich zu Konsequenzen in der Zusammenarbeit zwischen Apothekern und Ärzten. Im Vorwort der Autoren wird als Ziel aufgezeigt, Arzt und Apotheker für die Schwierigkeiten bei der Rezeptur zu sensibilisieren, diese Absicht wird beim Lesen des Buches voll erreicht. Die Autoren wollten kein neues Handbuch, sondern ein Lern- und Arbeitsbuch schreiben, das ist ihnen in hervorragender Weise gelungen.

Ich hoffe, das Buch gelangt in die Hand jedes Apothekers und auch jedes Hautarztes. Es wäre ein Gewinn für alle Beteiligten, Kranke, Ärzte und Apotheker. Ich bin den Autoren dankbar, dass sie uns dieses Buch erarbeitet haben und wünsche ihnen und dem Buch einen vollen Erfolg.

Köln, im Sommer 2002

Prof. Dr. med. Dr. h. c. Gerd Klaus Steigleder
emerit. Direktor der Universitätshautklinik Köln

## Vorwort zur vierten Auflage

Anfang Juni 2012 trat die neue Apothekenbetriebsordnung (ApBetrO) in Kraft. Darin wurden u. a. die Anforderungen an die Qualität der Herstellung von Rezepturen und Defekturen erhöht.

Planung, Herstellung, Prüfung auf Plausibilität müssen nun schriftlich dokumentiert und von einem/r Apotheker/in unterschrieben werden.

Seitdem herrschen große Unruhe und rege Diskussionen in den Apotheken. Angebote zu Workshops und Seminaren zur Plausibilitätsprüfung von Individual – Rezepturen werden in großem Maße wahrgenommen. Überregionale und regionale Rezeptur-Hotlines werden über Gebühr in Anspruch genommen. Mit anderen Worten: es gibt einen immensen Informationsbedarf auf dem Rezeptur – Gebiet.

Dies überrascht die Experten auf dem Rezepturgebiet insofern, als die Probleme in den Rezepturen nicht wirklich neu sind und eigentlich schon immer existiert haben. Offenbar hat sich aber die Wahrnehmung durch den stärker empfundenen Druck des Gesetzes verändert bzw. zugenommen.

Listen, die zur Einkreisung der Probleme von verschiedenen Verlagen angeboten werden, sind zwar hilfreich, sollten jedoch nicht dazu führen, den pharmazeutischen Sachverstand auszuschalten. Die darin getroffenen Aussagen müssen vom jeweiligen Benutzer auf dem Hintergrund der jeweiligen, vorliegenden Rezeptur erst beurteilt werden.

Kernstück des § 7 „Rezepturarzneimittel“ stellt die Plausibilitätsprüfung dar, welche insbesondere die Prüfung der Kompatibilität und Stabilität aller Bestandteile umfasst.

Diesem Ziel hat sich dieses Buch von Anfang an gewidmet. Denn ohne eine geprüfte Kompatibilität und Stabilität kann keine qualitätsvolle Rezeptur halbfester und flüssiger Zubereitungen hergestellt werden.

Deshalb beschränkt sich dieses Buchs bewusst und gezielt auf diesen wichtigsten Problemkreis. Es soll nicht in erster Linie dazu dienen, die Formulare bequemer und schneller ausfüllen zu können, sondern das Verständnis für Inkompatibilitäten und Instabilitäten in Individual – Rezepturen zu fördern und zu festigen. Dabei legt der Autor besonderen Wert auf das Erklären der verschiedenen Kompatibilitäts- und Stabilitätsprobleme. Dadurch prägen sich diese Probleme auch besser ein.

Darüber darf das Grundwissen über die Vehikel-Systeme, ihre Systematik und ihre rationale Anwendung jedoch nicht vergessen werden. Gerade dieses Wissen erfährt durch die neue ApBetrO eine neue Aktualität, wenn Körperpflegemittel oder Halbfertigprodukte der Industrie in Rezepturen verordnet werden und wegen mangelnder valider, chargenspezifischer Analysenzertifikate und nicht in der Apotheke durchführbarer Identitätsreaktionen gegen offizinelle Grundlagen – Systeme ausgetauscht werden müssen.

Möge in diesem Sinn dieses Buch auch in seiner vierten Auflage allen Lesern, Apothekern, Pharmazieingenieuren, PTA als auch Dermatologen aus der niedergelassenen Praxis und von der Hochschule in gleicher Weise Nutzen bringen, um dem gemeinsamen Ziel näher zu kommen, den Patienten jederzeit eine optimale, externe Therapie auf dem Gebiet der Individual- bzw. Magistral-Rezepturen anbieten zu können.

Grafschaft-Ringen, im Sommer 2013 Dr. Gerd Wolf

## Vorwort zur ersten Auflage

Das vorliegende Buch orientiert sich an dem im Rahmen der Weiterbildung Offizin-Pharmazie durchgeführten Seminar „Probleme bei der rezepturmäßigen Verarbeitung von (Fertig-)Arzneimitteln, insbesondere Dermatika“. Es ist unser Ziel, den Leser für die in Individual- bzw. Magistralrezepturen verborgenen Probleme zu sensibilisieren und Lösungsmöglichkeiten aufzuzeigen. Auf eingehende theoretische Erörterungen, wie sie in der pharmazeutisch-technologischen Literatur nachzulesen sind, wurde aus diesem Grunde verzichtet und die Form eines Lern- und Arbeitshandbuches gewählt. Erfahrungen aus der Rezeptur-Fax-Hotline, die seit 1997 im Bereich der Landesapothekerkammer Rheinland-Pfalz und seit 1999 im Bereich der Apothekerkammer Nordrhein vom Autor Dr. Wolf betreut wird, flossen in dieses Buch mit ein. Zahlreiche Tabellen erleichtern die Arbeit im Apothekenalltag. Aufgaben zu Rezepturfragestellungen unterstreichen den Charakter eines Lernbuches und erlauben die Anwendung der neu erworbenen Kenntnisse auf Praxisfälle. Antworten im Anhang ermöglichen eine Lernkontrolle. Der didaktische Aufbau entspricht der in der Praxis bewährten Vorgehensweise und untermauert unseren Leitgedanken: Die Rezeptur beginnt im Kopf.

Wir hoffen, Ihnen mit diesem Handbuch eine wertvolle Unterstützung für die Apothekenpraxis zu bieten und danken gleichzeitig den zahlreichen Seminarteilnehmern, die durch Diskussionsbeiträge und Fragestellungen das vorliegende Werk angestoßen und mitentwickelt haben.

Grafschaft-Ringen, im Sommer 2002

Dr. Gerd Wolf
Prof. Dr. Richard Süverkrüp

# Inhaltsverzeichnis

## Teil II Systematik und Herstellung

## Teil III Halbfeste und flüssige Rezepturen

## Abkürzungsverzeichnis

| | |
|---|---|
| āā, ana | ana partes aequales (zu gleichen Teilen) |
| āā ad | ana partes aequales ad (zu gleichen Teilen bis ... Gramm) |
| AB-DDR | Arzneibuch der ehemaligen Deutschen Demokratischen Republik (DDR) |
| AMG | Arzneimittelgesetz |
| ApBetrO | Apotheken-Betriebsordnung |
| BfArM | Bundesamt für Arzneimittel und Medizinprodukte |
| BGA | Bundesgesundheitsamt |
| BHT | Butylhydroxytoluol (Antioxidans) |
| BP | British Pharmacopoeia |
| DAB | Deutsches Arzneibuch |
| DAC | Deutscher Arzneimittel Codex |
| DDG | Deutsche Dermatologische Gesellschaft |
| DRF | Deutsche Rezept Formeln |
| EDTA | Ethylendiamintetraessigsäure (Komplexierungsmittel) |
| Euxyl K 100 | Gemisch aus 5-Chlor-2-methyl-4-isothiazolidin-3-on und 2-Methyl-4 isothiazolidin-3-on mit Magnesiumsalzen und Wasser (Konservierungsmittel) |
| FH | Formularium Helveticum |
| FNA | Formulae der Nederlandse Apotheekers (Niederlande) |
| GMP | Good manufactoring practice (fachgerechte Herstellung pharmazeutischer Produkte) |
| HLB | hydrophilic lipophilic balance (Maßzahl für Emulgatoren) |
| Kathon CG | siehe Euxyl K 100 |
| M. f. | misce fiat (mische, es werde) |
| NFA | Neues Formularium Austriacum (Österreich) |
| NRF | Neues Rezeptur Formularium (Deutschland) |
| O/W | oil in water; Öl-in-Wasser (Emulsion) |
| pH | potentia hydrogenii (negativer dekadischer Logarithmus der Wasserstoffionen-Konzentration) |
| Ph. Eur. | Pharmacopoea Europaea; Europäisches Arzneibuch |
| PTA | pharmazeutisch-technische/r Assistent/in |
| q. s. | quantum satis (genügend viel) |
| solv. | solve (löse!) |
| SR | Standardrezepturen für den Arzt und Apotheker (ehem. DDR) |
| W/O | water in oil; Wasser-in-Öl (Emulsion) |
| ZL | Zentrallaboratorium Deutscher Apotheker |

## Wichtige Begriffe

| | |
|---|---|
| Rezeptur | Einzel-Anfertigung von Individual-Rezepturen auf Grund vorliegender ärztlicher Verordnung oder von Kundenwünschen; keine Dokumentation erforderlich. |
| Defektur | Anfertigung von Individual-Rezepturen auf Vorrat auf Grund der Initiative des Apothekers auf der Basis von Standardzulassungen oder von regelmäßig häufig vorkommenden Verordnungen von Ärzten („verlängerte Rezeptur"), wenn zur Deckung eines absehbaren Bedarfs nicht mehr als 100 abgabefertige Einheiten gefertigt werden. Verpflichtung zur Dokumentation. |
| Organoleptische Prüfung | Prüfung eines Arzneistoffs oder einer Zubereitung mit den Sinnesorganen: Aussehen, Gefühl, Geruch, Geschmack. |

# Teil I
# Allgemeiner Teil

# 1 Therapeutische und wirtschaftliche Aspekte der Individualrezeptur

## 1.1 Wirtschaftlichkeit und Perspektiven der Eigenherstellung

Der hohe Entwicklungsstand der industriellen Produktion von Arzneimitteln und die geringe Bedeutung der Eigenherstellung legen die Frage nahe, ob es denn unter dem Gesichtspunkt einer qualitativ und quantitativ optimalen Versorgung der Bevölkerung mit Arzneimitteln noch zeitgemäß ist, personelle und materielle Ressourcen für die dezentrale Herstellung in Apotheken vorzusehen und bereitzustellen, oder ob nicht der gesamte Bedarf durch Fertigarzneimittel gedeckt werden kann.

In einer Übersicht untersuchte Birrenbach [41] die Häufigkeit und die wirtschaftliche Bedeutung von Magistralrezepturen in 12 europäischen Ländern unter besonderer Berücksichtigung der dermatologischen Zubereitungen. Der Anteil am Gesamtumsatz der Apotheken lag zwischen 1,85% in Österreich und 0,025% in Großbritannien. Dabei liegt Deutschland mit 0,4% vor den Niederlanden an drittletzter Stelle. Er schätzt den Umsatz in diesem Segment für 1997 auf € 110 Mio. und geht davon aus, dass der Abgabepreis von dermatologischen Magistralrezepturen im Durchschnitt 35% unter dem von vergleichbaren Fertigarzneimitteln liegt. Damit ergibt sich eine volkswirtschaftliche fiktive Einsparung von € 35 Mio. Umgerechnet auf die einzelne Apotheke ergibt das im Mittel einen Minderumsatz von € 1650,– pro Jahr. Die Spirig AG, in der Birrenbach als Direktor die Bereiche Technik und Qualitätssicherung leitete, betreibt ein Apothekenlabor, in dem Rezepturen als Serviceleistung hergestellt und nach der schweizerischen „Arzneimittelliste mit Tarif" abgerechnet werden. Selbst bei dieser zentralisierten Form der rezepturmäßigen Herstellung sind, wie er feststellt, kaum kostendeckende Erträge zu erzielen.

Wie weit die Eigenherstellung erforderlich und wirtschaftlich sinnvoll ist, hängt vom Standpunkt des Betrachters ab. Angesichts des hohen technischen, personellen und finanziellen Aufwands, den die Zulassungs- und Aufsichtsbehörden der pharmazeutischen Industrie bei der Entwicklung, Prüfung und Qualitätssicherung von neuen Arzneistoffen und Zubereitungen abverlangen, ist es verständlich, dass aus Sicht von pharmazeutischen Unternehmern die rezepturmäßige Herstellung von Arzneimitteln häufig anachronistisch erscheint. Das gilt vor allem, wenn sie über die Anpassung der Dosis an individuelle Bedürfnisse hinausgeht, bei der industriell hergestellte Basiszubereitungen eingesetzt werden können.

Andererseits stellte Allen [42] 1996 fest, dass die rezepturmäßige Herstellung von sterilen und unsterilen Zubereitungen in den USA in den letzten Jahren deutlich zugenommen hat, weil pharmazeutische Unternehmen aus wirtschaftlichen Gründen bestimmte Darreichungsformen aus ihren Sortimenten entfernt haben, und dass viele Zubereitungen, insbesondere für die Pädiatrie und Geriatrie, immer nur als Rezepturarzneimittel verfügbar gewesen seien.

Die industrielle Produktion von Fertigarzneimitteln, die Anfertigung von Individualrezepturen und die Herstellung lokal häufig verordneter Arzneimittel im Defekturmaßstab sind hinsichtlich der Arbeitsbedingungen, der Qualifikation des Personals, der Standardisierung der Verfahren und des Umfangs der Dokumentation kaum miteinander vergleichbar. Hinsichtlich der Qualität der Produkte werden aber die gleichen Anforderungen gestellt.

Die in Apotheken verfügbare technische Ausstattung für die Herstellung von Arzneimitteln ist sehr einfach, wenn man von der Zytostatika-Zubereitung absieht, für die besondere Anforderungen gelten. Sie macht je nach Standort nur maximal 1 % bis 2,9 %. Ergänzende statistische Übersicht, in Schwabe, U., Paffrath, D., Arzneiverordnungsreport 2001, Berlin und Heidelberg] vom Umsatz in den Apotheken aus. Andererseits hat eine von der ABDA in Auftrag gegebene Statistik des Deutschen Arzneiprüfungsinstituts (DAPI) gezeigt, dass im Jahr 2008 immerhin 16 Millionen Rezepturen zu Lasten der GKV verordnet wurden, davon allein 5 Millionen von Dermatologen und 900000 von Kinderärzten. Während Fertigarzneimittel in großen Mengen in technisch hochentwickelten Einrichtungen nach standardisierten Verfahren von Spezialisten produziert werden, sind für die Herstellung in der Apotheke der kleine Maßstab, die Flexibilität und die breite Sachkenntnis des Personals charakteristisch. Dabei sind die theoretische Basisqualifikation von Apothekern und die praktische von PTA hoch, sie erstreckt sich auf viele Darreichungsformen und Wirkstoffe. Allerdings nimmt sie rasch ab, wenn sie in der Praxis nicht gefordert und weiterentwickelt wird.

1

## 1.2 Standardisierung

Cox et al. [43] unterscheiden in diesem Zusammenhang bei der Eigenherstellung drei Stufen der Standardisierung: die nicht standardisierte Herstellung, die lokal standardisierte Herstellung und die landesweit standardisierte Herstellung.

Bei der nicht standardisierten Herstellung, die vor allem die Individualrezeptur betrifft, kommt der Apotheke eine besondere Verantwortung hinsichtlich der Beurteilung und Herstellung von Arzneimitteln zu, die vom Arzt „frei komponiert“ werden. Dabei werden hohe Anforderungen an das pharmazeutische Urteilsvermögen hinsichtlich potentieller chemischer, physikalisch-chemischer und mikrobiologischer Probleme gestellt. Insbesondere sind hier § 7 (1) Satz 4 ApBetrO („Enthält eine Verschreibung einen erkennbaren Irrtum, ist sie unleserlich oder ergeben sich sonstige Bedenken, so darf das Arzneimittel nicht hergestellt werden, bevor die Unklarheit beseitigt ist“) und § 5 AMG (Verbot bedenklicher Arzneimittel) zu berücksichtigen. Ob die Therapie auch aus pharmazeutischer Sicht erfolgreich war, kann bei der nicht standardisierten Herstellung nur nachträglich beurteilt werden, und auch das nur, wenn entsprechende Aufzeichnungen gemacht werden. Noch wichtiger ist die Dokumentation, wenn Arzt oder Patient aus Gründen, die die Apotheke zu vertreten hat, nicht mit dem Arzneimittel zufrieden waren.

Die lokal standardisierte Herstellung entspricht weitgehend der Defektur nach § 8 ApBetrO, für die zwar ein Herstellungsprotokoll vorgeschrieben ist, bei der aber wie bei der Individualrezeptur eine systematische Entwicklung entfällt.

Bei landesweit standardisierten Vorschriften, wie sie in Deutschland im NRF gesammelt sind, handelt es sich um validierte Verfahren und Produkte, deren Entwicklung und Qualität im Wesentlichen der von Fertigarzneimitteln entsprechen. Das gilt auch für die Qualität der Durchführung, wenn in der Apotheke die GMP-Regeln befolgt werden, soweit sie dort anwendbar sind.

Aus Ärztesicht ist die Individualrezeptur eine – häufig kostengünstigere – Alternative zu Fertigarzneimitteln, die sein Budget entlastet. Gleichzeitig ist sie eine Möglichkeit, bei der Dosierung und Kombination von Arzneistoffen sowie bei der Auswahl der Hilfsstoffe individuelle Gegebenheiten zu berücksichtigen, insbesondere immunologische Idiosynkrasien. Ärzte sind sich häufig aber nicht der Probleme hinsichtlich der Stabilität und möglicher Unverträglichkeiten in Rezepturarzneimitteln bewusst, vor allem wenn die Rezepturen spontan zusammengestellt sind. Der Hinweis auf solche Probleme und ihre Korrektur sind eine Herausforderung an die Kommunikationsfähigkeit von Pharmazeuten [43].

Für den Patienten ist die Rezeptur einerseits eine der seltenen persönlichen Dienstleistungen, die in der modernen Gesellschaft mit ihren standardisierten Serviceangeboten immer mehr verschwinden, andererseits verursacht sie unerwünschte Wartezeiten.

Auch für wirtschaftlich denkende Apotheker hat die Eigenherstellung mehrere Gesichter, einerseits ist sie angesichts der in der Taxe festgelegten Arbeitspreise in aller Regel ein Verlustgeschäft, andererseits bindet sie bei professioneller Ausführung Patienten als Kunden an den eigenen Betrieb und kann damit als Marketinginstrument eingesetzt werden. Außerdem kann sie als Anknüpfungspunkt genutzt werden, um den Kontakt zu Ärzten zu pflegen und mit ihnen Möglichkeiten zur Optimierung der Arzneimitteltherapie zu besprechen.

## 1.3 Lücken im Fertigarzneimittelangebot

In einer Industriegesellschaft kann der Arzneimittelbedarf fast vollständig durch Fertigarzneimittel gedeckt werden. Für die dezentrale Herstellung im kleinen Maßstab durch Apotheken bleibt die Aufgabe, Lücken im Angebot zu füllen, die die pharmazeutische Industrie aus wirtschaftlichen oder technischen Gründen nicht befriedigen kann. Das gilt z. B. für selten benötigte Dosierungsstufen oder für „orphan drugs", d. h. Arzneimittel zur Behandlung von Krankheiten, die so selten auftreten, dass das Marktvolumen eine industrielle Fertigung nicht rechtfertigt (Beispiel: NRF 34.1. Prednisolon-Saft für Kinder). Es gilt aber auch für Arzneimittel, die Ärzte im Rahmen von Therapieversuchen benötigen, sowie für Zubereitungen, die in applikationsfertiger Form nur so kurz haltbar sind, dass sie über die normalen Vertriebswege nicht auf den Markt gebracht werden können.

Als Fertigarzneimittel ist Indometacin für die Ophthalmologie aus Stabilitätsgründen nur in Form von Trockensubstanz und Lösungsmittel im Handel (z. B. Indoclir®), während die Augentropflösung NRF 15.15. Neutrale Indometacin-Augentropfen 0,1 % oder Neutrale Indometacin-Augentropfen 0,1 % chemisch und physikalisch ohne Konservierung im Tiefkühlschrank sechs Monate und bei Raumtemperatur drei Wochen stabil sind. Bei rezepturmäßig hergestellten Arzneimitteln, die sofort verbraucht werden, sind die Anforderungen an die chemische Stabilität relativ niedrig. So muss z. B. bei der Einstellung des pH-Werts von Augentropfen häufig ein Kompromiss zwischen Verträglichkeit und Stabilität gefunden werden. In der Rezeptur kann dabei der Verträglichkeit mehr Gewicht zugemessen werden als bei industriell hergestellten Präparaten, deren Wirkstoffgehalt für mehrere Jahre garantiert werden muss.

In der Presse findet man auch Hinweise, dass immer mehr Patienten Überempfindlichkeitsreaktionen auf häufig verwendete Konservierungsmittel zeigen. Bei rezepturmäßiger Herstellung können hier in enger Absprache mit dem behandelnden Arzt individuell besser verträgliche Alternativen gesucht und gefunden werden.

## 1.4 Kommunikation und Kooperation

In vielen Apotheken spielt die Eigenherstellung eine Aschenputtel-Rolle. Sie ist wirtschaftlich unattraktiv und gibt gelegentlich Anlass zu Auseinandersetzungen mit Ärzten. Hinsichtlich der Qualität des Konzepts und der Ausführung sind Rezeptur- und Defekturarzneimittel nicht immer über jeden Zweifel erhaben, vor allem wo sie nur selten hergestellt werden. Andererseits sind nach einer Redensart, die besonders Fachleute im Qualitätswesen schätzen, Probleme häufig Chancen in Verkleidung. Hinsichtlich der Eigenherstellung von Arzneimitteln bedeutet das, dass es sich hier um ein spezifisch pharmazeutisches Tätigkeitsfeld handelt, für das der persönliche Kontakt mit Ärzten und Patienten wichtig ist, und das auch durch die Globalisierung und neue Vertriebswege für Fertigarzneimittel und Medizinprodukte nicht gefährdet wird. Die praktische Kompetenz in Rezeptur und Defektur gehört zum Kernbestand der Pharmazie. Was bisher fehlt, ist die systematische Entwicklung dieses Bereichs.

Dazu gehören, wie schon erwähnt, vor allem das Erkennen von Lücken bzw. Nischen im Fertigarzneimittelangebot und die gegenseitige Information von Ärzten und Apothekern über therapeutische Möglichkeiten, die bisher nur selten genutzt werden. Das wichtigste Medium ist dabei nicht die elektronische Informationsverarbeitung und Telekommunikation, so hilfreich sie für die Lösung bestimmter Fragen ist, sondern das persönliche Gespräch. Dieses ist einerseits zu führen mit den Patienten, um etwas über deren Probleme bei der Anwendung von Fertigarzneimitteln zu hören, die durch Rezeptur-und Defekturarzneimittel behoben werden können. Andererseits muss aber auch das Gespräch mit Ärzten und anderen Fachleuten im Gesundheitswesen stattfinden, die in unterschiedlichen Rollen dem gleichen Ziel verpflichtet sind: Arzneimittel für Kranke auszuwählen und sie bei deren Anwendung zu unterstützen.

Das bei Ärzten beliebte Argument, Rezepturen seien billiger als vergleichbare Fertigarzneimittel ist natürlich aus pharmazeutischer Sicht problematisch. In der Arzneitaxe wurde eine niedrige Vergütung für die Herstellung vertraglich vereinbart, der selbst bei nur tarifgemäßer Vergütung relativ hohe Personalkosten gegenüberstehen. Deshalb erleidet die Apotheke vor allem in der Einzelanfertigung einen finanziellen Schaden, der in der Regel größer ist als die Differenz zwischen dem Betrag, den sie für die Rezeptur abrechnen kann und dem Preis des Fertigarzneimittels. Durch rationelle Arbeitsmethoden auf der Grundlage von Zwischenprodukten, die vorrätig gehalten werden, und durch Übergang zum Defekturmaßstab, wo immer das sinnvoll ist, kann allerdings auch jetzt schon ein positiver Deckungsbeitrag erwirtschaftet werden. Dazu müssen allerdings manche ärztlichen Partner zunächst davon überzeugt werden, dass Individualrezeptur nicht gleichbedeutend ist mit Willkür bei der Kombination von Wirkstoffen und Grundlagen und der Wahl von

Dosierungsstufen, sondern dass jedes therapeutische Konzept eine gewisse Standardisierung voraussetzt, die dann auch für eine wirtschaftliche Herstellung genutzt werden kann.

Rezeptierkurse sind nicht mehr Teil des Medizinstudiums, deshalb besteht auf ärztlicher Seite in der Regel ein Informationsdefizit über Möglichkeiten und Grenzen der Eigenherstellung und über die Form entsprechender Verschreibungen. Diese Wissenslücke wird Ärzten in der Regel gar nicht bewusst. Der Hinweis von Apothekern, Therapeuten und Patienten würden Rezeptur- und Defekturarzneimittel einfach nicht nachfragen, deshalb könne ihre Herstellung aus dem Spektrum pharmazeutischer Dienstleistungen gestrichen werden, ist ein Zeichen naiver Passivität.

Zu einem professionellen Marketing gehört auch in diesem Bereich, dass durch qualifizierte Information Nachfrage geschaffen wird. Von Pharmareferenten, deren Aufgabe es ist Ärzte über Fertigarzneimittel, die ihre Arbeitgeber anbieten, zu informieren, kann schlechterdings nicht erwartet werden, dass sie Ärzte über die besonderen Vorzüge z. B. von NRF-Rezepturen aufklären. Diese Aufgabe nimmt den Apothekern niemand ab.

Bei dieser an sich unproblematischen Weitergabe von Informationen über Arzneimittel gibt es aber in der Praxis nicht selten Schwierigkeiten. Sie ergeben sich aus dem traditionell hierarchisch geprägten Rollenverständnis einiger Ärzte. Sie empfinden entsprechende Hinweise von Apothekern als Insubordination, die sie angesichts ihrer Verantwortung für die Therapie nicht hinnehmen können. In der Vergangenheit haben manche Apotheker diese Einstellung stillschweigend akzeptiert, weil sie fälschlich glaubten, dadurch einen Teil ihrer beruflichen Verantwortung an den Arzt abgeben zu können. Diese Auffassung entspricht nicht der Rechtslage, denn die entsprechenden Strafbestimmungen des Arzneimittelgesetzes beziehen sich auf die Abgabe von bedenklichen Arzneimitteln, nicht auf deren Verschreibung. Diese überkommene Auffassung widerspricht auch einem zeitgemäßen Berufsverständnis, bei dem man angesichts der Komplexität der modernen Arzneimitteltherapie davon ausgeht, dass nur ein Team von Fachleuten alle Aspekte ausreichend überblicken kann. Interessante Hinweise, wie Pharmazeuten zur Lösung dieser Kommunikationsprobleme beitragen können, gab z. B. Lambert [44–46].

## 1.5 Zukunftsaussichten

Bei kritischer Betrachtung der Grundlagensysteme in Dermatika muss man feststellen, dass sie von ganz wenigen Ausnahmen abgesehen den Stand von vor 30–40 Jahren widerspiegeln. Echte Innovationen gibt es seitdem so gut wie keine, schon gar nicht auf dem Rezeptur-Sektor. Dabei hätten Dermatologen wie ihre Patienten einen moralischen Anspruch darauf, am Fortschritt auf dem Gebiet der Vehikel-Systeme, wie er z. B. auf dem Gebiet der Körperpflegemittel schon längst stattgefunden hat, teilzuhaben.

Hier seien nur die neuen O/W-Emulgatoren auf der Basis von Polyglycerinen und Glucose („Zuckertenside“) genannt, die wesentlich milder als die gängigen PEG-Emulgatoren sind. Zu solchen Neuentwicklungen gehören auch die in letzter Zeit stärker in den Vordergrund getretenen DMS®-Systeme. In der Apotheken-Rezeptur lassen sich diese derzeit noch nicht einsetzen, da die formalen Voraussetzungen wie z. B. die Nachweise der pharmazeutischen Qualität im Sinne des AMG fehlen. Es wäre daher zu wünschen, dass diese neuartigen Systeme alsbald im DAC oder besser noch in der Ph. Eur. monographiert, von apothekenspezifischen Lieferanten wie z. B. die Firmen Caelo, Hilden und Fagron, Barsbüttel ins Programm aufgenommen und schließlich mit einem Analysenzertifikat versehen über den pharmazeutischen Großhandel von jeder Apotheke bezogen werden können. Auf Initiative des Autors hin wurde der Zuckertensid-Emulgator Polyglyceryl-3-Methylglucose Distearat als Monographie in den DAC aufgenommen. Er kann über die Fa. Caelo, Hilden, bezogen werden.

Nach Ansicht einiger Fachleute zeichnet sich gerade im Bereich biotechnologisch hergestellter Arzneimittel ab, dass sie kurzfristig und vor Ort hergestellt werden sollten, weil ihre Stabilität häufig problematisch ist und sie individuell dosiert werden müssen [47]. Auch die patientenkontrollierte Analgesie mit Schmerzpumpen bietet Chancen für eine lokale Versorgung, die auch die Herstellung von Lösungen einschließen kann. Das wird, wie die Herstellung von Zytostatika, nicht in jeder Apotheke zur Routine gehören. Es ist aber ein Zeichen dafür, dass die Eigenherstellung kein fossiles Relikt aus vorindustrieller Zeit ist, sondern dass es sich lohnt, die Entwicklung aufmerksam zu verfolgen und die Technik der dezentralen Arzneimittelherstellung weiter zu entwickeln und zu pflegen.

# 2 Weiterverarbeitung von Fertigarzneimitteln

Die industrielle Entwicklung und Herstellung von Fertigarzneimitteln erfordert einen hohen materiellen, personellen und finanziellen Aufwand. Unter Berücksichtigung der chemischen und physikalischen Stabilität sowie der Bioverfügbarkeit wird jeweils die am besten geeignete, chemische Form des Wirkstoffs (Base, Säure, Salz, Ester usw.) verwendet und weitere für die Qualität der Zubereitung und die Verarbeitung wichtige Eigenschaften, bei Feststoffen z.B. die Verteilung der Partikelgrößen und gegebenenfalls die Kristallmodifikation, festgelegt.

Die erforderlichen Hilfsstoffe werden nach Art, Qualität und Menge optimiert, Packmittel werden geprüft und ausgewählt, die für die Produktion verwendeten Anlagen werden qualifiziert und die Herstellungsschritte validiert. Für die Zulassung werden wesentliche, pharmazeutische Qualitätsmerkmale, Wirksamkeit und Sicherheit in langwierigen und teuren Untersuchungen nachgewiesen.

## 2.1 Technologische Fragen

Eine Veränderung der Zusammensetzung ist deshalb in aller Regel mit einem Qualitätsverlust verbunden, z.B. durch die Verringerung der chemischen oder physikalischen Stabilität, die Erhöhung der mikrobiologischen Empfindlichkeit bei Lösungen oder Cremes oder einer Verschlechterung der Gleichförmigkeit des Gehalts bei einzeldosierten Zubereitungen. Diese Abnahme einiger Qualitätsmerkmale kann und muss hingenommen werden, wenn sie durch einen Gewinn bei anderen Eigenschaften mindestens ausgeglichen wird, die für die Therapie entscheidend sind, z.B. durch Anpassung der Dosis an den individuellen Bedarf oder durch patientengerechtere Handhabung.

Eine Weiterverarbeitung hochoptimierter Fertigarzneimittel mit den in der Apotheke verfügbaren relativ einfachen Mitteln ist nur in Ausnahmefällen sinnvoll und sollte jeweils begründet werden. Es gibt aber eine Reihe von Gründen, die auch bei restriktiver Handhabung eine Weiterverarbeitung von Fertigarzneimitteln nahe legen. Dabei werden therapeutisch wesentliche Eigenschaften den individuellen Bedürfnissen einzelner Patienten angepasst. Bei einzeldosierten Arzneiformen ist das meist die Dosis, bei Lösungen und Dermatika die Wirkstoffkonzentration, bei Cremes gelegentlich auch der Wasser- bzw. Lipidgehalt. In Einzelfällen wird auch eine als Fertigarzneimittel nicht verfügbare Kombination von Wirkstoffen verordnet. In diesem Fall ist wegen des Interaktionsrisikos besondere Aufmerksamkeit geboten. Denn durch die „Verdünnung" eines wirkstoffhaltigen Fertig-Dermatikums mit anderen Grundlagen-Systemen wird in der Regel die Freisetzung des Wirkstoffs in negativer Weise verändert. Genauer gesagt: die Pharmakokinetik entspricht nicht mehr dem Original des unveränderten Dermatikums.

Bei der Zulassung eines Dermatikums durch das BfArM gehören der Wirkstoff bzw. die Wirkstoffe und die Hilfsstoffe in der Grundlage zusammen, bilden eine Einheit im Zulassungsverfahren. Nur in dieser Gesamtheit sind Aussagen zur Wirkung und Wirksamkeit relevant.

Alle Fertigarzneimittel enthalten Hilfsstoffe, die zwar der Art nach deklariert werden, deren Mengen aber nicht bekannt sind. In aller Regel wird der technologisch geschulte Apotheker aus den ihm vorliegenden Angaben Schlüsse auf die Funktion der Exzipientien und auf besondere Eigenschaften der Zubereitung ziehen können. Die für die Deklaration benutzte Nomenklatur der Hilfsstoffe ist aber häufig ungenau. So werden nicht selten statt der verwendeten Stoffe nur Stoffklassen angegeben (z.B. Macrogolether).

Daher verbietet sich eigentlich jegliche Imitation oder Nachahmung eines Dermatikums in Form einer Individual-Rezeptur, auch wenn der jeweilige Verordner einen finanziellen Vorteil für sein Budget darin sieht. Dabei darf auch nicht verschwiegen werden, dass eine solche Rezeptur, wie schon erwähnt, nicht kostendeckend in der Apotheke hergestellt werden kann und im Grunde der Arzt zu Lasten der Apotheke spart. Man könnte dies als unfair ansehen.



## 2.2 Inhaltsstoffe und Struktur von Fertigarzneimitteln

Selbst wenn die Bezeichnung eindeutig ist, gibt es aber Fälle, in denen solche Schlüsse nicht mit Sicherheit möglich sind. So hängt bei zusammengesetzten Emulgator-Systemen, wie sie in Cremes häufig verwendet werden, der HLB-Wert der Emulgator-Mischung, der die Phasenverteilung wesentlich mitbestimmt, vom Mengenverhältnis der Komponenten ab. Wenn nicht weitere Indizien vorliegen, wie z.B. der Zusatz von Magnesiumsulfat bei lipophilen Cremes bzw. W/O-Cremes oder der Zusatz von Hydrogelbildnern zur Konsistenzerhöhung von O/W-Systemen, muss die Phasenverteilung gegebenenfalls durch einen Test ermittelt werden.

## 2.3 Vorschriften aus Formularien oder Verarbeitung von Fertigarzneimitteln?

In der Regel sind für die Eigenherstellung Zubereitungen aus modernen Formularien vorzuziehen. Nur bei ihnen sind alle Inhaltsstoffe nach Art und Menge bekannt. Qualifizierte Pharmazeuten können deshalb den Einfluss von Risikofaktoren, durch die z.B. die Wirksamkeit von Konservierungsmitteln oder Antioxidanzien beeinträchtigt oder die chemische Stabilität von Inhaltsstoffen verringert wird, zuverlässiger abschätzen als bei der Weiterverarbeitung von Fertigarzneimitteln, deren Bestandteile nur der Art nach deklariert sind, während die Mengenverhältnisse meist im Dunkeln bleiben. Selbst wenn individuelle Anpassungen der Dosis oder der Austausch von bestimmten Hilfsstoffen erforderlich sein sollten, sind deshalb die Folgen für qualitätsbestimmende Eigenschaften leichter abzuschätzen als bei Fertigarzneimitteln.

Von dieser Regel gibt es zwei Ausnahmen:

- Fertigarzneimittel, die vom Hersteller für die Weiterverarbeitung konzipiert sind, und für die z.B. wirkstofffreie Basiszubereitungen zur Verdünnung angeboten werden, sowie
- Fertigarzneimittel mit Wirkstoffen, die von der Apotheke gar nicht, nicht in der erforderlichen Qualität oder nicht in rezepturgerechten Mengen bezogen werden können.

Bei handelsüblichen Dermatika bereitet die Weiterverarbeitung besondere Probleme, wegen ihrer meist komplexen kolloidchemischen Struktur, die besonders bei Cremes häufig zu Unverträglichkeiten und Stabilitätsproblemen führt. Wegen der großen praktischen Bedeutung und des Umfangs wird dieses Gebiet deshalb ausführlich in den ▸ Kapiteln 8, 9 und 10 behandelt.

## 2.4 Neue Vorschriften der Apothekenbetriebsordnung (ApBetrO)

Anfang Juni 2012 trat die novellierte ApBetrO in Kraft. Darin wurden u. a. die Anforderungen an die Herstellung von Rezepturen und Defekturen erhöht.

Im § 7 werden nun verschiedene schriftlich zu dokumentierende Verfahrensschritte verlangt.

Vor der Anfertigung einer Rezeptur muss eine sogenannte Herstellungsanweisung erstellt werden, die von einem Apotheker oder seinem Stellvertreter unterschrieben werden muss.

In dieser Herstellungsanweisung sind Festlegungen zu treffen:

a) zur Herstellung der jeweiligen Darreichungsform einschließlich der Herstellungstechnik und der Ausrüstungsgegenstände.
*Hier muss bereits entschieden werden, ob die jeweilige Rezeptur mit einer Rührmaschine wie z. B. Topitec oder Unguator oder von Hand mit Pistill und Fanta-Schale hergestellt werden sollte. Desweiteren sollte darüber entschieden werden, ob ein Magnetrührer oder andere Rührgeräte, ein Wasserbad oder eine Kühlmanschette oder eine Salbenmühle (Dreiwalzenstuhl) für die Herstellung erforderlich sind.*

b) zur Plausibilitätsprüfung nach Absatz 1.b,

c) zu primären Verpackungsmaterialien und zur Kennzeichnung
*Bei der Auswahl des jeweiligen Packmittels wie Aluminium-Tube oder Spenderdose sollten sowohl Überlegungen zur Photoinstabilität oder Oxydationsempfindlichkeit der eingesetzten Wirkstoffe aber auch der Handhabung evtl. durch einen älteren Patienten angestellt werden.*

d) zu Inprozesskontrollen, soweit diese durchführbar sind
*Mit Inprozesskontrollen können z. B. pH-Messungen mit entsprechend genauen pH-Stäbchen mit Halbschritt-pH-Angaben oder ein Ausstrich einer halbfesten Zubereitung auf einem Objektträger oder auf einem Grindometer gemeint sein.*

e) zur Vorbereitung des Arbeitsplatzes
*Hierzu gehören sicher die hygienische Vorbereitung mittels Desinfektion der Arbeitsflächen und die Bereitstellung aller zur Herstellung benötigter Gerätschaften und Hilfsmittel.*

f) zur Freigabe und zur Dokumentation.

Soll eventuell eine standardisierte Rezeptur nach dem Neuen Rezeptur Formularium (NRF) hergestellt werden, so kann das Verfahren abgekürzt werden, in dem man auf die besagte NRF-Vorschrift verweist. Kann die Herstellung nicht in allen Details nach NRF erfolgen, muss sie auf den jeweiligen Apothekenbetrieb angepasst werden.

Im § 7, Absatz 1.b wird dann die Plausibilitätsprüfung präzisiert. Sie umfasst:

a) die Dosierung
*Gemeint ist hiermit die Dosierung des Wirkstoffs bzw. der Wirkstoffe. Liegt eine Überdosierung vor, bedeutet dies eine Unklarheit im Sinne der ApBetrO, die vor der Anfertigung mit dem Verordner geklärt werden muss.*

b) die Applikationsart
*Aus der Verordnung muss eindeutig hervorgehen, dass z. B. die verordnete Estrogen-Verbindung oral oder dermal bzw. kutan angewendet werden soll.*

c) die Art, Menge und Kompatibilität der Ausgangsstoffe untereinander sowie deren gleichbleibende Qualität in dem fertig hergestellten Rezepturarzneimittel über dessen Haltbarkeitszeitraum sowie
*Das Problem der Kompatibilität stellt ein Hauptthema in diesem Buch dar. Ohne Klärung dieses Problemkreises lässt sich trotz besten Bemühens des herstellenden Apothekenpersonals keine qualitätsvolle Rezeptur herstellen. Eine sorgfältig überprüfte Kompatibilität aller Bestandteile entscheidet über die Qualität und damit auch die Stabilität und Haltbarkeit der jeweiligen Rezeptur.*

d) die Haltbarkeit des Rezepturarzneimittels.

Die Plausibilitätsprüfung ist ebenfalls von einem Apotheker oder seinem Stellvertreter zu unterschreiben bzw. zu dokumentieren.

Im Absatz 1.c wird dann ein weiteres Dokument gefordert, nämlich das Herstellungsprotokoll, dass von der herstellenden Person angefertigt und schließlich von einem Apotheker abgezeichnet werden muss.

Hierin wird u. a. gefordert:

a) die Art und Menge der Ausgangsstoffe und deren Chargenbezeichnungen oder Prüfnummern,
b) die Herstellungsparameter,
c) die vorgesehenen Inprozesskontrollen und deren Ergebnis,
d) den Namen des Patienten und des verschreibenden Arztes oder Zahnarztes,
e) bei Arzneimitteln zur Anwendung bei Tieren den Namen des Tierhalters und der Tierart sowie des verschreibenden Tierarztes,
f) bei Rezeptur-Arzneimitteln, die auf Kundenanforderung hergestellt werden, den Namen des Kunden sowie
g) den Namen der Person, die das Rezepturarzneimittel hergestellt hat.

In das Herstellungsprotokoll kann zur Vereinfachung das jeweilige Rezept auch einkopiert werden.

Kommt die gleiche Rezeptur wiederholt vor, d. h. stimmen Wirkstoffe und deren Dosierung, das verwendete Vehikel-System und die Verordnungsmenge überein, kann das gesamte Verfahren insofern abgekürzt werden, als auf die mit einem bestimmten Code-Namen bereits dokumentierte Herstellungsanweisung und Plausibilitätsprüfung einfach verwiesen wird.

Man könnte die prozessbegleitende Dokumentation in verkürzter Form in 5 Schritte aufteilen:

1. Prüfung der Plausibilität und Klärung von Unklarheiten
2. Erstellung der Herstellungsanweisung unter Berücksichtigung von Hygiene und Arbeitsschutz
3. Zubereitung des Rezeptur-Arzneimittels unter Ausführung eventueller Inprozess-Kontrollen
4. Konfektionierung, Kennzeichnung und Freigabe durch den Apotheker
5. Abgabe und Beratung

Die Texte im § 7 Rezepturarzneimittel der ApBetrO wurden weitgehend der BAK-Leitlinie „Herstellung und Prüfung der nicht zur parenteralen Anwendung bestimmten Rezeptur- und Defekturarzneimittel“ entnommen. Für weitergehende Informationen wird auf diese Leitlinie verwiesen.

Auf die Problematik der Verwendung von industriell gefertigten wirkstofffreien Grundlagen oder Körperpflege-Produkten wird bei den einzelnen Rezepturen hingewiesen.

# 3 Stabilität von Ausgangsstoffen und Zubereitungen

In der Entwicklung und Zulassung von Fertigarzneimitteln ist die Stabilität ein wichtiges Kriterium für die pharmazeutische Qualität. Bei der Rezeptur und Defektur nach standardisierten Vorschriften kann man sich meist auf entsprechende Untersuchungen von Entwicklungslaboratorien stützen und findet in modernen Formularien Angaben zur Haltbarkeit der Zubereitungen. Bei der nicht standardisierten Rezeptur ist man auf Analogieschlüsse, allgemeine Regeln und Erfahrungen angewiesen. Im Allgemeinen sind reine Wirk- und Hilfsstoffe bei sachgerechter Lagerung in gut verschlossenen Behältnissen haltbarer als die meisten Halbfertigpräparate, z.B. Salbengrundlagen, und Fertigarzneimittel.

Die Apotheke ist verpflichtet, beim Einkauf von Ausgangsstoffen mindestens eine Identitätsprüfung durchzuführen. Dazu müssen die Gebinde geöffnet werden. Oxidationsempfindliche Substanzen werden dabei immer dem Luftsauerstoff, hygroskopische bei unvorsichtiger Arbeitsweise der Luftfeuchtigkeit und lichtempfindliche unter Umständen dem Sonnenlicht ausgesetzt. Der Einfluss dieser Faktoren ist besonders stark, wenn die Stoffe aus Liefergefäßen in Standgefäße umgefüllt werden. Bei wässrigen Lösungen oder hydrophilen Cremes bzw. O/W-Cremes kann dann in der Regel auch eine mikrobielle Kontamination nicht ausgeschlossen werden.

Erfolgt die Lieferung in Gebinden, die auch für die Lagerung geeignet sind, so sollte geprüft werden, ob man nicht auf das Umfüllen ganz verzichten kann. Dann wird die Packung nach der Identitätsprüfung nur mit einem zusätzlichen Apothekenetikett versehen, aus dem mindestens hervorgeht, dass und wann sie geprüft wurde, und bis zu welchem Datum sie verarbeitet werden kann, wann eine Nachprüfung erforderlich wird, bzw. wann sie ohne weitere Prüfung vernichtet wird. Es versteht sich von selbst, dass die Einkaufsmenge so bemessen sein sollte, dass sie jeweils innerhalb der Verarbeitungsfrist verbraucht wird.

## 3.1 Stabilität von Ausgangsstoffen

Die Haltbarkeit von Ausgangsstoffen hängt von ihren chemischen Eigenschaften und von den Lagerbedingungen ab. Bei einigen Stoffen wie z.B. Natriumchlorid, Magnesiumsulfat, Paraffinen oder Vaselin ist die chemische Stabilität für geologische Zeiträume sicher. Weil eine Verschmutzung aber ausgeschlossen werden muss, ist eine Überprüfung der Reinheit

**Tab. 3.1** Prüfung und Lagerung von Ausgangsstoffen

| Gruppe | Empfehlungen | Beispiele |
|---|---|---|
| Stabile Stoffe | Grundlaufzeit festlegen, während der jährlich nur organoleptisch geprüft wird; danach Nachprüftermine für periodische, organoleptische und chemische Prüfung festlegen | – |
| Weniger stabile Stoffe, einfache Prüfung | Jährliche, organoleptische Prüfung; ergänzende periodische, analytische Kontrolle, Termine festlegen | Dexpanthenol: jährliche, organoleptische Kontrolle und Prüfung auf Aminopropanol |
| Weniger stabile Stoffe, keine einfache Prüfung | Feste Laufzeit | Heparin-Natrium, Dithranol |

in angemessenen Zeitintervallen erforderlich. Ist sie nicht mit den in der Apotheke verfügbaren Mitteln möglich, ist der Prüfaufwand nicht zumutbar, so müssen auch stabile Verbindungen entsorgt oder vernichtet werden.

Albert [48] unterscheidet in diesem Zusammenhang drei Gruppen von Stoffen (Tab. 3.1). Die Gruppe A verändert sich bei sachgemäßer Lagerung nicht oder nur sehr langsam. Hier reicht die organoleptische Prüfung über eine Grundlaufzeit von 3, 5 oder auch 10 Jahren aus. Nach dem derzeitigen Kenntnisstand gehören die meisten Arzneistoffe zu dieser Klasse. Nach Ablauf dieser Frist soll die Qualität periodisch und stabilitätsspezifisch geprüft werden.

Zur Gruppe B gehören weniger stabile Stoffe, deren Haltbarkeit durch einfache Verfahren überprüft werden kann, z. B. fette Öle, Dexpanthenol und Chlorhexidinacetat. Für sie wird keine Grundlaufzeit angegeben, unmittelbar nach der Lieferung beginnt die jährliche, organoleptische Prüfung, die durch eine chemische Kontrolle auf Zersetzungsprodukte ergänzt wird.

Stoffe, deren Haltbarkeit nicht in der Apotheke durch einfache Verfahren überprüft werden kann, gehören zur Gruppe C. Für sie wird beim Wareneingang eine Verwendungsfrist festgelegt, nach deren Ablauf sie vernichtet werden. Ausnahmen sind möglich, wenn die Arzneibuchkonformität nach Ablauf der Frist nachgewiesen wird.
Für die Organisation der Haltbarkeitsprüfung gibt Albert folgende Empfehlungen:

- dem Verbrauch angemessene Mengen einkaufen,
- bei der Eingangsprüfung Haltbarkeit anhand von Referenzwerken festlegen,
- Prüfdatum und Haltbarkeitsfrist auf das Standgefäß übertragen,
- Warenlager regelmäßig überprüfen.

Unter den Referenzwerken nennt er außer den Standardzulassungen auch das AB-DDR, an dessen Stelle man heute entsprechende Tabellen des Laboratoriums der Niederländischen Apotheker heranziehen sollte.

## 3.2 Stabilitätsbegrenzende Faktoren bei NRF-Zubereitungen

Der DAC nennt mehrere Typen lagerungsbedingter Veränderungen, die die Haltbarkeit von Arzneimitteln begrenzen:

- Die **chemische Instabilität,** durch die der Wirkstoffgehalt unter die Schwelle von 95% bzw. 90% des deklarierten Wertes sinkt, z.B. durch Isomerisierung von Betamethasonvalerat (NRF 11.37.) oder Oxidation von Dithranol (NRF 11.51., 11.52., 11.56.) und die Zersetzung unter Bildung toxischer oder reizender Produkte, z.B. bei dem Ranzigwerden von Fetten und Ölen (Zinköl DAC NRF 11.20.).
- Den Verlust von **Bestandteilen** der Zubereitung, die durch das Packmittel diffundieren, darin absorbiert werden, oder mit ihm reagieren. Dann kann es zur Aufkonzentrierung des Wirkstoffs kommen, wenn das Lösungsmittel durch ein permeables Packmittel verdunstet, wie bei der Verdunstung von Wasser aus Natriumedetatlösung 20% in Kunststoffbehältnissen (NRF 27.2.) oder durch Reduktion von Kaliumpermanganat, das mit Kunststoffbehältnissen unter Bildung von Braunstein reagiert (NRF 11.82.).
- **Physikalische** und **physikalisch-chemische Veränderungen** wie das Wachstum von Prednisolon-Kristallen in Hydrophiler Basisemulsion (NRF S.25.) und den Anstieg des pH-Werts von 4,2 auf ca. 4,5 bei der Lagerung von Hydrophiler Harnstoff-Emulsion 5% oder 10% (NRF 11.72.).
- **Mikrobielle Instabilität** durch unzureichende Konservierung, Aufzehrung des Konservierungsmittels oder Inaktivierung durch pH-Verschiebung.

Zur Stabilität seiner Zubereitungen enthält das NRF seit 1999 sehr ausführliche, experimentell abgesicherte Angaben, die in der Regel auch bei geringfügigen, rezepturbedingten Variationen weitgehend gültig bleiben.

Y. Boer [49] unterscheidet in diesem Zusammenhang folgende Grundbegriffe:

- **Aufbewahrungsfrist:** Zeitraum, innerhalb dessen man (d.h. die Apotheke und der Patient) ein Arzneimittel in der nicht angebrochenen Packung vor der Verwendung aufbewahren darf.
- **Letztes Abgabedatum:** der letzte Tag, an dem man ein Arzneimittel noch abgeben darf.
- **Aufbrauchfrist:** Zeitraum, innerhalb dessen man ein Arzneimittel nach Anbruch der Packung, unter Berücksichtigung chemischer, physikalischer und mikrobiologischer Aspekte noch verwenden darf.
- **Letztes Verwendungsdatum:** Der letzte Tag, an dem man ein Arzneimittel unter Berücksichtigung chemischer, physikalischer und mikrobiologischer Aspekte noch verwenden darf.
- **Verarbeitungsfrist:** Zeitraum, innerhalb dessen man ein Halbfertigpräparat nach Anbruch der Packung aufbewahren und verarbeiten darf.
- **Letztes Verarbeitungsdatum:** Der letzte Tag, an dem man ein Halbfertigpräparat verarbeiten darf.

Die **Fristen** werden jeweils in Arbeitsanweisungen festgelegt, nur die Aufbewahrungsfrist wird auf Abgabebehältnissen von Defekturen während der Lagerung angegeben. Halbfertigpräparate und Abgabegefäße werden mit den entsprechenden **Daten** versehen.

Sie empfiehlt, die Haltbarkeitsfristen für Rezepturen und Defekturen mit Hilfe des in Anhang A wiedergegebenen allgemeingültigen Schemas festzulegen, wenn nicht Erfahrungen oder experimentelle Befunde etwas anderes nahe legen.

Die Grundlagen der chemischen Reaktionskinetik und weitergehende Angaben zur Stabilität von Wirkstoffen in Zubereitungen werden von Connors, Amidon und Stella [50] ausführlich diskutiert. Etwas aktueller und speziell auf Arzneistoffe bezogen, die in den Vereinigten Staaten in Rezeptur- und Defekturarzneimitteln verwendet werden, ist die Übersicht von Trissel [51].

## 3.3 Stabilität ausgewählter Wirk- und Hilfsstoffe

**Tab. 3.2** Stabilität ausgewählter Wirk- und Hilfsstoffe. Nach [52] (Auswahl)

| Stoffbezeichung | Risiko | Monographie | Lagerfrist (Jahre) |
|---|---|---|---|
| Acetylsalicylsäure | H, S | Ph. Eur. | 5 |
| Aluminiumchlorid | H | | 3 |
| Benzalkoniumchlorid (50%) | H | Ph. Eur. | 5 |
| Benzoylperoxid, wasserhaltig (25% Wasser) | V | Ph. Eur. | 1 |
| Calciumchlorid-Dihydrat | H | Ph. Eur. | 2 |
| Carbomerum 940 | H | Ph. Eur. | 5 |
| Chlorhexidindigluconat, Lösung 200 mg/ml | T?, F? | Ph. Eur. | 5 |
| Citronenöl | 0 | Ph. Eur. | 2 |
| Citronenöl-Monohydrat | V | Ph. Eur. | 3 |
| Clioquinol | F | DAC | 5 |
| Cyanocobalamin | ? | Ph. Eur. | 3 |
| Epinephrinhydrogentartrat | 0 | Ph. Eur. | 3 |
| Erdnussöl | P | Ph. Eur. | 1 |
| Essigsäre 30% | G | | 5 |
| Ether | P | Ph. Eur. | 3 |
| Ethylenglykol-Monosalicylat | S? | | k. A. |
| Fenchelöl | ? | DAB | 2 |
| Glycerol | H | Ph. Eur. | 3 |
| Glycerol 85% | H | Ph. Eur. | 5 |
| Hartfett | P? | Ph. Eur. | k. A. |
| Lavendelöl | 0 | Ph. Eur. | 2 |
| Lebertran | ? | Ph. Eur. | k. A. |

**Tab. 3.2** Stabilität ausgewählter Wirk- und Hilfsstoffe. Nach [52] (Auswahl, Fortsetzung)

| Stoffbezeichung | Risiko | Monographie | Lagerfrist (Jahre) |
|---|---|---|---|
| Leinöl | P | DAC | k. A. |
| Magnesiumsulfat | V | Ph. Eur. | 10 |
| Mandelöl | P | Ph. Eur. | 1 |
| Methylsalicylat | F. S | Ph. Eur. | 3 |
| Morphinhydrochlorid | F, V? | Ph. Eur. | 5 |
| Natriumhydroxid | H | Ph. Eur. | 10 |
| Natriumhypochloritlösung | G | DAC | k. A. |
| Natriumiodid | H, F | Ph. Eur. | 5 |
| Natriummetabisulfit | O | Ph. Eur. | k. A. |
| Natriummonohydrogenphosphat-dodecahydrat | V | Ph. Eur. | 3 |
| Natriumsulfat-Decahydrat | V | Ph. Eur. | 10 |
| Natriumsulfat, wasserfrei | H | Ph. Eur. | k. A. |
| Natriumtetraborat | V | Ph. Eur. | 5 |
| Neomycinsulfat | H | Ph. Eur. | 2 |
| Nitroglycerin-Lactoseverreibung 4% | G | | k. A. |
| Olivenöl | H? | Ph. Eur. | 1 |
| Ölsäure | F | Ph. Eur. | 3 |
| Phenol | F, H | Ph. Eur. | 3 |
| Verflüssigtes Phenol | F | DAC | 3 |
| Prednisolonnatriumphosphat | H | Ph. Eur. | 1 |
| Resorcin | F | Ph. Eur. | 5 |
| Ricinusöl | P | Ph. Eur. | 1 |
| Sesamöl | P | Ph. Eur. | 1 |
| Silbernitrat | F | Ph. Eur. | 5 |
| Stearinsäure | P | Ph. Eur. | 10 |
| Tetracyclin | H, F | Ph. Eur. | k. A. |

3

**Tab. 3.2** Stabilität ausgewählter Wirk- und Hilfsstoffe. Nach [52] (Auswahl, Fortsetzung)

| Stoffbezeichnung | Risiko | Monographie | Lagerfrist (Jahre) |
|---|---|---|---|
| Tocopherol | O | Ph. Eur. | 2 |
| Tretinoin | O | Ph. Eur. | k. A. |
| Trichloressigsäure | H | DAC | 3 |
| Triethanolamin | F | | 1 (< 15 °C) |
| Vitamin A | O | Ph. Eur. | 1 (< 15 °C) |
| Wasserstoffperoxidlösung 30% | H | Ph. Eur. | 3 |
| Weizenstärke | M | Ph. Eur. | 5 |
| Wollwachs | P | Ph. Eur. | 3 |
| Zinkchlorid | H | Ph. Eur. | 2 |
| Zinksulfat | ? | Ph. Eur. | 2 |

DAC: Deutscher Arzneimittel Codex, F: Verfärbung durch Licht und/oder an der Luft, G: Gehaltsabnahme z. B. durch Verdampfen oder Zersetzung, H: Hygroskopie, k. A.: keine Angabe, M: Mikrobieller Befall, O: Oxidation, P: Peroxidbildung, Ph. Eur.: Pharmacopoea Europaea, S: Solvolyse, T: Toxisches Zersetzungsprodukt, V: Verwitterung, ?: Unbekanntes oder unsicheres Risiko

# 4 Arbeitshygiene zur Qualitätssicherung

Es gibt kein Thema, über das zu reden schwieriger ist als Hygienefragen, die sich auf konkrete Personen und Situationen beziehen. Das gilt im familiären Bereich unter Ehepartnern, Eltern und Kindern ebenso wie im beruflichen zwischen Vorgesetzten und Mitarbeitern sowie unter Kollegen. Im Bereich der Arzneimittelherstellung müssen aber gerade auf diesem Gebiet eindeutige Regelungen bestehen, die unabhängig vom subjektiven Empfinden der Beteiligten sind, und diese Regeln müssen auch befolgt werden. Dabei ist wichtig, dass die objektiven Erfordernisse und Verfahrensweisen strikt von Fragen des persönlichen Geschmacks und individueller Erfahrung getrennt werden und dass sie rechtzeitig besprochen, vollständig verstanden, dokumentiert und eingehalten werden. Das Arbeitsklima wird durch Weniges schwerer belastet als durch eine Rüge wegen unzureichender Hygiene, vor allem wenn sie spontan und im Affekt ausgesprochen wird.



## 4.1 Hygieneregeln

Deshalb ist eine Einweisung in die Hygieneregeln für alle in der Herstellung Beschäftigten unverzichtbar, und zwar bevor sie ihre Tätigkeit aufnehmen. Siehe hierzu auch der „GD-Hygiene-Leitfaden für Apotheken zur Herstellung von nicht sterilen pharmazeutischen Zubereitungen“ Fassung vom 01.09.2010 (www.gd-online.de) oder BAK-Leitlinie zur Qualitätssicherung „Herstellung und Prüfung der nicht zur parenteralen Anwendung bestimmten Rezeptur- und Defekturarzneimittel“ und „Kommentar zur Leitlinie“, Stand: 08.05.2012. Dabei sind die Regeln durchaus veränderbar. Wenn sich zeigt, dass sie nicht ausreichend oder überzogen sind, müssen sie besprochen und den Erfordernissen angepasst werden. Aber solche Änderungen sollten möglichst unabhängig vom subjektiven Empfinden sein und sich so weit wie möglich an objektivierbaren Kriterien orientieren. Bei der Bewertung potentieller Risiken ist dabei eine erhebliche Schwankungsbreite unvermeidbar und im Zweifel sollten strenge Maßstäbe angelegt werden. Wichtig ist aber, dass über die Risiken im Team gesprochen wird und dass die erforderlichen Maßnahmen nicht als willkürliche Erschwerung empfunden werden. Für die Pharmazeutische Industrie gelten hier die Vorschriften des EG-GMP-Leitfadens [53], die aber nur teilweise auf die Verhältnisse in öffentlichen und Krankenhaus-Apotheken übertragen werden können. Deshalb kann das in der pharmazeutischen Industrie vorhandene und für diesen Zweck hervorragende Schulungsmaterial nicht unmittelbar für Apotheken übernommen werden.

Viele Maßnahmen sind so selbstverständlich, dass man sich als Vorgesetzter scheut, sie anzusprechen. Dazu gehören z. B. Regeln, wann und wie die Hände zu waschen sind. Nicht allen Mitarbeitern, die in der Apotheke im Handverkauf und in der Eigenherstellung arbeiten, ist ständig bewusst, wie stark z. B. Banknoten verkeimt sind oder wie Bakterien beim Schnäuzen der Nase das Taschentuch durchdringen. Eine sachgemäße Händedesinfektion ist erfahrungsgemäß schwierig. Deshalb sollten bei der Arbeit am offenen Produkt Handschuhe getragen werden, die so angelegt werden, dass die Außenseite nicht kontaminiert wird.

Bei der Herstellung kann das Produkt durch Speicheltröpfchen verkeimt werden, die beim Sprechen zwangsläufig entstehen. Das ist vor allem bei wasserhaltigen Zubereitungen problematisch, z. B. bei Cremes. Deshalb sollte diese Arbeit schweigend durchgeführt oder gegebenenfalls ein Mundschutz getragen werden.

Es liegt nahe, solche Regeln allgemeinverbindlich im Rahmen eines Qualitätsmanagementsystems in schriftlicher Form festzulegen und die Kenntnisnahme von den betroffenen Mitarbeitern abzeichnen zu lassen. Dann wird diese Angelegenheit, die im Einzelgespräch Anstoß und Emotionen erregt, zu einer Routineangelegenheit herabgestuft, ohne dass die Vereinbarung dadurch an Verbindlichkeit verliert.

## 4.2 Kontamination bei der Arzneimittelherstellung

Außer den in der Arzneimittelherstellung beschäftigten Menschen, die das größte Kontaminationsrisiko darstellen, werden Mikroorganismen durch Rohstoffe eingeschleppt. Dabei ist vor allem gereinigtes Wasser problematisch, das bei Bedarf frisch abgekocht werden sollte. Das Einschleppen von Luftkeimen ist in der Regel in gut gereinigten Räumen kein großes Problem, aber verstaubte Oberflächen, vor allem Fußböden und Regale sind Gefahrenherde.

Bekanntlich werden Arzneimittel unter dem Gesichtspunkt des zulässigen Gehalts an Bakterien und Pilzen nach der Ph. Eur. in vier Kategorien eingeteilt [54]. Zubereitungen zur topischen Anwendung, die nicht steril sein müssen, fallen in die Kategorie 2, für die höchstens $10^2$ koloniebildende Einheiten (KBE) pro Gramm oder Milliliter zulässig sind, darunter keine pathogenen Keime und Colibakterien. Zu den Zubereitungen der Kategorie 3 gehören Darreichungsformen zur oralen, rektalen oder transdermalen Anwendung. Sie dürfen pro Gramm $10^3$ bzw. $10^4$ aerob wachsende Bakterien und $10^2$ Hefen und Schimmelpilze pro Gramm enthalten.

Die Kontamination kann zu sichtbaren Produktveränderungen führen und bei Infektionen von Anwendern schwerwiegende Folgen nach sich ziehen. So führte eine mit *Klebsiella pneumoniae* kontaminierte Lanolin-Handcreme auf einer Intensivstation zum Tode eines Patienten [55].

Das pharmazeutische Personal ist sich des Kontaminationsproblems zwar nicht immer im vollen Umfang, aber jedenfalls grundsätzlich bewusst. Das gilt nicht in gleicher Weise für Reinigungskräfte. Eine schön geputzte Offizin und ein sauberer Fußboden bestimmen das äußere Erscheinungsbild der Apotheke und sind Zeichen einer notwendigen professionellen Einstellung. Sie reichen aber für sich genommen nicht aus. Auch weniger auffällige und für die Rezeptur wichtige Bereiche wie Arbeitsoberflächen, Standgefäße (z. B. vor dem Einfüllen einer neu gelieferten Menge) und Apparaturen müssen systematisch gereinigt werden. Dabei kann auch die Konzentration der Reinigungs- und gegebenenfalls Desinfektionslösungen nicht dem Zufall oder dem Ermessen von Mitarbeitern überlassen bleiben, die nicht alle Konsequenzen möglicher Abweichungen übersehen. So sind z.B. feuchte Küchentücher eine Brutstätte für Mikroorganismen. Ein Reinigungsplan, der in angemessenen Abständen mit den dafür zuständigen Mitarbeitern durchgesprochen wird, trägt dazu bei, dass die Gefahr von Missverständnissen und die menschliche Neigung, Arbeitsabläufe gelegentlich auch in unzulässiger Weise zu vereinfachen, begrenzt bleiben.

Für die Reinigung von Apparaturen gelten nach Schoonen et al. [56] folgende Regeln:

- Die mechanische Reinigung und das Trocknen sind wichtig, um die Vermehrung von Mikroorganismen auf feuchten Oberflächen und damit die Bildung von Biofilmen zu verhindern.
- Zur Reinigung möglichst nur Wasser oder Seifenlösung verwenden, danach ausreichend nachspülen und trocknen, vor allem bei elektrischen Geräten.
- Anderenfalls organische Lösemittel verwenden, z.B. Ethanol, Petrolether oder Aceton.
- Ethanol 70% ist ein ausgezeichnetes Desinfektionsmittel, danach die Oberfläche an der Luft trocknen lassen. Einige Apparaturen müssen zur Reinigung zerlegt werden. Die Reinigungsprozedur ist Bestandteil der Bedienungsanweisung.

DOKTOR MÜLLER VERSCHREIBT MIR NEUERDINGS IMMER INDIVIDUALREZEPTUREN
WIE AUFREGEND! DANN IS ER WOHL VERLIEBT, WAS?
©BOB

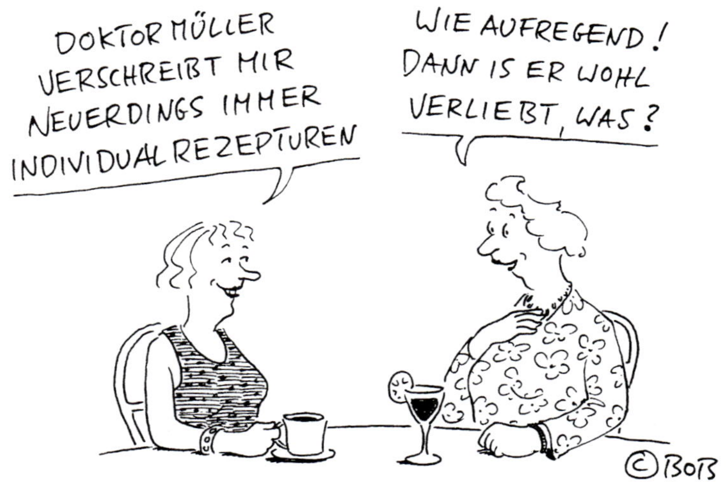

4

# Teil II
# Systematik und Herstellung

# 5 Systematik dermatologischer Grundlagen

Zur Systematik dermatologischer Grundlagen existieren keine verbindlichen Vorschläge. Die ersten Schritte in diese Richtung versuchte das Deutsche Arzneibuch 9. Ausgabe von 1987. Das Grundwerk des Europäischen Arzneibuchs (Ph. Eur.) 6. Ausgabe hat für nahezu alle Grundlagen-Typen neue Begriffe und Definitionen eingeführt (◘ Tab. 5.1). Leider wurde die neue Nomenklatur nicht in allen Monographien, die Salbengrundlagen beschreiben, konsequent durchgehalten. Auch die pharmazeutische Industrie verwendet für ihre topischen Externa keine einheitliche, für alle Hersteller in ganz Europa verbindliche Nomenklatur.

Wegen der nach wie vor herrschenden „Sprachverwirrung" auf diesem Gebiet, erscheint es erforderlich, einheitliche Definitionen der Ph. Eur. für die verschiedenen Grundlagen einzuführen. Diese sollten dann auf jeder äußeren Umhüllung eines industriell hergestellten Externums aufgedruckt sein. Folgende Beispiele sollen dies verdeutlichen.

Der vom DAB 9 begonnenen und von der Ph. Eur. 6. Ausgabe fortgesetzten Systematik folgend, sollen die einzelnen Vehikel in ihren Eigenschaften, Wirkungen und möglichen Unverträglichkeiten mit Wirk- und Hilfsstoffen oder anderen Grundlagentypen beschrieben werden.

**◘ Tab. 5.1** Ph.-Eur.-Nomenklatur der Vehikel-Systeme auf Dermatika als Wunschvorstellung (Auswahl)

| Bezeichnung | Typ | Fettgehalt | Wassergehalt |
|---|---|---|---|
| AB-Salbe | Lipophiles Gel (Oleogel) | 95% | 0% |
| CD-Creme | Lipophile Creme bzw. W/O-Creme | 42,5% | 50% |
| EF-Creme | Hydrophile Creme bzw. O/W-Creme, anionisch oder nichtionisch | 25% | 65% |
| GH-Gel | Hydrophiles Gel bzw. Hydro-Gel, nichtionisch oder anionisch | 0% | 95% |

## 5.1 Hydrophobe Salben

#### Definition

Hydrophobe Salben bestehen laut Ph. Eur. aus einer einphasigen Grundlage, in der feste oder flüssige Substanzen dispergiert sein können.

### 5.1.1 Kohlenwasserstoffgele

#### Definition

Typische Grundlagen für die Herstellung dieser Salben sind Hartparaffin, dickflüssiges und dünnflüssiges Paraffin. Die Verteilung entspricht einem Gelgerüst, in dem sich flüssige und feste Anteile ineinander durchdringen. Wird dieses System durch höhere Temperaturen oder durch eine weitere Zufuhr flüssiger, öliger Bestandteile überlastet, tritt ein Teil der flüssigen Anteile aus dem Gel aus. Man spricht dann von „Ausölen“.

#### Typische Vertreter

Beispiele dieses Grundlagentyps sind die **Weiße Vaseline** Ph. Eur. und die **Gelbe Vaseline** Ph. Eur.

#### Eigenschaften

Vaseline erzeugt auf der Haut eine Okklusion, unterdrückt die Hautatmung bis zu 30 % und verhindert den transepidermalen Wasserverlust (TEWL), auch Perspiratio insensibilis genannt. Infolge dieser Eigenschaften kommt es zu einem Wärme- und Feuchtigkeitsstau, der die Haut regelrecht aufquellen lässt. Dieser Vorgang, den man auch Mazeration nennt, erleichtert die Penetration von Wirkstoffen in tiefere Hautschichten. Diesen physikalischen Vorteil macht sich der Dermatologe gerne dann zunutze, wenn langfristige Effekte bei chronischen Prozessen gewünscht werden. Vaseline kann nur sehr geringe Mengen Wasser unter Bildung einer Pseudo-Emulsion aufnehmen.



#### Hinweise

Oft wird gerade von Seiten der Patienten die zähe Konsistenz der Vaseline als unangenehm empfunden und kritisiert. Hier lässt sich jedoch leicht Abhilfe schaffen. Durch Zusatz flüssigen Paraffins zur Vaseline kann die Viskosität je nach Wunsch und Erfordernis angepasst werden. Diese Vorgehensweise findet sich auch in einer Monographie des Deutschen Arzneimittel Codex (DAC) wieder. Die **Einfache Augensalbe DAC** besteht zu 60 % aus weißer Vaseline und zu 40 % aus dickflüssigem Paraffin. Als weitere, besser streichfähige Alternative bietet sich ein so genanntes lipophiles Gel oder Oleogel an.

### 5.1.2 Lipophile Gele bzw. Oleogele

#### Definition

Lipophile Gele bzw. Oleogele sind laut Ph. Eur. Zubereitungen, deren Grundlagen üblicherweise aus dickflüssigem Paraffin mit Zusatz von Polyethylen bestimmter Molekülgröße oder aus fetten Ölen bestehen, die durch Zusatz von hochdispersem Siliciumdioxid, Aluminium- oder Zinkseifen (Aluminium- bzw. Zinkstearat) geliert werden.

### Typische Vertreter

Ein offizinelles Beispiel für ein solches Polyethylen-Oleogel wurde bereits vor einigen Jahren in den DAC aufgenommen: **Hydrophobes Basisgel DAC**. Hergestellt wird es durch Lösen von 5% Polyethylen (MG 21 000) in 95% dickflüssigem Paraffin in der Hitze.

### Eigenschaften

Es besitzt ähnliche Eigenschaften wie Vaseline, lässt sich jedoch leichter verstreichen und ändert seine Konsistenz selbst bei wechselnden Temperaturen kaum. Diesen Umstand nutzt die kosmetische Industrie in vielen Formulierungen für lipophile Cremes bzw. W/O-Cremes. Die Stabilität selbst recht empfindlicher Cremes von diesem Typ lässt sich durch die Einarbeitung bereits vorgefertigter, organisch modifizierter Bentonitgele (z.B. Miglyol® Gel B) erheblich verbessern. Von Nachteil ist deren Unverträglichkeit gegenüber kationischen Arzneistoffen (z.B. Antihistaminika, Lokalanästhetika, Tetracycline, Antiseptika vom Chinolin-Typ), die mit den Silikat-Anionen des Bentonits schwer lösliche Verbindungen eingehen. Im Vergleich zur Vaseline zeigt es ein günstigeres Diffusionsvermögen für inkorporierte Wirkstoffe. Auf Grund dieser Vorzüge kann **Hydrophobes Basisgel DAC** als Alternative zur Vaseline angesehen werden und wird zuweilen auch als Kunstvaseline bezeichnet.

## 5.1.3 Lipogele

### Definition

Die Grundlagen von Lipogelen bestehen aus pflanzlichen Ölen, tierischen Fetten, synthetischen Glyeriden, Wachsen und flüssigen Polyalkylsiloxanen.

Als noxenfreie Externa eignen sich diese Lipogele als Alternative zu den Kohlenwasserstoff-Gelen, wie z.B. weiße Vaseline, besonders zur Versorgung kindlicher Haut. Paraffine gelten als nicht hautaffin. Sie kommen auch nicht im Fettmuster der Haut vor.

### Typische Vertreter

Ein reines Lipogel stellt das **Schweineschmalz DAB** dar.

### Eigenschaften

Wegen seiner Anfälligkeit gegenüber Ranzigwerden wird Schweineschmalz heute kaum noch verwendet. Lipogele sind im Vergleich zu lipophilen Gelen bzw. Oleogelen stärker hautaffin und zeigen eine gute Verträglichkeit. Sie werden wie die Kohlenwasserstoff-Gele bei chronischen Dermatosen wegen ihrer abdeckenden, mazerierenden und damit penetrationsfördernden Eigenschaften eingesetzt.

### Hinweise

Ein einfach aufgebautes und für Babys und Kleinkinder geeignetes Lipogel lässt sich aus den folgenden Bestandteilen in der Apotheke herstellen:

**Lipogel**

| | |
|---|---|
| Cera alba | 18,0–26,0 g |
| Oleum cacao | 4,0 g |
| Oleum neutrale | 4,0 g |
| Oleum amygdalarum Ph. Eur. | ad 100,0 g |

Die Konsistenz kann über die Menge des gebleichten Wachs gesteuert werden.

Das **Formularium Helveticum (FH)** führt ein Lipogel auf, in das noch Zinkoxid eingearbeitet wurde.

**Weiße Mandelöl-Salbe FH A.4**

| | |
|---|---|
| Zincum oxidatum | 5,0 g |
| Cera alba | 10,0 g |
| Paraffinum solidum (Fp. 50–52 °C) | 5,0 g |
| Paraffinum perliquidum | 5,0 g |
| Oleum amygdalarum | 75,0 g |

## 5.2 Wasser aufnehmende Salben

### 5.2.1 Wasser aufnehmende Salben vom W/O-Typ bzw. W/O-Absorptionssalben

#### Definition

Laut Definition der Ph. Eur. 6. Ausgabe können Wasser aufnehmende Salben vom W/O-Typ bzw. W/O-Absorptionssalben größere Mengen Wasser unter Emulsionsbildung aufnehmen. Ihre Grundlagen sind diejenigen der hydrophoben Salben, in die Wasser-in-Öl-Emulgatoren wie Wollwachsalkohole, Sorbitanester, Monoglyceride und Fettalkohole eingearbeitet werden.

#### Eigenschaften

Wasser aufnehmende Salben vom W/O-Typ bzw. W/O-Absorptionssalben zeichnen sich im Allgemeinen durch eine bessere Hautaffinität, eine bessere Wirkstoffabgabe, eine geringere Okklusion als die Kohlenwasserstoff- und lipophilen Gele und durch eine gute Tiefenwirkung aus. Sie finden hauptsächlich Anwendung bei einer sebostatischen, trockenen Haut und bei subakuten bis chronischen Stadien von Hauterkrankungen.

#### Typische Vertreter

Der bekannteste Vertreter dieses Grundlagentyps ist die **Wollwachsalkoholsalbe DAB** (Unguentum Alcoholum Lanae) bzw. **Eucerinum® anhydricum**. Als W/O-Emulgator fungieren die **Wollwachsalkohole Ph. Eur.** Zur Erhöhung der physikalischen Stabilität enthält die Wollwachsalkoholsalbe eine geringe Menge von Cetylstearylalkohol, der als fester und damit konsistenzgebender Fettalkohol die Funktion eines so genannten Co-Emulgators übernimmt.

#### Hinweise

Die Wollwachsalkohole werden aus dem Wollwachs und dieses wiederum aus der Wolle der Schafe gewonnen. Um sie von Parasiten frei zu halten, werden sie regelmäßig durch pestizidhaltige Bäder geführt. Da die Pestizide lipophile, chemische Verbindungen sind, reichern sie sich im Fett der Wolle an. Beim Waschen der Schafwolle und Extrahieren aus den Waschflotten gelangen sie schließlich in das Wollwachs und von dort aus auch in die Wollwachsalkohole.

Selbst die aufwendigsten Reinigungsverfahren vermögen es nicht, die Pestizide gänzlich aus dem Wollwachs zu entfernen. Deshalb hat der Gesetzgeber in einer Höchstmengen-Verordnung [19] festgelegt, welche Pestizide und in welcher maximalen Konzentration im Wollwachs oder in Wollwachsalkoholen enthalten sein dürfen.

Die Fa. Beiersdorf hat in ihrem Produkt Eucerinum® anhydricum die Wollwachsalkohole (Eucerit®) einer so genannten Molekulardestillation unterzogen. Restmengen von Pestiziden sollen nach dieser Reinigungsprozedur unter der Nachweisgrenze liegen.

Das Zentrallaboratorium der Deutschen Apotheker (ZL) konnte nachweisen, dass durch die vielen Reinigungsschritte die Emulgierfähigkeit und damit die Stabilität der daraus hergestellten lipophilen Cremes bzw. W/O-Cremes gelitten hat [20]. Wollwachs und seine Derivate sind seit langem als Allergene bekannt. Allerdings wird seit einiger Zeit darüber diskutiert, ob nicht bestimmte Verunreinigungen wie Detergentien-Reste und freie Alkohole im Wollwachs hierfür verantwortlich zu machen sind.

Clark et al. [37] führten mit Wollwachs-sensiblen Patienten Patch-Test-Serien durch. 33 % der Patienten reagierten auf natives Wollwachs. Wenn jedoch Detergentien oder freie Alkohole entfernt worden waren, gab es nur halb so viele positive Reaktionen. Wurden beide Bestandteile eliminiert, reagierte nur noch 1 % der Wollwachs-sensiblen Patienten auf Wollwachs. Der gleiche Autor untersuchte die Schwellenkonzentration für die Auslösung einer Überempfindlichkeitsreaktion für freie Alkohole und Detergentien. Bei einem Anteil freier Alkohole von bis zu 1,5 % bei sehr geringer Detergentien-Konzentration wurden keine positiven Reaktionen beobachtet. Wegen des Sensibilisierungsrisikos und der Pestizidbelastung sollte nach möglichen Alternativen gesucht werden.

In den DAC 2006 aufgenommen wurde ein wollwachsfreies **Emulgierendes hydrophobes Basisgel.**

**Emulgierendes hydrophobes Basisgel DAC**

| | |
|---|---|
| Isopropylpalmitat | 8,0 g |
| Triglyceroldiisostearat | 10,0 g |
| Hydrophobes Basisgel DAC | 82,0 g |

Diese Grundlage wird unter dem Namen Pionier® KWH pharma als fertiges Produkt im Handel, d. h. über den pharmazeutischen Großhandel, angeboten. Eine für Kinderhaut besonders geeignete W/O-Absorptionssalbe ohne Wollwachs und ohne Paraffine kann folgendermaßen zusammengestellt werden:

**W/O-Absorptionssalbe**

| | |
|---|---|
| Cera alba | 18,0 g |
| Softisan® 649* oder Triglyceroldiisostearat | 10,0 g |
| Oleum neutrale | 4,0 g |
| Oleum amygdalarum | ad 100,0 g |

* Softisan® 649 ist eine Handelsbezeichnung für ein Wollwachssubstitut, das nicht allergen wirkt und frei von Pestiziden ist. Bezüglich Konsistenz, Wasseraufnahmefähigkeit und Hauthaftung ist es dem Wollwachs ähnlich.

### 5.2.2 Wasser aufnehmende Salben vom O/W-Typ bzw. O/W-Absorptionssalben

#### Definition

Wasser aufnehmende Salben vom O/W-Typ können laut Ph. Eur. größere Mengen Wasser aufnehmen und damit Emulsionen vom Öl-in-Wasser-Typ bilden. Zu diesem Zweck können Emulgatoren vom Öl-in-Wasser-Typ (O/W), wie sulfatierte Fettalkohole, Polysorbate, Macrogolcetostearylether oder Ester von Fettsäuren mit Macrogolen, verwendet werden. Grundlagen der Wasser aufnehmenden Salben vom O/W-Typ sind diejenigen der hydrophoben Salben. Als Emulgatoren werden Vertreter vom anionischen Typ, wie **Emulgierender Cetylstearylalkohol** (Typ A) oder (Typ B) **Ph. Eur.**, oder vom nichtionischen Typ, wie **Polysorbat 60 Ph. Eur.** oder **Macrogol-20-glycerolmonostearat DAC**, verwendet. Bei dem anionischen Vertreter Typ A handelt es sich um einen Komplex- bzw. Mischemulgator. Das Gemisch besteht aus mindestens 90% Cetylstearylalkohol und mindestens 7% Natriumcetylstearylsulfat, berechnet auf die wasserfreie Substanz.

Bei Typ B handelt es sich um ein Gemisch von 90 % Cetylstearylalkohol und mindestens 7 % Natriumdodecylsulfat (Natriumlaurylsulfat).

#### Typische Vertreter

Das offizinelle Beispiel für eine anionische, wasseraufnehmende Salbe vom O/W-Typ bzw. O/W-Absorptionssalbe ist die **Hydrophile Salbe (Unguentum emulsificans) DAB**.

**Hydrophile Salbe DAB**

| | |
|---|---|
| Emulgierender Cetylstearylalkohol (Typ A) | 30,0 g |
| Dickflüssiges Paraffin | 35,0 g |
| Weißes Vaselin | 35,0 g |

#### Eigenschaften

Die Gegenwart von O/W-Emulgatoren verleiht den Wasser aufnehmenden Salben vom O/W-Typ bzw. O/W-Absorptionssalben besondere Eigenschaften. Sie sind mit Wasser leicht abwaschbar und eignen sich deshalb für eine Behandlung in behaarten Regionen und für die so genannte Minuten-Therapie. Die Anwendung sollte vorzugsweise auf einer normalen bis feuchten bzw. sezernierenden Haut erfolgen. Die Hautaffinität gilt im Vergleich zu den Kohlenwasserstoff- oder lipophilen Gelen als verbessert. Auch die Wirkstoffabgabe ist erhöht. Wasser aufnehmende Salben vom O/W-Typ bzw. O/W-Absorptionssalben können bis zu 400% ihres Eigengewichts, bisweilen auch darüber hinaus, an Wasser aufnehmen. Man gelangt je nach Wassermenge entweder zu hydrophilen Cremes oder O/W-Cremes oder zu hydrophilen Lotionen bzw. O/W-Lotionen, im Kosmetikbereich auch als O/W-Milch oder O/W-Lotion bezeichnet.

#### Hinweise

Bei Individualrezepturen mit Wasser aufnehmenden Salben vom O/W-Typ bzw. O/W-Absorptionssalben muss auf die Verträglichkeit der eingearbeiteten Wirkstoffe oder Hilfsstoffe mit den O/W-Emulgatoren geachtet werden. Anionische Emulgatoren reagieren mit kationischen Wirkstoffen zu schwer löslichen Salzen. Deshalb sollte in solchen Fällen auf eine Wasser aufnehmende Salbe vom O/W-Typ bzw. O/W-Absorptionssalbe vom nichtionischen Typ zurückgegriffen werden. Leider führen das DAB und der DAC derzeit kein

Beispiel für eine solche Grundlage auf. Bis 1987 existierte eine solche nichtionische O/W-Absorptionssalbe im DAC: die **Nichtionische hydrophile Salbe.**

**Nichtionische hydrophile Salbe DAC 79**

| | |
|---|---|
| Macrogol-20-glycerolstearat DAC | 10,0 g |
| Dünnflüssiges Paraffin | 15,0 g |
| Cetylstearylalkohol | 20,0 g |
| Glycerol 85 % | 20,0 g |
| Weißes Vaselin | 35,0 g |

Als Industrieprodukt befindet sich eine nichtionische Wasser aufnehmende Salbe unter dem Namen **Unguentum Cordes®** im Handel. Zusammensetzung:

- Vaseline,
- dickflüssiges Paraffin,
- Macrogol-8-stearat,
- Glycerolmonostearat,
- Sorbitanmonostearat.

Sie enthält kein Wollwachs und kein Cetylstearylalkohol. Durch Zusatz von bis zu 30 % Wasser entsteht eine lipophile Creme bzw. W/O-Creme; bei Zugabe von 50–60 % Wasser resultiert eine hydrophile Creme bzw. O/W-Creme.

## 5.3 Lipophile bzw. hydrophobe Cremes

### Definition

Laut Definition der Ph. Eur. sind **„Lipophile Cremes"** mehrphasige Zubereitungen, die aus einer lipophilen und einer wässrigen Phase bestehen. Bei lipophilen Cremes bzw. W/O-Cremes ist die äußere Phase lipophil. Sie enthalten Emulgatoren vom Wasser-in-Öl-Typ (W/O) wie z. B. Wollwachsalkohole, Sorbitanester und Monoglyceride. In diesem Emulsionstyp stellt der hydrophile Anteil die inkohärente, disperse oder innere Phase, der lipophile Anteil die kohärente, äußere Phase dar.

### Eigenschaften

Lipophile Cremes bzw. W/O-Cremes besitzen fettende Eigenschaften, bewirken einen Fettglanz auf der Haut und sind nicht abwaschbar. Das Freigabeverhalten von Wirkstoffen ist im Vergleich zu den hydrophoben Salben und lipophilen Gelen unterschiedlich. Lipophile Cremes bzw. W/O-Cremes erzeugen eine geringere Okklusion als Kohlenwasserstoff- oder Lipogele, verhindern die Perspiratio insensibilis nicht so stark wie die Fettgrundlagen und wenden die Strömungsrichtung der Hautfeuchtigkeit nach innen. Grundsätzlich schützt eine lipophile Creme bzw. W/O-Creme das im Stratum corneum gespeicherte Wasser am besten gegen eine schnelle Verdunstung. Lipophile Cremes bzw. hydrophobe W/O-Cremes finden vorwiegend Verwendung bei einer trockenen Haut und bei chronischen Stadien von Hautkrankheiten. Gewisse oberflächenaktive Stoffe und O/W-Emulgatoren lassen lipophile Cremes bzw. W/O-Cremes brechen.

### Typische Vertreter

Im DAB sind drei Beispiele, im Neuen Rezeptur Formularium (NRF) ist ein Beispiel für eine lipophile Creme bzw. W/O-Creme aufgeführt. Der älteste Vertreter dieses Grundlagentyps ist das **Lanolin**.

**Lanolin DAB**

| | |
|---|---|
| Wollwachs | 65,0 g |
| Dickflüssiges Paraffin | 15,0 g |
| Gereinigtes Wasser | 20,0 g |

In der angelsächsischen Literatur ist mit der Bezeichnung Lanolin in der Regel Wollwachs gemeint. Durch diese unterschiedliche Bedeutung kommt es in für Laien gedachten Büchern, welche die Selbstherstellung von Kosmetika beschreiben, zu Verwechslungen, die schließlich zu wenig stabilen lipophilen Cremes bzw. W/O-Cremes führen. Noch verwirrender für auf diesem Gebiet unerfahrene Leser muss der zusätzlich eingeführte Begriff „Lanolin anhydrid" erscheinen. Es ist daher wünschenswert, eine Vereinheitlichung der Nomenklatur im europäischen Raum gemäß der derzeit gültigen Ph. Eur. herbeizuführen.

Der modernere und am häufigsten in der Rezeptur verwendete Vertreter einer lipophilen Creme bzw. W/O-Creme ist die **Wasserhaltige Wollwachsalkoholsalbe** (Unguentum Alcoholum lanae aquosum) **DAB** oder **Eucerinum® cum aqua.**

**Wasserhaltige Wollwachsalkohol-Salbe DAB**

| | |
|---|---|
| Wollwachsalkoholsalbe DAB | 50,0 g |
| Gereinigtes Wasser | 50,0 g |

Die maximale Wasseraufnahmefähigkeit der Wollwachsalkoholsalbe wurde hier nur zur Hälfte ausgenutzt. Es können weitere 50 g Wasser eingearbeitet werden.

Eucerinum® cum aqua wird durch das Zusammengeben von Eucerinum® anhydricum mit der gleichen Menge Wasser bei etwa 65 °C emulgiert. Die Herstellung sollte möglichst frisch erfolgen. Allerdings wird Eucerinum® cum aqua auch fertig von einigen Lieferanten über den pharmazeutischen Großhandel an die Apotheken geliefert. Diese lipophile Creme bzw. W/O-Creme enthält keine Konservierungsmittel.

Mit der 16. Ergänzung zum NRF wurde im Jahr 1999 erstmalig eine offizinelle wollwachsfreie Alternative zur Wasserhaltigen Wollwachsalkoholsalbe DAB eingeführt: **Hydrophobe Basiscreme DAC (NRF S.41.).**

**Hydrophobe Basiscreme DAC (NRF S.41.)**

| | |
|---|---|
| Triglyceroldiisostearat Ph. Eur. | 3,0 g |
| Isopropylpalmitat | 2,4 g |
| Hydrophobes Basisgel DAC | 24,6 g |
| Kaliumsorbat | 0,14 g |
| Wasserfreie Citronensäure | 0,07 g |
| Magnesiumsulfat-Heptahydrat | 0,5 g |
| Glycerol 85 % | 5,0 g |
| Gereinigtes Wasser | ad 100,0 g |

5

Sie bedient sich eines W/O-Emulgators auf Glycerin-Basis, der schon seit vielen Jahren im DAC monographiert ist: Triglyceroldiisostearat (Lameform® TGI). Die mit der 18. Ergänzung 2001 ins NRF gekommene Vorschrift **Lipophile Tretinoin-Creme 0,025/0,05 oder 0,1% (NRF 11.123.)** baut auf dieser neuen wollwachsfreien W/O-Creme auf. Mit der 17. Ergänzung 2000 wurden ins NRF die Vorschriften **Lipophile Polidocanol-Creme 5% (NRF 11.119.)** und **Lipophile Polidocanol-Creme 5% mit Harnstoff 5% (NRF 11.120.)** aufgenommen, die sich als Grundlage einer wasserarmen Ausführung der **Hydrophoben Basiscreme DAC (NRF S.41.)** bedienen.

### Hinweise

Auf die Problematik der Allergisierung und der Pestizidbelastung von Wollwachs und Wollwachsalkoholen wurde schon in ▶Kapitel 5.2.1 eingegangen. Auch die zunehmende Sensibilisierung gegenüber Cetylstearylalkohol sollte Anlass sein, nach alternativen lipophilen Cremes bzw. W/O-Cremes zu suchen. Die Zusammensetzung der neuen W/O-Creme im NRF basiert auf einer Rahmenformulierung der Fa. Hansen & Rosenthal, die bereits vor vielen Jahren die folgende Rezeptur vorgeschlagen hat:

**W/O-Creme**
**Fa. Hansen & Rosenthal**

| | |
|---|---|
| Pionier® KWH pharma | 30,0 g |
| Glycerin | 5,0 g |
| $MgSO_4 \times 7\,H_2O$ | 0,5 g |
| Demineralisiertes Wasser | 64,5 g |

Pionier® KWH Pharma besteht zu 82 Teilen aus **Hydrophobem Basisgel DAC**, 10 Teilen Triglycerindiisostearat und 8 Teilen Isopropylpalmitat und entspricht der Monographie im DAC: **Emulgierendes hydrophobes Basisgel**. Diese W/O-Creme lässt sich auf kaltem Wege herstellen. Auf warmem Wege wäre es auch nur schwer möglich, da sich das emulgierende hydrophobe Basisgel auf dem Wasserbad nicht schmelzen ließe.

Auch die Firma Henkel hatte bereits vor vielen Jahren begonnen, mit dem gleichen W/O-Emulgator Rahmenformulierungen zu entwickeln. Ein Beispiel hierfür stellt die folgende Rezeptur dar, die nur auf monographierten Hilfsstoffen aus dem DAB und DAC aufgebaut ist:

**Triglycerindiisostearat-Creme**
**Firma Henkel**

| | |
|---|---|
| Triglycerindiisostearat DAC | 4,0 g |
| Glycerolmonooleat DAC | 2,0 g |
| Bienenwachs | 3,0 g |
| Neutralöl | 3,0 g |
| Octyldodecanol | 10,0 g |
| Isopropylmyristat | 10,0 g |
| Glycerin | 5,0 g |
| Magnesiumsulfat $\times 7\,H_2O$ | 1,0 g |
| Gereinigtes Wasser | ad 100,0 g |

Diese wollwachsfreie, lipophile Creme bzw. W/O-Creme muss auf dem bekannten warmen Wege hergestellt werden. Sie bietet von daher mehr Variationsmöglichkeiten in Bezug auf die einsetzbaren Fette und Öle und die notwendigen Konsistenzgeber. Auf Grund hautaffiner Hilfsstoffe und fehlender Noxen eignet sich diese lipophile Creme besonders für die Behandlung und Versorgung hautkranker Babys und Kleinkinder.

Neuere Entwicklungen auf dem Gebiet der **Polyglycerinester-Emulgatoren** machen es sogar möglich, lipophile Cremes bzw. W/O-Cremes mit einem Wasseranteil von 85% herzustellen. Diese Mengen waren bislang nur in hydrophilen Cremes bzw. O/W-Cremes einzuarbeiten. Solche Formulierungen wurden wohl nur auf Grund bestimmter Anforderungen der Kosmetik-Hersteller von den Rohstoff-Lieferanten ausgearbeitet.

**Rahmenformulierung (Fa. Sasol Olefins and Surfactants, früher Fa. Hüls)**

| | |
|---|---|
| Diglycerindiisostearat | 2,5 g |
| Magnesiumstearat | 0,7 g |
| Aluminiumstearat | 0,3 g |
| Jojobaöl | 7,5 g |
| Neutralöl | 3,0 g |
| Magnesiumsulfat x 7 $H_2O$ | 0,3 g |
| Gereinigtes Wasser | ad 100,0 g |

Es scheint sich offensichtlich die Ansicht durchzusetzen, dass lipophile Cremes bzw. W/O-Cremes bessere pflegende Eigenschaften bei trockener Haut besitzen als hydrophile Cremes bzw. O/W-Cremes. Ein weiterer Vorteil der Formulierung wäre der stark reduzierte Fettanteil, der wegen des ausbleibenden Fettglanzes die Akzeptanz beim Verbraucher bzw. Patienten erhöhen dürfte. Da lipophile Cremes bzw. W/O-Cremes prinzipiell weniger anfällig gegenüber Mikrobenbefall sind, könnte eine Konservierung in diesem Fall unter bestimmten Voraussetzungen entfallen. Wegen der Vorzüge derart formulierter lipophiler Cremes bzw. W/O-Cremes ist es vorstellbar, dass sie die auf dem Markt im Überschuss vorhandenen hydrophilen Cremes bzw. O/W-Cremes eines Tages nach und nach ersetzen werden.



## 5.4 W/O-Lotionen

### Definition

Wasser-in-Öl-Lotionen sind flüssig gestaltete lipophile Cremes bzw. W/O-Cremes.

### Eigenschaften

Sie ermöglichen eine schnellere Verteilung auf großen Flächen trockener Haut. Durch die Auswahl bestimmter Öle erzielt man ein schnelles Einziehen und einen geringeren Fettglanz. Die Herstellung von W/O-Lotionen setzt voraus, dass flüssige W/O-Emulgatoren zum Einsatz kommen und beim Emulgieren eine größere mechanische Energie aufgewandt werden muss. Lipophile Konsistenzgeber sind für die galenische Stabilität der Emulsion nicht so ausschlaggebend.

### Typische Vertreter

Das DAB und der DAC führen derzeit keine Monographien für W/O-Lotionen auf. Im Zuge einer Individual-Rezeptur können die folgenden Formulierungen, sofern die einzelnen Bestandteile aktuell verfügbar und beziehbar sind, als Basis dienen:

**Rezepturbeispiel 1**

| | |
|---|---|
| Arlacel® 481* | 1,0 g |
| Arlacel® 989** | 5,0 g |
| Öle, beliebig | 19,0 g |
| Propylenglykol | 3,8 g |
| Magnesiumsulfat x 7 $H_2O$ | 0,7 g |
| Gereinigtes Wasser | ad 100,0 g |

* Arlacel® 481 = nichtionischer W/O-Emulgator: Glycerinsorbitanfettsäureester (HLB-Wert 4,5)

** Arlacel® 989 = nichtionischer, gesättigter W/O-Emulgator: Polyoxyethylen-Fettsäureester (HLB-Wert 6,4)

Leider ist der Emulgator Arlacel® 481 nicht mehr für Apotheken verfügbar.

Die folgende Formulierung hat sich beim Autor bewährt:

**Lipophile W/O-Lotion**

| | |
|---|---|
| Isolan® PDI* | 3,0 g |
| Oleum Ricini hydrogen. | 0,3 g |
| Zeresin | 0,2 g |
| Cetearyloctanoat DAC (PCL Liquid®) | 11,0 g |
| Isopropylmyristat | 12,5 g |
| $MgSO_4$ x 7 $H_2O$ | 1,0 g |
| Glycerin | 3,0 g |
| Propylenglykol | 13,8 g |
| Gereinigtes Wasser | ad 100,0 g |

*INCI: Diisostearoyl Polyglyceryl-3 diisostearate (HLB 5)

Isolan® PDI ist ein flüssiger W/O-Emulgator, mit dem man cremigartige, dickflüssige W/O-Emulsionen herstellen kann.

Während auf dem Gebiet der dermatologischen Rezeptur die W/O-Lotionen nur selten eingesetzt werden, wartet der Körperpflege-Sektor mit einer ganzen Reihe von Beispielen auf:

- Eucerin®-pH 5-Lotio F (Fa. Beiersdorf),
- Bepanthol® Intensiv Körperlotion (Fa. Bayer),
- Lipoderm® Lotion (Fa. Spirig AG),
- Praecutan® Lotion fett (Fa. Stockhausen).

Eine W/O-Lotion mit 4% und inzwischen auch 10% Harnstoff ist auf dem deutschen Markt erhältlich unter dem Namen: Excipial® U Lipo-Lotion und Excipial® U 10 Lipo-Lotion (Spirig AG, Augsburg). Im Bereich der Kosmetik werden in den letzten Jahren zunehmend lipophile Cremes bzw. W/O-Cremes und lipophile Lotionen bzw. W/O-Lotionen in wasserfesten Sonnenschutz-Präparaten z.B. für Kinder eingesetzt.

## 5.5 Quasi-W/O-Cremes

### Definition

Unter Quasi-W/O-Cremes versteht man lipophile Cremes bzw. W/O-Cremes, die keinen echten Emulgator enthalten. Die hydrophile Phase wird durch die lipophile Phase, die aus konsistenzgebenden Wachsen und Ölen besteht, physikalisch-mechanisch festgehalten. Nach dem Auftragen auf die Haut bricht die Pseudoemulsion, das austretende Wasser verdunstet und erzeugt einen Kühleffekt. Wegen dieses Umstandes sind derartige Emulsionen labil. Sie reagieren gegenüber verschiedenen störenden Einflüssen recht empfindlich.

### Typische Vertreter

Das typische Beispiel für eine Quasi-W/O-Creme ist die Kühlsalbe DAB (Unguentum leniens).

**Kühlsalbe DAB**

| | |
|---|---|
| Gelbes Wachs | 7,0 g |
| Cetylpalmitat | 8,0 g |
| Erdnussöl | 60,0 g |
| Gereinigtes Wasser | 25,0 g |

Von dermatologischer Seite werden Vorbehalte gegenüber Erdnussöl geltend gemacht. Eiweiß-Kontaminanten des Erdnussöls können bekanntermaßen Allergien auslösen.

Neuere Untersuchungen von Ring et al. aus der Universitätshautklinik München [39] erbrachten das erstaunliche Ergebnis, dass natives Erdnussöl in 10% aller Fälle zu allergischen Reaktionen führte, gereinigtes bzw. rektifiziertes Erdnussöl diese in weitaus geringerem Maße auslöste. Die Kühlsalbe DAB wird gemäß der Monographie im DAB ausschließlich mit rektifiziertem Erdnussöl hergestellt, so dass der Einwand bezüglich Allergisierung differenziert betrachtet werden muss.

Können diesbezügliche Vorbehalte nicht ausgeräumt werden, kann das Erdnussöl (Arachidis oleum) auch gegen süßes Mandelöl (Amygdalae oleum) ausgetauscht werden.

**Unguentum leniens – Kühlsalbe (Cold Cream) DAB 6 (ohne Rosenöl)**

| | |
|---|---|
| Weißes Wachs | 7,0 g |
| Cetylpalmitat (statt Walrat) | 8,0 g |
| Mandelöl, süßes | 60,0 g |
| Gereinigtes Wasser | 25,0 g |

Eine industriell hergestellte Variante dieses Quasi-W/O-Creme-Typs ist die Cold Cream® Naturel der Firma La Roche-Posay.

**Cold Cream® Naturel**

| | |
|---|---|
| Cetylpalmitat | 11,75 % |
| Bienenwachs | 13,5 % |
| Paraffinöl | 63,25 % |
| Thermalwasser aus La Roche-Posay | 11,5 % |

5

Der Hersteller hat durch verschiedene Maßnahmen diese Cold Cream® stabiler gestaltet. Die Mengenanteile der konsistenzgebenden Wachse wurden erheblich erhöht.

Das oxidationsanfällige Erdnussöl wurde gegen das oxidationsstabile mineralische Paraffinöl ausgetauscht. Zum Schluss wurde die Menge an Wasser um mehr als die Hälfte gesenkt und durch das mineralien- und selenhaltige Thermalwasser der Quelle in La Roche-Posay ersetzt. Selbst trotz dieser Maßnahmen ist und bleibt auch die Cold Cream® Naturel eine gegenüber Störeinflüssen labile Salbengrundlage.

### Eigenschaften

Viele Dermatologen schätzen die **Kühlsalbe DAB**, weil sie als eine reizlose, in ihren Bestandteilen überschaubare und hilfsstofffreie, d. h. ohne Emulgator herstellbare Grundlage angesehen wird. Sie ist indiziert bei trockener Haut, sowie bei subakuten, mazerierenden Prozessen. Da die Kühlsalbe bei längerer Lagerung ranzig wird, sollte entweder ein Antioxidans zugesetzt oder eine angemessene Menge frisch hergestellt und innerhalb eines Monats verbraucht werden. In ihrer Kühlwirkung wird die Kühlsalbe DAB von hydrophilen Cremes bzw. O/W-Cremes, O/W-Lotionen und hydrophilen Gelen bzw. Hydrogelen weit übertroffen.

Zu den emulgatorfreien, lipophilen Cremes bzw. W/O-Cremes gehören als neues Vehikel-System so genannte „Betulsionen". Ein Trockenextrakt wird aus dem Kork der Birke gewonnen, der ein Gemisch pentazyklischer Triterpene aus der Gruppe der Betuline, vor allem Betulin (ca. 80 %) enthält. Sie sind nicht löslich in Wasser und wenig löslich in pflanzlichen Ölen. Bei der Einarbeitung von 8 % Betulin in einem Öl bildet sich ein thixotropes Gel, das sich auf der Haut verstreichen lässt. Dieses Oleogel kann bis zu 60 % Wasser aufnehmen, ohne dass es dazu eines zusätzlichen Emulgators bedarf. Da der Birkentrockenextrakt nur eine sehr geringe Grenzflächenäktivität aufweist, kann mit Recht von einer tensidfreien Zubereitung gesprochen werden. Es handelt sich um eine so genannte feststoffstabilisierte Emulsion („Pickering-Emulsion"). Die Trockenextrakt-Teilchen ordnen sich partiell an der Grenzfläche der beiden Phasen an. Offenbar scheinen die Wassertröpfchen im Oleogel vom Birkenrinden-Trockenextrakt fixiert zu werden. Dieses neuartige Vehikel-System befindet sich in der Körperpflege-Serie Imlan®.

**Imlan® Creme pur**

| | |
|---|---|
| Betulin (Triterpen aus Birkenrinden-Extrakt) | 8 % |
| Jojobaöl | |
| Gereinigtes Wasser | > 60 % |

## 5.6 Ambiphile Cremes

### Definition

Ambiphile bzw. amphiphile Cremes sind weder reine W/O- noch reine O/W-Emulsionen. Sie stellen einen Übergang zwischen beiden Systemen dar. Fett- und Wasserphase liegen bikohärent nebeneinander vor.

### Eigenschaften

Sie sind leicht verstreichbar, leicht abwaschbar und besitzen einen gewissen Kühleffekt, der jedoch nicht so ausgeprägt ist wie bei den hydrophilen Cremes bzw. O/W-Cremes. Sie lassen sich mit Wasser (maximal 80 %) bis zur Konsistenz einer Milch mischen. In nicht ganz so hohem Maße können sie mit Fetten oder Ölen (maximal 20%) versetzt werden. Im ersten Fall entsteht aus der ursprünglichen ambiphilen Creme in fließenden Übergängen eine hydrophile Creme bzw. O/W-Creme, im zweiten Fall ebenso allmählich eine lipophile Creme bzw. W/O-Creme. Die Lipidzufuhr durch die ambiphile Creme ist größer als durch O/W-Cremes. Sie wird deshalb auch schon einmal als „überfette O/W-Creme" bezeichnet. Würde man eine O/W-Creme in dieser Größenordnung auffetten, so träte eine Instabilität auf, d. h. die Emulsion würde brechen. Wegen dieser nahezu universellen Eigenschaften eignen sich ambiphile Cremes für die Behandlung verschiedener Hauttypen. Vorzugsweise sollten sie bei subakuten bis chronischen Zuständen angewendet werden.

## Typische Vertreter

Als offizinelles Beispiel einer solchen ambiphilen Creme wurde die Basiscreme im Jahr 1986 in den DAC aufgenommen:

**Basiscreme DAC**

| | |
|---|---|
| Glycerolmonostearat 60 | 4,0 g |
| Cetylalkohol | 6,0 g |
| Mittelkettige Triglyceride | 7,5 g |
| Weißes Vaselin | 25,5 g |
| Macrogol-20-glycerolmonostearat | 7,0 g |
| Propylenglykol | 10,0 g |
| Gereinigtes Wasser | 40,0 g |

Diese Creme muss nicht wie die meisten hydrophilen Cremes bzw. O/W-Cremes mit Konservierungsmitteln vor Befall und Vermehrung von Bakterien und Pilzen geschützt werden. Diese Funktion übernimmt in Grenzen das Propylenglykol. Der Fett- und Wasseranteil in der Basiscreme DAC sind ungefähr gleich groß, nämlich 33% und 40%.

5

## Hinweise

Da der Emulgator in der **Basiscreme DAC** Polyethylenglykol-Anteile enthält, kann theoretisch und praktisch eine manifeste oder larvierte Inkompatibilität mit phenolischen Wirkstoffen (Tannin, Clioquinol, Triclosan, Salicylsäure u. a.) auftreten. Zwischen dem Wasserstoffatom der phenolischen Gruppe und dem Sauerstoffatom des Polyethylenglykol-Teils im Emulgator-Molekül entsteht eine Nebenvalenz-Bindung. Dieser Vorgang führt einerseits zum Wirkungsverlust des Wirk- oder Hilfsstoffs (z.B. Parabene) und andererseits zum Funktionsverlust des Emulgators und damit zum Brechen der Emulsion.

Das Neue Rezeptur Formularium (NRF) hat verschiedene wirkstoffhaltige Cremes aufgenommen, die als Grundlage die **Basiscreme DAC** enthalten:

- Hydrophile Betamethasonvalerat-Creme 0,025, 0,05 oder 0,1% (NRF 11.37.),
- Hydrophile Chlorhexidindigluconat-Creme 0,5 oder 1% (NRF 11.116.),
- Hydrophile Clobetasolpropionat-Creme 0,05% (NRF 11.76.),
- Hydrophile Dexpanthenol-Creme 5% (NRF 11.28.),
- Hydrophile Dimeticon-Creme 10% (NRF 11.34.),
- Hydrophile Hydrocortison-Creme 0,25, 0,5 oder 1% (NRF 11.36.),
- Hydrophile Hydrocortisonacetat-Creme 0,25, 0,5 oder 1% (NRF 11.15.),
- Hydrophile Methoxsalen-Creme 0,0006% (NRF 11.96.),
- Hydrophile Miconazolnitrat-Creme 2% (NRF 11.79.),

- Hydrophile Polidocanol-Creme 5% (NRF 11.118.),
- Hydrophile Prednisolonacetat-Creme 0,25, 0,5% (NRF 11.35.),
- Hydrophile Tretinoin-Creme 0,025/0,05 oder 0,1% (NRF 11.100.),
- Hydrophile Triamcinolonacetonid-Creme 0,1% (NRF 11.38.).

Die Fa. Ichthyol-Gesellschaft, Hamburg, bietet eine „Basis Cordes® RK-Creme“ an, welche dieselben Hilfsstoffe wie die Basiscreme DAC enthält. Da sie jedoch nur 14% Wasser enthält, besitzt sie den Charakter einer lipophilen Creme bzw. W/O-Creme. Nach Zusatz von 10% Wasser resultiert bereits eine hydrophile Creme bzw. O/W-Creme, bei Zufuhr von 80% Wasser eine hydrophile Lotion bzw. eine O/W-Lotion.

Die Basis Cordes® RK-Creme dient als Basisgrundlage für die Herstellung von wirkstoffhaltigen Rezepturen, bei denen so genannte Wirkstoffkonzentrate zum Einsatz kommen.

## 5.7 Hydrophile Cremes

### Definition

Laut Definition der Ph. Eur. ist in hydrophilen Cremes (O/W-Cremes) die äußere Phase die wässrige Phase. Die Zubereitungen enthalten Öl-in-Wasser-Emulgatoren, wie Natrium- oder Trolaminseifen, sulfatierte Fettalkohole, Polysorbate oder Ester von Polyethoxyfettsäuren und den entsprechenden Polyethoxyalkoholen, falls erforderlich in Mischung mit Emulgatoren vom Wasser-in-Öl-Typ. Die lipophile Phase, also die innere Phase, entspricht oft in der Zusammensetzung derjenigen von hydrophoben Salben oder lipophilen Gelen. Um eine bessere Hautaffinität und Spreitung zu erreichen, werden häufig synthetische Öle, wie Isopropylmyristat, Isopropylpalmitat, mittelkettige Triglyceride (syn.: Neutralöl, Oleum neutrale, Miglyol® 812 und 840), langkettige Alkohole wie Octyldodecanol oder flüssige Wachse wie Oleyloleat hinzugemischt.

Die O/W-Emulgatoren lassen sich chemisch betrachtet in drei Kategorien einteilen:

- anionische Emulgatoren,
- nichtionische Emulgatoren,
- kationische Emulgatoren.

Am häufigsten findet man Vertreter der Kategorie 1 und 2 in pharmazeutischen O/W-Emulsionen. Emulgatoren vom Typ 3 trifft man mehr im kosmetischen Bereich an. Häufig bestehen die O/W-Emulgatoren aus zwei Bestandteilen. Daher spricht man oft, wenn auch nicht ganz korrekt, von einem Emulgator-Komplex. In Wirklichkeit handelt es sich um eine Mischung von einem klassischen O/W-Emulgator und einem so genannten Co-Emulgator, der W/O-Charakter haben kann oder nur die Funktion eines lipophilen Stabilisators auf Grund seiner konsistenzgebenden Eigenschaften übernimmt.

### Typische Vertreter

Ein bedeutender Vertreter einer anionischen, hydrophilen Creme bzw. O/W-Creme hat unter dem Namen **Wasserhaltige hydrophile Salbe DAB** (Unguentum emulsificans aquosum) Eingang ins Deutsche Arzneibuch gefunden.

**Wasserhaltige hydrophile Salbe DAB**

| | |
|---|---|
| Hydrophile Salbe | 30,0 g |
| Gereinigtes Wasser | 70,0 g |

Die Bezeichnung „Salbe“ ist gemäß der Definition der Ph. Eur. nicht korrekt. Es müsste eher heißen: Wasserhaltige hydrophile Creme. Eine weitere anionische, hydrophile Creme bzw. O/W-Creme wurde 1997 aus den SR-Vorschriften ins NRF und DAC überführt: **Anionische hydrophile Creme SR DAC (NRF S.27.).**

**Anionische hydrophile Creme SR DAC (NRF S. 27.)**

| | |
|---|---|
| 2-Ethylhexyllauromyristat | 10,0 g |
| Emulgierender Cetylstearylalkohol Typ A | 21,0 g |
| Glycerol 85 % | 5,0 g |
| Wasserfreie Citronensäure | 0,07 g |
| Kaliumsorbat | 0,14 g |
| Gereinigtes Wasser | ad 100,0 g |

Als Besonderheit weist diese hydrophile Creme bzw. O/W-Creme auf, dass sie keine Paraffine flüssiger oder fester Art enthält. Allerdings wurde der Emulgatoranteil im Vergleich zur **Wasserhaltigen hydrophilen Salbe DAB** recht hoch gewählt. Dieser Umstand ermöglicht es andererseits, begrenzte Mengen Fette bzw. Öle einzuführen.

In Bezug auf mögliche Inkompatibilitäten mit kationischen Wirk- und Hilfsstoffen siehe ▸ Kap. 5.2.2. Eine alternative hydrophile Creme bzw. O/W-Creme ist die **Nichtionische hydrophile Creme DAB**.

Eine fettärmere und wasserreichere Variante stellt das **„Wasserhaltige Liniment SR DAC (NRF S.40.)“** dar.



**Wasserhaltiges Liniment DAC (NRF S. 40.)**

| | |
|---|---|
| Emulgierender Cetylstearylalkohol (Typ A) | 10,5 g |
| 2-Ethylhexyllaurat | 5,0 g |
| Glycerol 85 % | 2,5 g |
| Kaliumsorbat | 0,14 g |
| Wasserfreie Citronensäure | 0,07 g |
| Gereinigtes Wasser | ad 100,0 g |

Fett-Gehalt: 5 % / Wasser-Gehalt: 81,8 %

Die Bezeichnung „Liniment“ lässt im Sinne einer älteren Definition eine flüssige Konsistenz vermuten. Dennoch besitzt das „Wasserhaltige Liniment“ eine cremeartige Beschaffenheit. Wegen seines geringen Fettgehalts eignet es sich für eine Applikation in intertriginösen oder behaarten Bereichen.

**Nichtionische hydrophile Creme DAB**

| | |
|---|---|
| Polysorbat 60 | 5,0 g |
| Cetylstearylalkohol | |
| Glycerol 85 % | āā 10,0 g |
| Weißes Vaselin | 25,0 g |
| Gereinigtes Wasser | 50,0 g |

Der Emulgator gehört zur Gruppe der Macrogolsorbitanfettsäureester und zählt zu den nichtionischen Typen, also zur Kategorie 2. Ein weiterer Vertreter einer nichtionischen, hydrophilen Creme bzw. O/W-Creme wurde 1997 aus den SR-Vorschriften in das NRF und in den DAC eingefügt: **Nichtionische hydrophile Creme SR DAC (NRF S. 26.).**

**Nichtionische hydrophile Creme SR DAC (NRF S. 26.)**

| | |
|---|---|
| 2-Ethylhexyllauromyristat | 10,0 g |
| Nichtionogene emulgierende Alkohole | 21,0 g |
| Glycerol 85 % | 5,0 g |
| Kaliumsorbat | 0,07 g |
| Wasserfreie Citronensäure | 0,14 g |
| Gereinigtes Wasser | ad 100,0 g |

Auch diese hydrophile Creme bzw. O/W-Creme enthält keine Paraffine.

Nichtionische O/W-Emulgatoren, die Polyethylenglykol-Ketten enthalten, gehen Reaktionen mit Phenolen oder phenolischen Wirk- und Hilfsstoffen und bestimmten lipophilen, in Wasser schlecht löslichen Wirk- oder Hilfsstoffen ein. In einem solchen Fall muss auf anionische, hydrophile Cremes ausgewichen werden.

Eine fettärmere und gleichzeitig wasserreiche Variante stellt **„Nichtionisches wasserhaltiges Liniment DAC (NRF S. 39.)“** dar.

**Nichtionisches wasserhaltiges Liniment DAC (NRF S. 39.)**

| | |
|---|---|
| Nichtionische emulgierende Alkohole | 10,5 g |
| 2-Ethylhexyllaurat | 5,0 g |
| Glycerol 85 % | 2,5 g |
| Kaliumsorbat | 0,14 g |
| Wasserfreie Citronensäure | 0,07 g |
| Gereinigtes Wasser | ad 100,0 g |

Fett-Gehalt: 5 % / Wasser-Gehalt: 81,8 %

Dieses Liniment wäre eine Alternative zum Wasserhaltigen Liniment, wenn Inkompatibilitäten mit kationischen Wirk- und Hilfsstoffen vorliegen.

Bezüglich der Wechselwirkungen mit anderen Wirk- oder Hilfsstoffen gilt das Gleiche wie bei der Nichtionischen Creme SR DAC (NRF S. 26.).

### Eigenschaften

Alle hydrophilen Cremes bzw. O/W-Cremes lassen sich leicht abwaschen, verteilen sich gut auf der Haut, ziehen rasch ein und wirken kühlend infolge Verdunstens des Wassers in der äußeren Phase. Sie zeigen eine gute Verfügbarkeit inkorporierter Wirkstoffe und ein ebenso gutes Eindringvermögen für Wirkstoffe. Der austrocknende Effekt ist oft, z.B. bei akuten Erkrankungszuständen, gewollt, zeigt aber auch negative Folgen, wenn hydrophile Cremes bzw. O/W-Cremes über einen längeren Zeitraum angewandt werden.

Es ist noch zu klären, ob nicht alle O/W-Emulsionen bei regelmäßiger Anwendung auf lange Frist über Monate oder Jahre gesehen erst eine trockene Haut hervorrufen. Daher sind hydrophile Cremes bzw. O/W-Cremes bei subakuten und subchronischen Prozessen angezeigt und vorzugsweise für eine indifferente, normale bis fette oder eine feuchte Haut geeignet. Auf einem trockenen Hautareal sollten sie nicht appliziert werden.

### Hinweise

In den letzten Jahren hat die Kritik an bestimmten Hilfsstoffen in hydrophilen Cremes bzw. O/W-Cremes zugenommen. Aus den Allergie-Abteilungen verschiedener Universitätshautkliniken wurde eine zunehmende Sensibilisierung auf Cetylstearylalkohol berichtet. Dieser Umstand führte dazu, dass Hersteller von Fertigarzneimittel-Cremes auf die mögliche Unverträglichkeit dieses Hilfsstoffs auf dem Umkarton bzw. auf dem Beipackzettel ausdrücklich hinweisen. Im Zuge einer Individualrezeptur lässt sich Cetylstearylalkohol in den bereits erwähnten O/W-Grundlagen auch gegen Glycerolmonostearat austauschen. Eine derart modifizierte „Wasserhaltige nichtionische hydrophile Salbe DAC 79“ kann so rezeptiert werden:

**Rezepturbeispiel 1**

| | |
|---|---|
| Macrogolglycerolmonostearat DAC | 5,0 g |
| Dünnflüssiges Paraffin | 7,5 g |
| Glycerolmonostearat | 12,5 g |
| Glycerol 85 % | 10,0 g |
| Weißes Vaselin | 17,0 g |
| Gereinigtes Wasser | 50,0 g |

Als weitere Alternativen kommen die folgenden Formulierungen in Frage (siehe Rezepturbeispiele 2–4):

**Rezepturbeispiel 2**

| | |
|---|---|
| Tegin® | 10,0 g |
| Isopropylmyristat | 4,0 g |
| PCL liquid® | 4,0 g |
| Glycerin | 3,0 g |
| Sorbitol 70 % | 1,0 g |
| Gereinigtes Wasser | 78,0 g |

Bei Tegin® handelt es sich um einen anionischen Komplex- bzw. Mischemulgator, auch selbstemulgierendes Glycerolmonostearat oder Glycerolmonostearat s. e. oder GMS s. e. genannt. Er besteht aus etwa 90 % Glycerolmonostearat und etwa 10 % Natrium- oder Kaliumstearat. Werden kationische Wirk- oder Hilfsstoffe zugesetzt, so muss mit Unverträglichkeiten gerechnet werden.

PCL-liquid® stellt ein Gemisch alkylverzeigter Fettsäureester dar (syn.: Cetearyloctanoate DAC 86) dar, das als fettende, gut spreitende und haltbare Fettkomponente in verschiedensten Zubereitungen dient. Gegenüber Paraffin-Öl besitzt es ein besseres Spreit-

5

vermögen und verbessert die Spreitfähigkeit anderer Öle deutlich. Es kann in dieser Formulierung auch ohne weiteres gegen andere Öle ausgetauscht werden.

**Rezepturbeispiel 3**

| | |
|---|---|
| Pionier® 5300 | 8,0 g |
| Paraffinum perliquidum | 10,0 g |
| Magn. sulfuric. x 7 $H_2O$ | 0,5 g |
| Glycerin | 5,0 g |
| Aqua dest. | 76,5 g |

Pionier® 5300 ist ein Gemisch eines nichtionischen Emulgators auf Phosphorsäureester-Basis mit Isopropylpalmitat.

**Rezepturbeispiel 4**

| | |
|---|---|
| Lamecreme® ZEM | 8,0 g |
| Öl (beliebig) | 30,0 g |
| Tocopherolacetat | 0,05 g |
| PHB-Ester | 0,2 g |
| Gereinigtes Wasser | ad 100,0 g |

Lamecreme® ZEM ist ebenfalls ein Mischemulgator, der aus Glycerinmono/distearat und Citronensäureestern von Mono-/Diglyceriden besteht und Verwendung in vielen Cremes aus den Hobbythek-Sendungen des Westdeutschen Rundfunks (WDR) von Herrn Jean Pütz gefunden hat.

Ein anderer Kritikpunkt an hydrophilen Cremes bzw. O/W-Cremes bezieht sich auf die polyethylenglykolhaltigen Emulgatoren. Sie enthalten herstellungsbedingt Reste von Ethylenoxid, das als reaktionsfähige Substanz für weitere Oxidationen in der fertigen Creme und damit für den Abbau von Wirk- und Hilfsstoffen sorgt. Außerdem unterliegen diese O/W-Emulgatoren einer Autoxidation. Sie vermögen in die Haut und in die Zelle einzudringen und dort Unverträglichkeitsreaktionen auszulösen. Macrogolhaltigen Emulgatoren werden neben dem austrocknenden auch ein auslaugender Effekt nachgesagt. Neuere Untersuchungen von Wohlrab et al. [38] haben ergeben, dass Polyethylenglykol-haltige Emulgatoren Fette in die Epidermis transportieren, bei Waschvorgängen diese Fette und die hauteigenen Fette mitsamt den NMF-Faktoren quantitativ wieder hinausbefördert. Zur Versorgung empfindlicher Haut und gleichermaßen von Kinderhaut sollten hydrophile Cremes ohne Macrogolester und -ether als Emulgatoren eingesetzt werden.

Deshalb bieten bekannte Hersteller von Emulgatoren zunehmend solche auf Polyglycerin-Basis an, die schon Eingang in Formulierungen von Körperpflegemitteln gefunden haben.

Angesichts der Forderung der Dermatologen nach möglichst reizarmen Vehikeln sollten diese neuen Emulgatoren bald auch in Fertigarzneimittel-Cremes eingesetzt werden. In diesem Zusammenhang verdient auch eine andere Entwicklung auf dem Gebiet der Emulgatoren Beachtung.

So genannte Zuckertenside, auch Arylglykoside genannt, haben sich als besonders hautverträglich erwiesen. Dabei zeigen sie keine Erythem-Reaktion und nur eine sehr geringe Irritation. Im Vergleich mit anderen, insbesondere PEG-Emulgatoren, treten ihre ausgeprägte Moisturizer-Wirkung und „water-resistant“-Eigenschaften hervor. Des Weiteren zeigen sie eine besondere Verträglichkeit mit polaren sowie unpolaren Ölen und Elektrolyten. Ihre Bestandteile bestehen aus nachwachsenden Rohstoffen und sind daher leicht biologisch abbaubar. O/W-Emulgatoren auf dieser Basis werden bereits von verschiedenen Firmen angeboten und verdienen es, auf Grund ihrer milden Eigenschaften über kurz oder lang ebenso Eingang in Formulierungen von Arzneimittel-Cremes zu finden.

Im Körperpflegebereich sind bereits folgende, apothekenexklusive Produkte mit einem Zuckertensid erhältlich: Multilind® Mikro Silber, Bepanthol® Fußcreme, Frei® Kosmetika, Regividerm® bzw. Mavena® B 12 Creme.

Eine entsprechende Monographie des Polyglyceryl-3-Methylglucosedistearat wurde inzwischen von der DAC-Kommission erarbeitet und in den DAC eingeführt. Über den pharmazeutischen Großhandel kann dieser Emulgator auch bezogen werden.

Zuckertenside und ihre Bestandteile:

- Arlatone 2121 – Sorbitanester und Saccharoseester,
- Tego Care 450 – Polyglyceryl-3-Methylglucose-Distearat,
- Tego Care PS – Methylglucosesesquistearat
- Grillocose PS – Methylglucosidester der Stearinsäure,
- Plantaren 2000 UP – Decyl-Polyglucose,
- Plantaren 1200 – Lauryl-Polyglucose,
- Emulgade PL 68/50 – Cetearylglucosid und Cetoaryl-Alcohol,
- Eumulgin VL 75 – Laurylglucoside und Polyglyceryl-2-Dipolyhydroxystearate und Glycerin.

**Rahmenformulierung einer Zuckertensid-Creme**
**(Firma Evonik/Th. Goldschmidt AG, Essen)**

| | |
|---|---|
| Tego® Care 450 (INCI: Polyglycerol Methyl Glucose Distearate) | 3,0% |
| Glycerolmonostearat | 1,0%– 2,5% |
| Stearin | 1,5%– 2,5% |
| oder Stearylalkohol | 1,0%– 1,5% |
| Öl | 14,0%–33,0% |
| Glycerol | 0,0%– 5,0% |
| Wasser | ad 100,0% |

Die Herstellung erfordert abweichend von der konventionellen Herstellungsweise von hydrophilen Cremes bzw. O/W-Cremes die Einhaltung einer bestimmten Reihenfolge der Zugaben und einen höheren Energieeintrag. Im Mengenbereich von 100–300 g haben sich der Einsatz eines ESGE-Zauberstabs® mit Kreuzmesservorsatz und vorgeschaltetem Energieregler und die Homogenisierung mithilfe des ESGE-Biohomogenizers®, der nach dem Ultra-Turrax-Prinzip arbeitet, bewährt. Dabei unvermeidlich eingearbeitete Luft muss anschließend mit dem Dreiwalzenstuhl (Salbenmühle) entfernt werden.

### DMS®-Systeme

Ein recht neues Vehikel-System, das keine Verwandtschaft mit den bisher bekannten, klassischen Systemen aufweist, zeigt in seinem Aufbau Ähnlichkeiten mit dem Fettmuster der Haut. Da es auch von der räumlichen Struktur ähnlich ist, spricht man von einer Derma-Membrane-Structure, kurz DMS® genannt. Diese wird in einem Hochdruck-

Homogenisationsverfahren gewonnen. Dieses Vehikel-System kommt ohne Emulgator und ohne Konservierungsmittel aus. Seine wichtigsten Bestandteile sind:

- mittelkettige Triglyceride,
- hydriertes Lecithin,
- Shea-Butter,
- Ceramide 3,
- Squalan,
- Wasser.

Dabei übernimmt das hydrierte Lecithin die Funktion eines Emulgators. Dieses DMS®-Konzentrat kann zu DMS®-Cremes weiterverarbeitet werden, die für eine normale, fette oder trockene Haut geeignet sind.

Dazu können je nach Bedarf weitere Fette, wie Mittelkettige Triglyceride und Ceramide, Carbomer-Gele und Pentylenglycol und Propylenglycol hinzugefügt werden.

**DMS®-Creme (Konzentrat)**
Zusammensetzung: Wasser, mittelkettige Triglyceride, Pentylenglycol, hydriertes Lecithin, Shea-Butter, N-acetyliert, synth. Phytosphingosin (Ceramide), Squalan (Perhydrosqualen)

Das DMS®-System wird bereits in einigen Körperpflege-Cremes eingesetzt, wie z.B. Physiogel®-Creme, in einigen Hans Karrer-Produkten, Optolind® für empfindliche Haut, Neurelia®, Psorelia®, Bepanthen® Sensiderm u. a. m.

Auf Grund der hautnahen Struktur wäre es zu wünschen, dass das DMS-System auch Einzug in die Rezeptur und insbesondere in die Versorgung von hautkranken Babys und Kleinkindern halten würde. Dazu müssten jedoch noch formale Voraussetzungen geschaffen werden. Die DAC-Kommission sollte dazu zunächst eine Monographie erarbeiten. Anschließend könnten die Lieferanten Prüfzertifikate erstellen und damit die pharmazeutische Qualität belegen. Erst dann dürften DMS®-Grundlagen in Individualrezepturen verarbeitet werden und würden dann auch von den Gesetzlichen Krankenkassen erstattet. Bis dahin bleibt den Apotheken nichts anderes übrig, DMS®-Systeme lediglich zu im weitesten Sinne kosmetischen Zwecken der Pflege, Nachsorge, Intervall-Therapie herzustellen.

## 5.8 O/W-Lotionen

### Definition

Lotionen sind laut Ph. Eur. flüssige, wässrige oder wässrig-alkoholische Zubereitungen, die einen Wirkstoff oder mehrere Wirkstoffe in einem geeigneten Vehikel enthalten können. Sie können geeignete Konservierungsmittel, Antioxidanzien und weitere Hilfsstoffe wie Stabilisatoren, Emulgatoren und Verdickungsmittel enthalten.

### Eigenschaften

Im Prinzip stellen O/W-Lotionen mit weiteren Mengen Wasser verdünnte O/W-Cremes dar. Auf Grund ihres flüssigen Charakters lassen sie sich schnell und gleichmäßig über große Flächen verteilen, wirken kühlend und entzündungshemmend. Ihr Einsatz erfolgt bei subakuten und subchronischen Prozessen und bei einer normalen, fetten oder feuchten

Haut. Besonders geeignet sind O/W-Lotionen für die Behandlung behaarter, intertriginöser und schwer zugänglicher Stellen.

### Typische Vertreter

Ein solcher Vehikel-Typ wird im NRF unter der Bezeichnung **Hydrophile Basisemulsion (NRF S.25.)** aufgeführt.

**Hydrophile Basisemulsion (NRF S. 25.)**

| | |
|---|---|
| Sorbitanmonostearat | 2,0 g |
| Macrogol-8-stearat | 2,0 g |
| Mittelkettige Triglyceride | 5,0 g |
| Glycerol 85% | 5,0 g |
| Kaliumsorbat | 0,14 g |
| Wasserfreie Citronensäure | 0,07 g |
| Gereinigtes Wasser | ad 100,0 g |

Diese Lotion stellt eine O/W-Emulsion vom nichtionischen Typ dar, die nur einen geringen Fettanteil von 5% und einen hohen Wasseranteil von 85% besitzt. Sie dient im NRF als Grundlage für glucocorticoid- und harnstoffhaltige Zubereitungen. Weitere Beispiele für O/W-Lotion-Formulierungen findet man z.B. in einer Vorschriften-Sammlung Niederländischer Apotheker (FN), in einer Rezepturen-Sammlung der Ichthyol-Gesellschaft, Hamburg (Folia Ichthyolica), in Fachzeitschriften oder in Rahmen-Rezepturen von Hilfsstoffherstellern.

**Rezepturbeispiel 1**
**Cetomacrogol-Lotion FN (Lotio cetomacrogolis)**

| | |
|---|---|
| Cera emulsificans cetomacrogolis* FN V | 3,0 g |
| (Cetomacrogol 1000 BPC 73 | 20,0 g |
| Cetylstearylalkohol | 8,0 g) |
| Oleylium oleinicum | 6,0 g |
| Propylenglycolum | 3,0 g |
| Aqua purificata | ad 100,0 g |

* Mischemulgator unter dem Namen Emulgade® 1000 Ni im Handel

**Rezepturbeispiel 2**

| | |
|---|---|
| Basiscreme RK Cordes® | 20,0% |
| Sorbinsäure | 0,1% |
| Gereinigtes Wasser | 80,0% |

**Rezepturbeispiel 3 [6]**

| | |
|---|---|
| Glycerol 85% | 2,5 g |
| Nichtionische hydrophile Creme DAB | 20,0 g |
| Gereinigtes Wasser | 77,5 g |

In den vorgenannten Beispielen 1–3 handelt es sich um O/W-Lotionen vom nichtionischen Typ. Im Beispiel 3 müsste eine Nachkonservierung erfolgen, da die in der Nichtionischen hydrophilen Creme DAB vorhandene Konservierung mit einem Sorbinsäure/Kaliumsorbat-Gemisch für das zusätzliche Wasser nicht ausreichend sein wird. Eine O/W-Emulsion vom anionischen Typ kann so rezeptiert werden:

**Rezepturbeispiel 4**

| | |
|---|---|
| Tegin® (= Glycerolmonostearat s. e.) | 6,0 g |
| Oleum neutrale | 20,0–30,0 g |
| Propylenglycol | 13,0–15,0 g |
| Gereinigtes Wasser | ad 100,0 g |

Wegen des anionischen Charakters des Mischemulgators Tegin® müssen mögliche Inkompatibilitäten mit kationischen Wirkstoffen beachtet werden. In einem solchen Fall muss auf eine O/W-Lotion vom nichtionischen Typ wie die **Hydrophile Basisemulsion (NRF S. 25.)** ausgewichen werden.

Für den Rezepturbereich werden von der pharmazeutischen Industrie auch fertige O/W-Lotionen angeboten, z. B. Asche Basis® Lotio, Excipial® U Hydrolotio, Milch Cordes®, Praecutan® Lotion. Hierzu werden den Apotheken auch Rezepturkarten oder Rezepturvorschläge zur Verfügung gestellt. Diese beinhalten gleichzeitig eine Überprüfung der Kompatibilität und eine konkrete Haltbarkeits- oder Aufbrauchfrist.

Aufgrund der neuen Apothekenbetriebsordnung dürfen diese Grundlagen nur dann in Rezepturen eingesetzt werden, wenn ein valides, chargenspezifisches Analysenzertifikat vorliegt und die Apotheke eine Identitätsreaktion durchgeführt hat.

Wegen der besonderen Rechenmechanik der im Jahr 2009 überarbeiteten „Hilfstaxe für Apotheken“ werden bei deren Verwendung entsprechende Rezepturen teurer als wenn man offizinelle Grundlagen einsetzen würde.

Diese macrogolfreie Lotion eignet sich insbesondere zur Behandlung und Versorgung empfindlicher Haut wie Baby- und Kinderhaut. Hierfür kommen auch O/W-Lotionen auf Zuckertensid-Basis in Frage.

**Zuckertensid-Lotion**

Rahmenformulierung der Fa. Evonik/Goldschmidt, Essen

| | |
|---|---|
| Polyglyceryl-3 Methyl Glucose Distearate (Tego® Care 450) | 2,0–3,0 % |
| Öl | 13,0–21,3 % |
| Glycerin | 2,0–5,0 % |
| Wasser | ad 100,0 g |
| Tego® Carbomer 141 | 0,15–0,2 % |
| Öl (z. B. Paraffin-Öl, Decyloleat) | 0,4–0,8 % |
| NaOH-Lsg. 10 % | 0,2–0,4 % |
| Öl-Phase: insgesamt 15,0–25,0 %/Konservierungsmittel: | q. sat. |

Bei der Beurteilung der Kompatibilität der industriell hergestellten O/W-Lotionen mit anderen Wirk- und Hilfsstoffen gilt es nicht nur auf mögliche Wechselwirkungen mit den O/W-Emulgatoren, sondern auch auf gewisse Hilfsstoffe in der hydrophilen, kohärenten Phase der O/W-Emulsionen zu achten. Hiermit sind insbesondere die anionischen, hydrophilen Gele vom Polyacrylat-Typ gemeint.

### Hinweise

Hydrolyse- oder oxidationsempfindliche Wirkstoffe verhalten sich in O/W-Lotionen ähnlich wie in anderen hydrophilen Cremes bzw. O/W-Cremes. Um eine optimale Applikation durch den Patienten und eine Verminderung der Gefahr der Kontaminierung während des Gebrauchs zu gewährleisten, sollten O/W-Lotionen nur in speziellen Gefäßen abgegeben werden. Geeignet sind so genannte Quetschflaschen mit Spritzeinsatz oder Oliveneinsatz, Schüttelmixtur-Flaschen mit einem Klappscharnier-Verschluss und Spenderflaschen, die nach dem Hubkolbenprinzip arbeiten.

Auf dem Kosmetiksektor werden O/W-Emulsionen meistens mit der Bezeichnung Milch angeboten. Je nach Anwendungszweck findet man Reinigungsmilch, Körpermilch, Beinmilch etc. in den Programmen der meisten Kosmetikhersteller.

## 5.9 Hydrophile Gele

### Definition

Hydrophile Gele (Hydrogele) sind nach der Definition der Ph. Eur. Zubereitungen, deren Grundlagen üblicherweise aus Wasser, Glycerol oder Propylenglykol bestehen, die mit geeigneten Quellstoffen, wie Stärke, Cellulosederivaten, Carbomeren oder Magnesium-Aluminium-Silikaten geliert werden. Konsistenz und Gebrauchseigenschaften hängen von der jeweiligen Menge aufgenommenen Wassers ab. Bei wenig Wasserzufuhr entsteht eine Gallerte, bei höherer Wasserkonzentration ein plastisch verformbares Gel. Bei sehr hohem Wasseranteil bildet sich ein System im Solzustand, also ohne Formstabilität und ohne Fließgrenze. Man spricht in diesem Fall auch von „verdeckten“ Lösungen. Sie haben den Vorzug, die schnelle Sedimentation von Wirk- und Hilfsstoffen zu verhindern.



### Eigenschaften

Hydrophile Gele, kurz Hydrogele genannt, sind in der Regel fettfrei, abwaschbar, im Falle von Cellulosegelen filmbildend und im Falle von Carbomer- bzw. Polyacrylatgelen haben sie eine ausgeprägte Tiefenwirkung. Durch die rasche Verdunstung des hohen Wasseranteils besitzen sie eine ausgeprägte Kühlwirkung. Die Anwendung von Hydrogelen empfiehlt sich bei einer normalen, eher noch bei einer fetten Hautbeschaffenheit. Nach dem Verdunsten des Wassers bilden Cellulosegele einen elastischen Wundverschluss. Um bestimmte Wirkstoffe besonders tief in die Haut penetrieren zu lassen, bedienen sich die Hersteller gerne der Carbomer- bzw. Polyacrylatgele. In wässrigen oder alkoholischen Lösungen erfüllen die Hydrogelbildner die Funktion eines Verdickers, in O/W-Emulsionen oder in hydrophilen Cremes bzw. O/W-Cremes die Aufgabe des Konsistenzgebers in der hydrophilen Phase. Durch diese Maßnahme soll die Stabilität der Emulsion verbessert werden.

### 5.9.1 Cellulosegele

Als Vertreter der organischen Gelbildner, d. h. der Cellulosegele hat das DAB **Hydroxyethylcellulosegel** und **Carmellose-Natriumgel** als Monographien aufgenommen.

**Hydroxyethylcellulose-Gel DAB**

| | |
|---|---|
| Hydroxyethylcellulose 10.000 | 2,5 g |
| Glycerol 85 % | 10,0 g |
| Gereinigtes Wasser | ad 100,0 g |

Kann mit 0,1 % Sorbinsäure und 0,1 % Kaliumsorbat konserviert sein.
Vehikel-Typ: nichtionisches, hydrophiles Gel

Bei Hydroxethylcellulose (HEC) fallen Inkompatibilitäten mit Elektrolyten in hoher Konzentration, mit Gerbstoffen, Phenolen bzw. phenolischen Wirkstoffen ins Gewicht.

**Carmellose-Natrium-Gel DAB**

| | |
|---|---|
| Carmellose-Natrium 600 | 5,0 g |
| Glycerol 85 % | 10,0 g |
| Gereinigtes Wasser | ad 100,0 g |

Kann mit 0,1 % Sorbinsäure und 0,1 % Kaliumsorbat konserviert sein.
Vehikel-Typ: anionisches, hydrophiles Gel

Hydroxyethylcellulose-Gel und Carmellose-Natrium-Gel werden in der Regel vorkonserviert mit einer Mischung von 0,05 % Sorbinsäure und 0,07 % Kaliumsorbat den Apotheken vom pharmazeutischen Großhandel geliefert.

Carmellose-Natrium ist genau genommen das Natrium-Salz des Celluloseglykolsäureethers und deshalb ein organischer Hydrogel-Bildner vom anionischen Typ. Unverträglichkeiten mit Säuren und mehrwertigen Metallionen, vor allem mit kationischen Wirkstoffen werden dadurch leicht erklärbar.

Die Cellulosederivate werden im Allgemeinen in einer Konzentration von 3–10 % eingesetzt und bilden je nach Menge des Gelbildners Schleime (lat.: Mucilago bzw. Mucilagines) oder streichfähige Gele. Beim Einarbeiten von Wirk- und Hilfsstoffen muss auf die typischen Unverträglichkeiten geachtet werden.

Das NRF bedient sich bei folgenden Vorschriften des Hydroxyethylcellulose-Gels:

**Hydroxyethylcellulose-Gele im NRF**

- Hydrophiles Polihexanid-Gel 0,04 %/0,1 % (NRF 11.131.)
- Hydrophiles Aluminiumchlorid-Hexahydrat-Gel 15 %/20 % (NRF 11.24.)
- Viskose Aluminiumchlorid-Hexahydrat-Lösung 15 %/20 % (NRF 11.132.)
- Hydrophiles Diltiazemhydrochlorid-Rektalgel 2 % (NRF 5.6.)

Ein Hydroxypropylmethylcellulosegel dient als Grundlage in den folgenden NRF-Vorschriften:

- **Ethanolhaltiges Erythromycin-Gel 0,5/1/2 oder 4 % (NRF 11.84.),**
- **Ethanolhaltiges Salicylsäure-Gel 6 % (NRF 11.54.).**

Mit diesem Gelbildner Hypromellose 2000 (HPMC bzw. MHPC) lassen sich insbesondere stark alkoholhaltige Gele herstellen.

Außerdem findet es als Füll- und Bindemittel Verwendung in Tabletten. In Augentropfen dient es als Verdickungsmittel (Methocel® E4 M). In der NRF-Vorschrift **Hypromellose-Haftpaste 40% (NRF S.42.)** wird es als hydrophile Komponente in dem Oleo-Gel **„Hydrophobes Basisgel DAC"** suspendiert und zur Einarbeitung von Tretinoin (**NRF 7.9.**) und Betamethason-17-valerat (**NRF 7.11.**) und Triamcinolonacetonid (**NRF 7.10.**) benutzt.

**Hypromellose-Haftpaste 40% (NRF S.42.)**

| | |
|---|---|
| Hypromellose 2000 | 40,0 g |
| Hydrophobes Basisgel DAC | ad 100,0 g |

**Tretinoin-Haftpaste 0,05%/0,1% (NRF 7.9.)**

| | |
|---|---|
| Tretinoin | 0,05 g/0,1 g |
| Butylhydroxytoluol-Paraffinkonzentrat 2% (NRF S.35.) | 2,0 g/2,0 g |
| Hypromellose-Haftpaste 40% (NRF S. 42.) | ad 100,0 g/100,0 g |

Aufbrauchfrist: 4 Wochen (Tube)

**Betamethasonvalerat-Haftpaste 0,1% (NRF 7.11.)**

| | |
|---|---|
| Betamethasonvalerat | 0,1 g |
| Hypromellose-Haftpaste 40% (NRF S. 42.) | ad 100,0 g |

Aufbrauchfrist: 4 Wochen (Tube, Spenderdose)

**Triamcinolonacetonid-Haftpaste 0,1% (NRF 7.10.)**

| | |
|---|---|
| Triamcinolonacetonid | 0,1 g |
| Hypromellose-Haftpaste 40% (NRF S. 42.) | ad 100,0 g |

Aufbrauchfrist: 4 Wochen (Tube, Spenderdose)

Mit MHPC lassen sich auch Hydrodispersionsgele (s. a. ▸ Kap. 5.9.2) herstellen.

**Hydrodispersionsgel mit MHPC**

| | |
|---|---|
| Hydroxypropylmethylcellulose | 2,0 g |
| Mittelkettige Triglyceride | 15,0 g |
| Weizenkeimöl | 5,0 g |
| Natriumchlorid | 0,7 g |
| Gereinigtes Wasser | ad 100,0 g |

MHPC ist wenig elektrolytempfindlich und in Anwesenheit von Kochsalz lagerstabil. Das Gel zeigt einen thermoreversiblen Sol-Gel-Übergang. Oberhalb von 60 °C geliert die wässrige Außenphase, bei Raumtemperatur ist es flüssig. Die MHPC-stabilisierten Emulsionen lassen sich daher ohne Qualitätsverlust auch im Autoklaven sterilisieren.

Das Hydrodispersionsgel kann auch als Ersatz für O/W-Lotionen angesehen und wegen des Fehlens klassischer Emulgatoren insbesondere bei empfindlicher Haut, wie z.B. Baby-

und Kinderhaut eingesetzt werden. Es lassen sich maximal 20 % Fette oder Öle einarbeiten. Die Herstellung erfordert eine bestimmte Vorgehensweise.

### 5.9.2 Carbomer- bzw. Polyacrylatgele

In der Gruppe der vollsynthetischen Gelbildner stellen die Polyacrylate und Polymethacrylate gleich wichtige Vertreter dar. Chemisch gesehen sind sie Polymere der Polyacrylsäure, die zunächst in Wasser suspendiert und anschließend mit anorganischen oder organischen Basen neutralisiert werden. Bei pH 6 entstehen spontan transparente Gele von hoher Viskosität. Auf diesem Wege können nicht nur rein wässrige, sondern auch wässrig-alkoholische Gele hergestellt werden. Die übliche Konzentration bewegt sich zwischen 0,5% und 1,5%. Zwei Vertreter dieser Polyacrylatgele befinden sich im DAB und ein Vertreter im NRF:

- **Wasserhaltiges Carbomer-Gel DAB,**
- **2-Propanolhaltiges Carbomer-Gel DAB.**
- **Carbomer-Gel pH 5/pH 6,5 (NRF S.43.)**

Im NRF bedienen sich die folgenden Monographien eines Carbomergels:

- **Ultraschallkontakt-Gel (NRF 13.2.),**
- **Hydrophiles Metronidazol-Gel 0,75% (NRF 11.65.),**
- **Hydrophiles Polidocanol-Gel 5% (NRF 11.117.),**
- **Hydrophiles Tretinoin-Gel 0,025/0,05/0,1% (NRF 11.124.).**

Als alternative Herstellungsmöglichkeit bietet sich die Verwendung eines bereits neutralisierten Polyacryl/Polyacrylamid-Gemisches (z.B. Gelbildner PNC 400, syn.: Hostacerin® PN 73, Pionier® NP 73) an. Dazu wird die entsprechende Menge weißen Pulvers auf das vorgelegte Wasser unter Rühren (Magnetrührer) aufgestreut und binnen einer Stunde entsteht ein homogenes, transparentes Gel. Allerdings ist dieser Gelbildner nicht in einer pharmazeutischen Qualität erhältlich.

Hydrodispersionsgele oder Hydrolipiddispersionen [76], die in den letzten Jahren überwiegend in Sonnenschutzpräparaten Verwendung finden, sind disperse Systeme mit einer hydrophilen, kontinuierlichen und einer lipophilen, dispersen Phase. In der meist flüssigen Fettphase befinden sich neben pflegenden Ölen auch die öllöslichen UV-Filter. Zur Stabilisierung der dispersen Phase dienen so genannte Cross-Polymere, die eine genügend hohe Grenzflächenaktivität aufweisen. Dabei handelt es sich um Copolymere der Acrylsäure und der C-10–30-Alkylacrylate (INCI: Acrylates/C 10–30 Alkyl Acrylate Crosspolymer), die zusätzlich quervernetzt sind. In wässrigen Milieus bilden die Polyacrylat-Polyalkylacrylat-Crosspolymere dicke, schützende Gelschichten um jeden Lipidtropfen, so dass Emulsionen mit bis zu 20% Lipidgehalt formuliert werden können. Hinweis: Copolymere aus C-10–30-Alkylacrylaten und einem oder mehreren Monomeren der Acrylsäure, der Methacrylsäure sind mit einem Allylether der Saccharose oder des Pentaerythrit quervernetzt (Pemulen®).

**Hydrodispersionsgel mit Pemulen® TR-1**

| | |
|---|---|
| Pemulen® TR-1 | 0,1–0,3 g |
| Öle | max. 20,0 g |
| Propylenglykol | 16,0 g |
| Gereinigtes Wasser | ad 100,0 g |

Die Hydrodispersiongele können als Alternativen zu hydrophilen O/W-Lotionen aufgefasst werden, insbesondere bei empfindlicher Haut und bei Kindern. In Dermatika findet dieser neuere Vehikel-Typ kaum Verwendung.

### 5.9.3 Anorganische Hydrogele

Hydrogele mit anorganischen Gelbildnern fanden bislang weder Eingang ins DAB noch in den DAC. Bekannteste Hydrogel-Bildner sind das Siliciumdioxid in hochdisperser Form, wie z.B. Aerosil® 200 und Aluminiumsilikate wie z.B. die Bentonite vom Montmorillonit-Typ. Beispiele für Bentonitgele findet man in der Schweiz und in den Niederlanden. Das Formularium Helveticum (FH) hat eine mit Bentonit verdickte Schüttelmixtur unter der Bezeichnung Wässrige Zinkoxid-Paste aufgenommen.

**Wässrige Zinkoxid-Paste FH Z.3**

| | |
|---|---|
| Zincum oxidatum | |
| Talcum | |
| Propylenglykol | $\overline{aa}$ 15,0 g |
| Bentonit Veegum® | 5,0 g |
| Gereinigtes Wasser | ad 50,0 g |

Das „Formularium der Nederlandse Apotheekers“ (FNA) führt eine wirkstofffreie Gelgrundlage unter der Bezeichnung Mucilago Bentoniti FNA auf. Mit Bentonitgelen stehen reizfreie, dermatologische Zubereitungen zur Verfügung.

**Mucilago Bentoniti (FNA)**

| | |
|---|---|
| Bentonit | 15,0 g |
| Glycerol | 20,0 g |
| Nipagin® | 0,2 g |
| Aqua dest. | ad 100,0 g |

### 5.9.4 Poloxamergele

Mit dem Produkt Gel Cordes® hat die Fa. Ichthyol Gesellschaft ein hydrophiles Gel bzw. Hydrogel für Rezepturzwecke auf der Basis eines Poloxamer in den Handel gebracht. Gel Cordes® ist frei von Parfümstoffen und Parabenen.

**Gel Cordes®**

Zusammensetzung: Gereinigtes Wasser, Poloxamer 407, Propylenglykol, Citronensäure, Dinatriumhydrogenphosphat

Poloxamere wurden erstmalig als Monographie in die Ph. Eur. NT 2000 aufgenommen. Sie werden als synthetische Copolymere definiert, die aus Ethylenoxid und Propylenoxid gebildet werden. Poloxamere finden vielfältige Verwendung im pharmazeutischen Bereich. Sie werden als Hilfsstoffe in Granulaten, Tabletten, Kapseln, Tropfen, Gelen, Cremes und Suspensionen zur oralen Anwendung eingesetzt. Sie besitzen Tensidcharakter, da der Polyoxypropylenanteil lipophile und der Polyoxyethylenanteil hydrophile Eigenschaften hat. Das Poloxamer vom Typ 188 weist einen HLB-Wert von 29, das Poloxamer vom Typ 407 einen HLB-Wert von 22 auf. Poloxamere sind mit anionischen Tensiden und niedrigen pH-Werten inkompatibel. Für Zubereitungen mit Gel Cordes® hat die Fa. Ichthyol Gesellschaft Rezepturempfehlungen herausgegeben.

### 5.9.5 Thermogele

So genannte Thermogele bauen auf Poloxamer-Gelen auf, in die noch Fette einemulgiert wurden, ohne dass dazu klassische Emulgatoren erforderlich sind. Die Thermogele weisen je nach Zusammensetzung eine physikalische Besonderheit auf. Bei bestimmten niedrigen Temperaturen werden sie flüssig, bei Raumtemperatur und wärmeren Temperaturen sind sie halbfest.

Aus derartigen Thermogelen können Wirkstoffe besser in die Haut penetrieren als z. B. aus hydrophilen Cremes bzw. O/W-Cremes oder ambiphilen Cremes wie z. B. aus Basiscreme DAC. Im Dermatika-Bereich werden Thermogele sehr selten eingesetzt, z. B. Dolgit® Mikrogel, DOC-Ibuprofen-Schmerzgel.

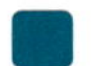

**Dolgit® Mikrogel**

- Wirkstoff: Ibuprofen 5 g/100 g.
- Zusammensetzung: 2-Propanol, Dimethylisosorbid, Poloxamer, mittelkettige Triglyceride, Lavendelöl, Bitterorangenöl, gereinigtes Wasser.

Kürzlich wurde im Institut für Pharmazeutische Technologie der Universität Braunschweig, von einer Arbeitsgruppe von Frau Prof. Ch. Müller-Goymann ein Thermogel mit 5-Aminolävulinsäure(ALA)-HCl entwickelt, das den Wirkstoff 15–25-mal besser in die Haut penetrieren lässt als aus Basiscreme DAC oder Wasserhaltiger hydrophiler Salbe DAB.

**Thermogel mit 5-Aminolävulinsäure**

| | |
|---|---|
| 5-ALA-HCl | 10,0 g |
| Poloxamer 407 | 18,0 g |
| Isopropylalkohol | 1,25 g |
| Dimethylisosorbid | 11,25 g |
| Miglyol® 840 | 4,5 g |
| Gereinigtes Wasser | 45,0 g |

Durch Verändern der einzelnen Hilfsstoffe in ihrem Mengen-Verhältnis zueinander konnte die besagte Optimierung der Freisetzung erreicht werden. Dabei ergab sich durch verschiedene Messungen, dass alle Hilfsstoffe an der Penetrationsverbesserung mitbeteiligt sind.

## 5.10 Schüttelmixturen

### Definition

Laut Definition der Ph. Eur. sind Schüttelmixturen flüssige Zubereitungen zur kutanen Anwendung, die einen Wirkstoff oder mehrere Wirkstoffe in einem geeigneten Vehikel enthalten können. Sie können geeignete Konservierungsmittel, Antioxidanzien und weitere Hilfsstoffe wie Stabilisatoren, Emulgatoren und Verdickungsmittel enthalten. Dabei sind die festen Bestandteile, Pulver bzw. Puder, in dem flüssigen Medium nicht löslich. Die Suspensionen können ein Sediment zeigen, dass durch Schütteln leicht dispergierbar ist. Die aufgeschüttelte Suspension muss genügend lange stabil bleiben, um die Verabreichung einer homogenen Zubereitung zu gewährleisten. Bei der Herstellung von flüssigen Zubereitungen zur kutanen Anwendung, die dispergierte Teilchen enthalten, muss sichergestellt sein, dass die Teilchengröße im Hinblick auf die beabsichtigte Anwendung geeignet und kontrolliert ist.

### Eigenschaften

Nach dem Verdunsten der wässrigen oder wässrig-alkoholischen Phase bleiben die Puderbestandteile auf der Haut zurück. Durch den ersten Vorgang wird ein Kühleffekt erzeugt, der dann noch durch die Vergrößerung der Oberfläche durch den Puder verstärkt wird. Hinzu tritt eine aufsaugende, entquellende und austrocknende Wirkung. Dadurch wird ein Juckreiz gemildert und Entzündungsprozesse im Allgemeinen gehemmt. In Gegenwart von Zinkoxid wirkt eine Schüttelmixtur zusätzlich mild antiseptisch. Auf Grund dieser Eigenschaften werden Schüttelmixturen vorzugsweise bei großflächigen, entzündlichen, trockenen bis leicht nässenden Dermatosen angewendet.

### Typische Vertreter

Die klassische Schüttelmixtur ist seit langem die Lotio alba aquosa, die unter der folgenden Bezeichnung im DAC bzw. NRF aufgeführt ist: **Zinkoxid-Schüttelmixtur, weiß** oder **hautfarben DAC (NRF 11.22.).**

**Zinkoxid-Schüttelmixtur DAC oder Zinkoxid-Schüttelmixtur, hautfarben (NRF 11.22.)**

| | | |
|---|---|---|
| Eisenoxid-Stammverrreibung | 0,8 g | |
| Zinkoxid | 20,0 g | 20,0 g |
| Talkum | 20,0 g | 20,0 g |
| Glycerol 85 % | 20,0 g | 20,0 g |
| Gereinigtes Wasser | ad 100,0 g | ad 100,0 g |

Hier beträgt das Verhältnis von festen zu flüssigen Anteilen 40:60; oft liegt dieses auch bei 50:50.

Zwei talkumfreie Zinkoxid-Schüttelmixturen wurden ins NRF eingeführt:

- Hydrophiles Zinkoxid-Liniment 25 % SR (NRF 11.109.),
- Ethanolhaltige Zinkoxid-Schüttelmixtur 25 % SR (NRF 11.110.).

5

**Hydrophiles Zinkoxid-Liniment 25 % SR (NRF 11.109.)**

| | |
|---|---|
| Zinkoxid | 25,0 g |
| Glycerol 85 % | 5,0 g |
| Nichtionische hydrophile Creme SR DAC (NRF S. 26.) | 15,0 g |
| Gereinigtes Wasser | ad 100,0 g |

Vehikel-Typ: emulsionsstabilisierte, nichtionische, hydrophile Paste

**Ethanolhaltige Zinkoxid-Schüttelmixtur 25 % SR (NRF 11.110.)**

| | |
|---|---|
| Zinkoxid | 25,0 g |
| Glycerol 85 % | 5,0 g |
| Ethanol 90 % (V/V) | 25,0 g |
| Gereinigtes Wasser | ad 100,0 g |

Vehikel-Typ: ethanolisch-wässrige Schüttelmixtur

Einzelne Wirkeigenschaften der Schüttelmixturen lassen sich durch den Zusatz bestimmter Hilfsstoffe noch optimieren. Durch Hinzufügen von Alkoholen wird der Kühleffekt verstärkt, durch Glycerin, Propylenglykol oder Sorbit-Lösung 70 % die Haftfähigkeit der Puder auf der Haut erhöht. Ein bekanntes Beispiel für solche verbessernden Maßnahmen ist die **Ethanolhaltige Zinkoxid-Schüttelmixtur, weiß oder hautfarben** (NRF 11.3.).

**Ethanolhaltige Zinkoxid-Schüttelmixtur oder hautfarbene ethanolhaltige Zinkoxidschüttelmixtur (NRF 11.3.)**

| | | |
|---|---|---|
| Eisenoxid-Stammverreibung (NRF S. 10.) | 0,8 g | |
| Zinkoxid | 20,0 g | 20,0 g |
| Talkum | 20,0 g | 20,0 g |
| Glycerol 85 % | 20,0 g | 20,0 g |
| Ethanol 90 % (V/V) | 20,0 g | 20,0 g |
| Gereinigtes Wasser | ad 100,0 g | ad 100,0 g |

Um ein zu schnelles Absetzen der festen Bestandteile einer solchen Lotio zu verhindern bzw. zu verlangsamen, kann man z. B. die Viskosität der wässrigen Phase, auch mittels eines O/W-Emulgators oder eines anorganischen oder organischen Hydrogel-Bildners erhöhen. Ein Beispiel stellt die **Ethanolhaltige hydrophile Zinkoxid-Paste 18 % (18er-Lotio, NRF 11.49.)** dar.

**Ethanohaltige hydrophile Zinkoxid-Paste 18 % (18-er Lotio) (NRF 11.49.)**

| | |
|---|---|
| Emulgierender Cetylstearylalkohol (Typ A) | 3,0 g |
| Zinkoxid | 18,0 g |
| Talkum | 18,0 g |
| Glycerol 85 % | 18,0 g |
| Ethanol 70 % (V/V) | 18,0 g |
| Gereinigtes Wasser | ad 100,0 g |

Vehikel-Typ: emulgatorstabilisierte, anionische, hydrophile Paste

Hier wurde durch die Einführung des anionischen Mischemulgators Emulgierender Cetylstearylalkohol (Typ A) Ph. Eur. (= Lanette® N) aus der ursprünglichen Schüttelmixtur eine halbfeste, streichfähige Zubereitung mit hohem Feststoff-Anteil. In ähnlicher Weise ist man bei dem ins NRF aufgenommene **Hydrophiles Zinkoxid-Liniment 25% SR (NRF 11.109.)** vorgegangen. Statt eines O/W-Emulgators wurde hier direkt eine O/W-Creme, und zwar die **Nichtionische hydrophile Creme SR DAC (NRF S. 26.)** eingesetzt. Ein Beispiel für die Konsistenzerhöhung der flüssigen Phase mit Hilfe eines anorganischen Gelbildners stellt die folgende Vorschrift aus dem Formularium Helveticum (FH) dar: **Wässrige Zinkoxid-Paste FH Z.3** (▶ Kap. 5.9.3).

In dieser Formulierung wurden die besonderen Eigenschaften von Bentonit Veegum® ausgenutzt. Wegen seiner ausgeprägten Thixotropie zeigt diese Zubereitung während des Schüttelns, d. h. infolge mechanischer Beanspruchung flüssigen Charakter und nach Beendigung des Schüttelvorgangs eine halbfeste, cremeartige Beschaffenheit. Dieser Umstand hat nicht nur Vorteile für die physikalische Stabilität, sondern auch für die Gebrauchsfähigkeit durch den Patienten. Die **Wässrige Zinkoxidpaste FH Z.3** könnte man auch als ein anionisches hydrophiles Gel (Hydrogel) mit hohem Feststoffanteil bezeichnen.

### Hinweise

Vor der häufig geübten Praxis, den erwähnten Schüttelmixturen Glucocorticoide zuzusetzen, muss in diesem Zusammenhang gewarnt werden. Untersuchungen [9] haben gezeigt, dass diese Wirkstoffe durch das Zinkoxid über einen längeren Zeitraum katalytisch zersetzt werden. Man müsste daher die Aufbrauchfrist entsprechend kurz halten (maximal 4 Monate) oder auf Schüttelmixturen ausweichen, die Titandioxid statt Zinkoxid enthalten, wie z.B. Lotio Cordes®. Anderenfalls kann auch in der **Zinkoxidschüttelmixtur DAC (NRF 11.22.)** das Zinkoxid gegen Titandioxid ausgetauscht werden. Eventuelle Konsistenzunterschiede kann man durch Zusatz von Hydroxyethylcellulose (bis 1,6%) ausgleichen. Wenn man zunächst eine O/W-Creme auf eine Hautstelle und darüber eine Schüttelmixtur aufträgt, sprechen Dermatologen von einem so genannten Unterfetten.



## 5.11 Pasten

### Definition

Nach der Definition der Ph. Eur. sind Pasten halbfeste Zubereitungen zur kutanen Anwendung und enthalten in der Grundlage große Anteile von fein dispergierten Pulvern. Man könnte sie auch als Suspensionssalben mit einem hohen Feststoffanteil bezeichnen. In der Regel liegt der Pulveranteil zwischen 30% und 50%. Als Grundlagen wurden früher fast ausschließlich Kohlenwasserstoffgele oder lipophile Gele (Oleogele) verwendet. In den derzeit auf dem Markt befindlichen Fertigarzneimittel-Pasten findet man alle gängigen Vehikelsysteme vertreten. Überwiegend basieren sie auf Wasser aufnehmenden Salben vom W/O- und O/W-Typ bzw. W/O- und O/W-Absorptionssalben, lipophilen Cremes bzw. W/O-Cremes und hydrophilen Cremes bzw. O/W-Cremes. Bei allen Pasten werden vorwiegend Zinkoxid, Titandioxid, Talkum und verschiedene Stärken eingesetzt. Abhängig von der Konzentration der Feststoffe unterscheidet man zwischen harten und weichen Pasten. Harte Pasten enthalten 50% Pulveranteile.

### 5.11.1 Harte Pasten

#### Eigenschaften der harten Pasten

Ihre Indikation bezieht sich auf subakute und chronische Hauterkrankungen und auf eine fette Haut. Die austrocknende und sekretbindende Wirkung kann nicht mehr für alle harten und weichen Pasten in Anspruch genommen werden. Juch et al. [11] haben darauf aufmerksam gemacht, dass Pasten mit Zinkoxid oder Titandioxid und einer Stärke in lipophiler Grundlage nicht in der Lage sind, Wasser zu binden bzw. zu absorbieren. Die Pulverteilchen seien von dem hydrophoben Vehikel gänzlich umschlossen, so dass ein direkter Kontakt zwischen den zur Quellung geeigneten Stärkeanteilen und dem eventuell vorhandenen Sekret verhindert wird. Durch eine Bestimmung der Wasseraufnahmefähigkeit haben die Autoren diese Aussage bestätigen können. Die gewünschte austrocknende Wirkung von Pasten könne optimal nur von einer so genannten „hydrophilen Creme-Paste" erreicht werden. Die Schweizer Autoren schlagen deshalb als Optimum eine Formulierung auf der Basis einer hydrophilen Creme bzw. O/W-Creme vor. Diese kann bekanntlich noch mehr Wasser bzw. Feuchtigkeit aufnehmen und sie ebenso schnell wieder an die Atmosphäre abgeben. Diese Erkenntnisse fanden schon vor Jahren ihren praktischen Niederschlag in Fertig-Arzneimittel-Dermatika mit diesem neuartigen Vehikelsystem, z. B. in der Excipial® Pigment-Creme und der Imazol® Paste.

#### Typische Vertreter der harten Pasten

Ein offizineller Vertreter der harten Pasten ist die althergebrachte **Zinkpaste DAB.**

**Zinkpaste DAB**

| | |
|---|---|
| Zinkoxid | 25,0 g |
| Weizenstärke | 25,0 g |
| Weißes Vaselin | 50,0 g |

Sie basiert auf einem Kohlenwasserstoffgel, das entsprechend stark okkludierend und fettend wirkt. Eine Zinkoxidpaste mit 50 % Zinkoxid und 10 % Bismutgallat, eine überarbeitete Formulierung der ehemaligen „Pasta exsiccans" aus dem DRF bzw. den SR-Vorschriften, fand 1999 Eingang in das NRF: **Zinkoxid-Paste 50 % mit Bismutgallat 10 % (NRF 11.112.).**

**Zinkoxid-Paste 50 % mit Bismutgallat 10 % (NRF 11.112.)**

| | |
|---|---|
| Zinkoxid | 50,0 g |
| Basisches Bismutgallat | 10,0 g |
| Natives Leinöl | 20,0 g |
| Weißes Vaselin | ad 100,0 g |

Eine Zinkpaste auf der Basis einer wasseraufnehmenden Salbe vom W/O-Typ bzw. W/O-Absorptionssalbe wurde vor vielen Jahren vom Zentrallaboratorium der Deutschen Apotheker (ZL) in Eschborn entwickelt:

**Zinkpaste ZL**

| | |
|---|---|
| Zinkoxid | |
| Weizenstärke | aa 25,0 g |
| Softisan® 649 | 10,0 g |
| Weißes Vaselin | 40,0 g |

Softisan® 649 (Sasol Olefins and Surfactans GmbH, früher Fa. Hüls) ist ein Wollwachssubstitut mit typischen Eigenschaften des Wollwachses. Die Formulierung erzeugt nur eine mäßige Okklusion und kann zudem gewisse Mengen Wasser bzw. Sekret aufnehmen.

## 5.11.2 Weiche Pasten

### Eigenschaften der weichen Pasten

Weiche Pasten enthalten ca. 30% Pulverbestandteile. Sie eignen sich für die Behandlung von nicht exsudativen, abheilenden Dermatosen, die sich auf einer trockenen Haut manifestieren. Bei den weichen Pasten kommen die spezifischen Eigenschaften der jeweils verwendeten Grundlagen stärker zum Tragen. Sie wirken daher eher fettend und abdeckend.

### Typische Vertreter der weichen Pasten

Der offizinelle Vertreter einer solchen weichen Paste ist die **Weiche Zinkpaste DAB**.

**Weiche Zink-Paste DAB**

| | |
|---|---|
| Zinkoxid | 30,0 g |
| Dickflüssiges Paraffin | 40,0 g |
| Weißes Vaselin | 20,0 g |
| Gebleichtes Wachs | 10,0 g |

Wie bei der **Zinkpaste DAB** so dient auch hier ein Kohlenwasserstoffgel als Grundlage, die eine starke Okklusion erzeugt und sehr fettend wirkt. Der Vorgänger dieser Rezeptur im DAB 9 enthielt noch eine Wollwachsalkoholsalbe als Basis, die nur mäßig okkludierend wirkt und Wasser aufnehmen kann. Eine Zinkpaste mit nur 30% Zinkoxid-Gehalt, die ursprünglich aus den SR-Vorschriften herrührt, wurde 1999 neu ins NRF aufgenommen: **Lipophile Zinkoxid-Paste 30% (NRF 11.111.).**

**Lipophile Zinkoxid-Paste 30% (NRF 11.111.)**

| | |
|---|---|
| Zinkoxid | 30,0 g |
| Gebleichtes Wachs | 30,0 g |
| Weißes Vaselin | ad 100,0 g |

In der Rezepturen-Sammlung „Folia Ichthyolica" der Fa. Ichthyol-Gesellschaft findet man eine Zinkoxid-Paste mit einer Wasser aufnehmenden Salbe vom O/W-Typ bzw. O/W-Absorptionssalbe:

**Rezepturbeispiel 1**

| | |
|---|---|
| Zinc. oxid | |
| Amylum tritici | aa 10,0 g |
| Unguentum Cordes® | ad 100,0 g |

Auf Grund der Gegenwart eines O/W-Emulgators kann diese Zubereitung erhebliche Mengen Sekret bzw. Wasser aufnehmen. Eine andere Vorschrift bedient sich einer hydrophilen Creme, die aus der Basis Cordes® RK-Grundlage durch die Zugabe von mindestens 10% Wasser hergestellt wird (s. Rezepturbeispiel 2).

**Rezepturbeispiel 2**

| | |
|---|---|
| Amylum maidis | |
| Zincum oxidatum | $\overline{aa}$ 15,0 g |
| Aqua purificata | 35,0 g |
| Basis Cordes® RK | ad 100,0 g |

Auch dieses Vehikel-System ist in der Lage, weitere Mengen Sekret oder Wasser aufzunehmen.

Im Jahr 1999 wurde eine hydrophile Zinkoxidpaste in das NRF neu aufgenommen, die ursprünglich aus den SR-Vorschriften stammt: **Hydrophile Zinkoxid-Paste 40% mit Ammoniumbituminosulfonat 5%** (**NRF 11.108.**).

**Hydrophile Zinkoxid-Paste 40% mit Ammoniumbituminosulfonat 5% (NRF 11.108.)**

| | |
|---|---|
| Ammoniumbituminosulfonat | 5,0 g |
| Zinkoxid | 40,0 g |
| Nichtionische hydrophile Creme SR DAC (NRF S. 26.) | 20,0 g |
| Gereinigtes Wasser | ad 100,0 g |

Aufbrauchfrist: 1 Jahr unter 8 °C (Tube, Weithalsglas)
6 Monate unter 8 °C (Spenderdose)

Als hydrophile Creme- bzw. O/W-Creme-Grundlage dient die **Nichtionische hydrophile Creme SR DAC** (**NRF S. 26.**).

### 5.11.3 Flüssige Pasten

#### Typische Vertreter flüssiger Pasten

Neben den harten und weichen Pasten gibt es auch noch so genannte flüssige Pasten. Das älteste bekannte Beispiel ist das **Zinkoxidöl DAC** (**NRF 11.20.**). Hierbei handelt es sich um eine Suspension von 50% Zinkoxid in Olivenöl.

**Zinkoxid-Öl DAC (NRF 11.20.)**

| | |
|---|---|
| Zinkoxid | 50,0 g |
| Natives Olivenöl | ad 100,0 g |

Aufbrauchfrist: 6 Monate

Da der Wirkstoff sich mit der Zeit am Boden absetzt, muss die Zubereitung stets vor Gebrauch aufgeschüttelt und dann alsbald aufgetragen werden. Wegen der flüssigen Konsistenz lässt sich das Zinkoxidöl leichter applizieren als eine harte oder weiche Paste.

Eine ähnliche Zubereitung jedoch mit Neutralöl (Mittelkettige Triglyceride) steht auch im NRF: **Zinkoxid-Neutralöl 50% (NRF 11.113.).**

**Zinkoxid-Neutralöl 50% (NRF 11.113.)**

| | |
|---|---|
| Zinkoxid | 50,0 g |
| Magnesiumstearat | 0,5 g |
| Mittelkettige Triglyceride | ad 100,0 g |

Aufbrauchfrist: 6 Monate

### Hinweise

Um die Gebrauchsfähigkeit für den Patienten zu verbessern, wäre es wünschenswert, durch den Einsatz von Gelbildnern die Viskosität der Suspension anzuheben. Denkbar ist die Verwendung von organisch modifiziertem Bentonit (Bentone® 27 oder 38). Dabei würde ein lipophiles Gel, vergleichbar dem Miglyol® Gel B (Sasol Olefins and Surfactants GmbH, früher Fa. Hüls) entstehen. In der NRF-Vorschrift 11.113. wird unter den Hilfsstoffen das Magnesiumstearat aufgeführt, das einen typischen Oleogel-Bildner darstellt. Dieser Effekt wird jedoch in der NRF-Vorschrift nicht ausgenutzt.

## 5.11.4 Neue Systematik der Pasten

Gemäß den Vorschlägen von Juch et al. [11] sollte künftig eine andere Systematik der Pasten verwendet werden (Tab. 5.2). Zunächst wird grundsätzlich zwischen

- halbfesten,
- flüssigen und
- festen Pasten unterschieden.

Innerhalb dieser Gruppen gibt es jeweils

- lipophile und
- hydrophile Vertreter.

Die Indikation von lipophilen Pasten beschränkt sich auf den Schutz der Haut gegen aggressive Körperabsonderungen und gegen Feuchtigkeit. Sie können kein Wasser aufnehmen, wirken demnach nicht austrocknend. Sie erzeugen je nach Grundlagenwahl eine starke bis mäßige Okklusion. Sie lassen sich von der Applikationsstelle mit Tüchern, Ölen oder Detergentien entfernen. Beispiele für halbfeste, lipophile Pasten mit zwei Phasen sind:

- Zinkpaste DAB, [hydrophob]
- Weiche Zinkpaste DAB, [hydrophob]
- Lipophile Zinkpaste 30% (NRF 11.111.), [hydrophob]
- Zinkoxid-Stärke-Absorptionssalbe (ZL). [wasseraufnahmefähig]

Eine halbfeste, lipophile Paste mit drei Phasen stellt Zinc cream (BP 88) dar. Sie enthält als Vehikel-System eine lipophile Creme bzw. W/O-Creme. In der Gruppe der halbfesten, hydrophilen Pasten findet man ebenfalls Vertreter mit zwei oder drei Phasen.

Dieser Typ von Paste kann erhebliche Wassermengen aufnehmen und erfüllt damit die allgemeinen Erwartungen einer austrocknenden Wirkung. Hydrophile Pasten lassen sich mit Wasser von der Haut entfernen. Zu den Beispielen mit zwei Phasen zählt die schon erwähnte Formulierung mit Unguentum Cordes® der Fa. Ichthyol-Gesellschaft

**Tab. 5.2** Neue Systematik der Pasten

| **Systematik der Pasten** | | |
|---|---|---|
| **Feste Pasten** | | |
| Kosmetische Lippenstifte, kosmetische Lidschatten | | |
| **Halbfeste Pasten** | | |
| | 2-phasig | 3-phasig |
| Lipophil | Zinkpaste DAB | Zinc cream BP 88 (W/O-Creme) |
| | Weiche Zinkpaste DAB | |
| | Lipophile Zinkoxid-Paste 30% (NRF 11.111.) | |
| | Zinkpaste ZL | |
| Hydrophil | Ethanolhaltige hydrophile Zinkoxid-Paste 18% (18-er Lotio) DAC (NRF 11.49.) | Amylum Maidis<br>Zincum oxidatum aa 15,0 g<br>Aqua purificata 35,0 g<br>Basis Cordes® RK ad 100,0 g |
| | Zincum oxidatum<br>Amylum Tritici aa 10,0 g<br>Unguentum Cordes® ad 100,0 g | Imazol® Paste |
| | | Excipial® Pigment-Creme |
| | | Hydrophile Zinkpaste 40% mit Ammoniumbituminosulfonat 5% (NRF 11.108.) |
| | | Hydrophiles Zinkoxid-Liniment 25% SR (NRF 11.109.) |
| **Flüssige Pasten** | | |
| Lipophil | Zinkoxidöl DAC (NRF 11.20), Zinkoxid-Neutralöl 50% (NRF 11.113.) | |
| Hydrophil | Wässrige Zinkoxid-Paste FH Z. 3. | |

(▶ Kap. 5.11.2, Rezepturbeispiel 1). Eine sogenannte Creme-Paste mit drei Phasen findet man in den Fertig-Dermatika Imazol®-Paste und Excipial® Pigment-Creme, in der NRF-Vorschrift 11.108. **Hydrophile Zinkpaste 40% mit Ammoniumbituminosulfonat 5%** und in der w. o. beschriebenen Formulierung mit Basis Cordes® RK (▶ Kap. 5.11.2, Rezepturbeispiel 2). Zu dieser Untergruppe könnte man auch die **Ethanolhaltige hydrophile Zinkoxid-Paste 18% (18er-Lotio, NRF 11.49.)** und das **Hydrophile Zinkoxid-Liniment 25% SR (NRF 11.109.)** hinzu zählen.

Zu den flüssigen, hydrophilen Pasten gehört die **Wässrige Zinkoxidpaste FH.** Typischer Vertreter einer flüssigen, lipophilen Paste ist das **Zinkoxidöl DAC (NRF 11.20.)**.

## 5.12 Dermatika und ihre Anwendung

Einen Überblick über die Anwendungsmöglichkeiten und die Wirkung von Dermatika bietet ◘ Tab. 5.3.

◘ **Tab. 5.3** Anwendung und Wirkung dermatolgischer Grundlagen. Modifiziert nach [25]

| Grundlage | | Erkrankungsstadium | Effekt | Tiefenwirkung |
|---|---|---|---|---|
| **Feuchter Umschlag** | | ↑ Akut | ↑ Kühlend | ↑ |
| **Puder** | | | | |
| **Schüttelmixtur** | | | | |
| Nicht stabilisiert: | Zinkoxidschüttelmixtur DAC weiß oder hautfarben (NRF 11.22.)<br>Ethanolhaltige Zinkoxid-Schüttelmixtur (NRF 11.3.) weiß oder hautfarben | | Trocknend | |
| Stabilisiert: | Ethanolhaltige hydrophile Zinkoxid-Paste 18% (NRF 11.49.)<br>Wässrige Zinkoxid-Paste FH Z.3 | | | |
| **Hydrophile Paste** | | | Entzündungshemmend | |
| | Hydrophile Zinkpaste 40% m. Ammoniumbituminosulfonat 5% (NRF 11.108.) | | | |
| **Lösung** | | | | |
| Wässrig | (Evtl. mit Gelbildner) | | | |
| Alkoholisch | (Evtl. mit Gelbildner) | | | |
| **Hydrophiles Gel bzw. Hydrogel** | | | | |
| Nichtionisch: | Hydroxyethylcellulosegel DAB | | | |
| Anionisch: | Carmellose-Natriumgel DAB<br>Wasserhaltiges Carbomergel DAB<br>2-Propanolhaltiges Carbomergel DAB | ↓ | ↓ | ↓ |

▫ **Tab. 5.3** Anwendung und Wirkung dermatolgischer Grundlagen. Modifiziert nach [25] (Fortsetzung)

| Grundlage | | Erkrankungs-stadium | Effekt | Tiefen-wirkung |
|---|---|---|---|---|
| **O/W-Milch** | | ↑ | ↑ | ↑ |
| Nichtionisch: | Hydrophile Basisemulsion (NRF S. 25.) | Subakut | | Zuneh-mend |
| Anionisch: | Tegin®-Lotio (eigene Vorschrift) | | | |
| **Hydrophile Creme bzw. O/W-Creme** | | | | |
| Anionisch: | Unguentum emulsific. aquosum DAB<br>Anionische hydrophile Creme SR DAC (NRF S. 27.)<br>Wasserhaltiges Liniment SR DAC (NRF S. 40.) | | | |
| Nichtionisch: | Nichtionische hydrophile Creme DAB<br>Nichtionische Hydrophile Creme SR DAC (NRF S.26.)<br>Nichtionisches wasserhaltiges Liniment DAC (NRF S. 39.) | | | |
| **Ambiphile Creme** | | | | |
| Basiscreme DAC | | | | |
| **Quasi-W/O-Creme** | | | Wärme-stauend | |
| Kühlsalbe DAB | | | | |
| **Wasser aufnehmende Salbe vom O/W-Typ bzw. O/W-Absorptionssalbe** | | | | |
| Anionisch: | Unguentum emulsific. DAB | | | |
| Nichtionisch: | Unguentum Cordes® | | | |
| **Lipophile Creme bzw. W/O-Creme** | | Chronisch | | |
| Mit Wollwachs: | Unguentum alcoholum lanae aquosum DAB<br>Eucerinum® cum aqua<br>Lanolin DAB | | | |
| Ohne Wollwachs: | Hydrophobe Basiscreme DAC (NRF S. 41.) | | | |
| **Wasser aufnehmende Salbe vom W/O-Typ bzw. W/O-Absorptionssalbe** | | | | |
| Mit Wollwachs: | Unguentum alcohol. lanae DAB | | | |
| Ohne Wollwachs: | Emulgierendes hydrophobes Basisgel DAC<br>Emulgierende Augensalbe (NRF 15.20.) | ↓ | ↓ | ↓ |

**Tab. 5.3** Anwendung und Wirkung dermatolgischer Grundlagen. Modifiziert nach [25] (Fortsetzung)

| Grundlage | | Erkrankungs-stadium | Effekt | Tiefen-wirkung |
|---|---|---|---|---|
| **Lipophile Paste** | | ↑ | ↑ | ↑ |
| Hart: | Zinkpaste DAB (2-Phasen-Paste)<br>Zinkoxid-Stärke-Absorptionssalbe ZL (2-Phasen-Paste) | | | |
| Weich: | Weiche Zinkpaste DAB (2-Phasen-Paste) | | | |
| Flüssig: | Oleum Zinci (NRF 11.20.) | | | |
| **Kohlenwasserstoff- und lipophile Gele** | | | Mazerierend<br>Aktivierend | |
| | Weißes Vaselin Ph. Eur.<br>Einfache Augensalbe DAC<br>Hydrophobes Basisgel DAC (Oleogel)<br>Schweineschmalz DAB (Lipogel) | | | |
| **Pflaster** | | | | |
| **Okklusion** | | ↓ | ↓ | ↓ |



## Aufgaben

Suchen Sie rationale, auf die jeweilige Akuität und Hautbeschaffenheit ausgerichtete Vehikelsysteme aus:

1. Indikation A: Neurodermitis (endogenes Ekzem), Akuität: chronisch, Hautbeschaffenheit: sehr trocken.
2. Indikation B: Mykose (zwischen den Zehen), Akuität: akut, Hautbeschaffenheit: feucht
3. Indikation C: Akne, Akuität: subakut, Hautbeschaffenheit: fettig
4. Indikation D: Rosacea, Akuität: akut, Hautbeschaffenheit: normal bis leicht trocken

### Antwort zu Aufgabe 1

Das Krankheitsbild der Neurodermitis ist auch dadurch gekennzeichnet, dass akut entzündliche Phasen sich mit erscheinungsfreien Phasen abwechseln. Chronisch trockene Hautbezirke stellen ein weiteres Charakteristikum dar. Sie müssen konsequent gepflegt werden. Hierzu eignen sich in erster Linie W/O-Systeme: Wasser aufnehmende Salben vom W/O-Typ bzw. W/O-Absorptionssalben, lipophile Cremes bzw. W/O-Cremes und W/O-Lotionen. Sie sorgen für eine mäßige Okklusion und wenden die Richtung der Feuchtigkeitsabgabe nach innen, also zur Haut hin. Sie können am besten das im Stratum corneum vorhandene Wasser vor zu schneller Verdunstung schützen. Die Entscheidung für eines dieser Vehikel sollte sich auch nach dem aktuellen Fett- und Feuchtigkeitsbedarf und nach dem Applikationsort richten. Wasser aufnehmende Salben vom W/O-Typ bzw. W/O-Absorptionssalben und lipophile Cremes bzw. W/O-Cremes werden auf umgrenzte Hautbezirke, W/O-Lotionen auf große Körperflächen aufgetragen.

### Antwort zu Aufgabe 2

Mykosen können sich vorzugsweise an warmen und feuchten Körperstellen entwickeln. Deshalb muss das Vehikelsystem für ein Austrocknen der betroffenen Hautbezirke sorgen, um so dem Pilz die günstigen Voraussetzungen für eine Vermehrung zu entziehen. Deshalb sollten zu diesem Zweck ausschließlich hydrophile Cremes bzw. O/W-Cremes verwendet werden. Sie leiten überdies die Wärme aus dem möglicherweise entzündeten Gebiet ab.

### Antwort zu Aufgabe 3

Akne entsteht zumeist auf einer fetten Haut. Deshalb eignen sich für eine adäquate Behandlung hydrophile Cremes bzw. O/W-Cremes und hydrophile Gele bzw. Hydrogele. Das durch die Hormonumstellung bei jugendlicher Akne überschießende Fett wird von hydrophilen Cremes bzw. O/W-Cremes aufgenommen bzw. einemulgiert. Bei akut entzündlichen Zuständen können auch hydrophile Gele bzw. Hydrogele von Vorteil sein, da auch sie die Wärme aus dem Entzündungsgebiet ableiten. Von Nachteil kann bei längerer Anwendung ein Austrocknen der Haut sein. Deshalb sollte nicht ausschließlich mit Hydrogelen therapiert werden. Zur Pflege sollten auch hydrophile Cremes bzw. O/W-Cremes mit wenig Fett herangezogen werden.

### Antwort zu Aufgabe 4

Bei einer normalen bis leicht trockenen Haut empfiehlt sich der Einsatz einer ambiphilen bzw. amphiphilen Creme wie der Basiscreme DAC. Sie ist etwas fetter als eine hydrophile Creme bzw. O/W-Creme, aber nicht so fett wie eine lipohile Creme bzw. W/O-Creme. Durch Zusatz von Wasser (bis maximal 80%) oder Fetten und Ölen (bis maximal 20%) lässt sich der Feuchtigkeits- und Fettbedarf der jeweiligen Haut genau anpassen, ohne dass die Stabilität der Basiscreme gefährdet wird („Maßanzug für die Haut").

# 6 Herstellung von Rezepturen mit neuen Systemen

## 6.1 Rührsysteme

In den letzten Jahren haben zunehmend neue elektrische, z. T. auch automatische Rührmaschinen Einzug in die Apotheken gehalten. Sie werden unter den Namen „Unguator®“ und „Topitec®“ angeboten und sind dadurch charakterisiert, dass eine Kruke bzw. Spenderkruke gleichzeitig Herstellungs- und in der Regel Abgabegefäß ist.

Es würde hier zu weit führen, die unterschiedlichen Merkmale der Geräte Unguator® und Topitec® in allen Einzelheiten zu beschreiben. Durch einen Blick auf die Oberfläche der Zubereitung sollte man sich unbedingt von der Qualität des Rührvorgangs überzeugen. Ansonsten könnte streng genommen keine Freigabe erfolgen. Man würde quasi „die Katze im Sack“ verkaufen. Durch die Etikettierung wird aus dem Herstellungs- das Abgabegefäß.

Von den Herstellern der Rührgeräte wird das GMP-gerechte, die Eintopf-Herstellung im geschlossenen System, das kontaminationsarme Herstellen und damit die bessere Qualität der Rezepturen, die Schnelligkeit des Herstellungsvorgangs und das fehlende Reinigen von Geräten wie Pistill, Fantaschalen, Bechergläsern u. a. als besonders positiv hervorgehoben. Unter dem Eindruck dieser Werbung haben sich viele Apotheken diese nicht gerade billigen Maschinen angeschafft und z. T. in eine neue Marketingstrategie einbezogen. Dabei wird eine bessere Wirtschaftlichkeit der Apotheken-Rezeptur von den Apothekenleitern erwartet und mit der Schnelligkeit der Herstellung von Rezepturen bei den Kunden besonders geworben. Es wird nach dem Motto verfahren, der Kunde oder die Kundin geht gerade gegenüber der Apotheke eine Tasse Kaffee trinken und schon ist in Minutenschnelle die Rezeptur fertig. Dabei wird das herstellende, pharmazeutische Personal in der Sicherheit gewogen, dass diese Maschinen sozusagen automatisch und jederzeit Qualität erzeugen. Dabei lehrt schon die Lebenserfahrung, dass Schnelligkeit nicht unbedingt mit Qualität gleich zu setzen ist bzw. dass Schnelligkeit nicht zwingend Qualität schafft.

In den letzten Jahren fanden in Bezug auf die Herstellungsqualität von Individualrezepturen in verschiedenen Apothekerkammer-Bezirken, so auch in Rheinland-Pfalz, Ringversuche statt. Die daran teilnehmenden Apotheken mussten zu einem bestimmten, vorgegebenen Termin, z. B. eine standardisierte Rezeptur aus dem NRF, frisch herstellen und zur Kontrolle an das Zentrallaboratorium der Deutschen Apotheker (ZL) in Eschborn einsenden. Die bisher bekannt gewordenen Ergebnisse haben überraschenderweise gezeigt, dass selbst einige Apotheken, in denen die halbfesten Rezepturen mit Rührmaschinen hergestellt worden waren, kein Zertifikat erhalten haben, weil die Gehalte in den Zubereitungen nicht den Anforderungen entsprach. Darunter befanden sich auch zertifizierte Apotheken, die daraufhin ihr Unverständnis und ihre Ratlosigkeit zum Ausdruck brachten.

Da dies kein Einzelfall ist, wie man aus Kreisen des ZL gehört hat, müssen daher folgende kritische Anmerkungen zu den neuen Rührmaschinen vom Typ Unguator® oder Topitec® gemacht werden.

Pharmazeutische Technologen sagen, dass es schon theoretisch betrachtet schwierig ist, eine sehr geringe Menge Wirkstoff, beispielsweise 50 mg eines Glucocorticoids in einer großen Menge Grundlage, z.B. 100 g, homogen zu verteilen. Versuche haben gezeigt, dass die kleine Menge Substanz an der Rührachse am Übergang zur Arretierung der Mischscheibe [35] hängen bleibt und sich nicht in der Creme-Grundlage verteilt hatte. Bei einer Vorführung der Fa. Wepa konnte der Autor beobachten, dass eine rote Substanz nicht wie empfohlen zwischen Mitte und Rand der Kruke aufgegeben wurde, sondern versehentlich an den Rand geriet und beim anschließenden Rühren von der Mischscheibe nicht erwischt wurde (Krukenwand war zwecks Demonstration durchsichtig) und daher auch nicht homogen in der Grundlage verteilt werden konnte. Eine solche Unachtsamkeit kann im mitunter hektischen Alltagsbetrieb einer Apotheke sicher jederzeit auch passieren. Es ist daher bestimmt nicht ausreichend, wenn der Hersteller hierzu lediglich auf eine fehlerhafte Bedienung der Rührmaschine hinweist. Menschen machen auch in Apotheken bisweilen Fehler. Menschen und keine Roboter bedienen diese Maschinen.

Im Zuge eines Weiterbildungsseminars zur Erlangung der Zusatzbezeichnung „Apotheker für Offizinpharmazie" in Rheinland-Pfalz bekamen die Teilnehmer zuvor die Hausaufgabe gestellt, Brillantgrün in einer Wollwachsalkohol-Salbe zu suspendieren, auch unter Zuhilfenahme besagter Rührmaschinen. Die zum Seminar mitgebrachten Muster zeigten eindeutig, dass sich der Farbstoff nicht optimal homogen in der Wollwachsalkoholsalbe verteilt hatte.

Die Verteilung geringer Mengen Wirkstoff in großen Mengen Grundlage ließe sich insofern optimieren, als man sich zunächst ein Wirkstoff-Konzentrat, z.B. in 10-facher Konzentration, selber herstellt oder auf halbfeste, industriell gefertigte Rezeptur-Konzentrate zurückgreift, wie sie z.B. die Fa. Ichthyol-Gesellschaft, pulverförmige oder flüssige Konzentrate die Fa. Fagron oder Fa. Caelo seit vielen Jahren anbieten. Das Konzentrat verdünnt man mit dem Rest der Grundlage mit der so genannten Sandwich-Methode. Dazu füllt man in die Unguator®- oder Topitec®-Kruke zunächst eine Lage der Grundlage ein, darauf die Konzentrat-Verreibung und darüber die restliche Grundlage. Durch diese Vorgehensweise wird auf jeden Fall eine bessere und bei richtiger Bedienung der Maschine auch eine optimale und schnelle Verteilung erreicht.

Apotheken mit einem hohen Rezepturaufkommen kann nur geraten werden, sich solcher Rezeptur-Konzentrate zu bedienen, um so eine gleichbleibende Qualität in einer bestimmten Zeiteinheit garantieren zu können. Denn durch die Rezeptur-Konzentrate sind bereits wichtige Qualitätsparameter erfüllt. Eine adäquate Teilchengröße des jeweiligen Wirkstoffs ist insofern garantiert, als entweder der pharmazeutische Hersteller durch technische Maßnahmen dafür gesorgt hat oder bei Selbstherstellung in der Apotheke auf jeden Fall auf dem Dreiwalzen-Stuhl 1–2-mal homogenisiert wurde. Des Weiteren wird durch dieses Vorgehen eine optimale, d.h. homogene Verteilung des Wirkstoffs in der Grundlage gesichert. Die Rührmaschinen haben dann nur noch die Aufgabe, das Konzentrat mit der verordneten Grundlage sorgfältig zu mischen.

Die Herstellung anderer Suspensionssalben wirft auch noch ein anderes Problem auf, das oft nicht erkannt wird. Laut Vorschrift des Europäischen Arzneibuchs sollen Suspensionssalben grundsätzlich ohne Wärme hergestellt werden. Durch hohe Umdrehungszahlen erzeugen die Rührer jedoch in den Kruken bzw. Spenderkruken Reibungswärme, die im Fall einer Salicylvaseline immerhin eine Temperatur von 40 °C, wie Messungen in einer Koblenzer Apotheke ergaben, erreichen kann. Dies führt zu einer teilweisen Lösung des Wirkstoffs in der Vaseline. Beim Abkühlen kommt es zu einer Rekristallisierung der Salicylsäure und damit zu größeren Kristallen als zuvor eingesetzt worden waren. Um derartige physikalische Vorgänge zu vermeiden, sollten die Kruken entweder vorgekühlt oder mit entsprechenden, erhältlichen Kühlmanschetten während des Rührvorgangs versehen werden. Zusammenfassend lässt sich zum Thema Suspensionssalbe sagen, dass bei dieser Verarbeitungsweise nicht per se Qualität, d. h. Homogenität durch die Rührmaschinen gegeben ist. Hier muss durch kritische Überlegungen und Validierung des Herstellungsverfahrens die jeweilige, zu fordernde Qualität der Arzneiform erarbeitet und sich eng an die Empfehlungen der jeweiligen Hersteller gehalten werden.

Ein weiteres Problem bringt der Umstand mit sich, dass in der Rezeptur sehr viele photoinstabile Wirk- und Hilfsstoffe verarbeitet werden. In die Unguator®- bzw. Topitec®-Kunststoffkruke abgefüllt, muss zunächst theoretisch damit gerechnet werden, dass durch die Krukenwand Licht in das Innere eindringt und dort die Wirk- oder Hilfsstoffe chemisch verändert.

Aus früheren Jahren gibt es Untersuchungen von Thoma, der die chemische Stabilität von Dithranol nach der Abfüllung in Kruken und in Aluminium-Tuben überprüft hat. Dabei erwies sich die Tube als eindeutig besseres, lichtdichtes Packmittel. In der Kruke waren schon recht bald Zersetzungsreaktionen des Dithranols festzustellen [32], insbesondere bei niedrigen Dithranol-Konzentrationen.

Die Fa. Wepa hat inzwischen durch ein unabhängiges Gutachten belegen können, dass die Lichtdurchlässigkeit der Topitec®-Drehdosierkruken vernachlässigbar klein ist. Von daher stellt sich dieses Problem nicht mehr dar. Dies dürfte auf den Umstand zurückzuführen sein, dass im Krukenmaterial mikronisiertes Titandioxid integriert wurde, das wie aus dem Sonnschutzbereich bekannt Sonnenstrahlen reflektiert.



Seit einiger Zeit gibt es auch die technische Möglichkeit, nach der Herstellung in der Kruke unmittelbar in eine Aponorm-Aluminium-Tube umzufüllen.

In einigen Apotheken existiert die Vorstellung, dass beim Rührvorgang in den Kruken Teilchengrößen verkleinert werden können. Anhand einer Salicylsäure-Vaseline konnte dies in einer Apotheke in Koblenz eindeutig widerlegt werden. Dabei wurde zum einen die Rezeptur von einer erfahrenen PTA, zum anderen mit dem Topitec®-Gerät hergestellt. Letztere Zubereitung wurde anschließend einmal und zweimal über den Dreiwalzenstuhl geschickt. In allen Chargen wurde die Teilchengröße der Salicylsäure unter dem Mikroskop gemessen. Das Ergebnis war, dass sich die ursprüngliche Größe der Salicylsäure-Kristalle bei der Verarbeitung im Topitec®-Gerät nicht verändert hatte [21]. Bei der von der PTA angefertigten Zubereitung war sie schon erheblich kleiner, weil die PTA zuvor die Salicylsäure-Kristalle in der Reibschale zerrieben bzw. pulverisiert hatte. Nach der ersten Aufgabe auf die Salbenmühle wurden die Kristalle wesentlich zerkleinert, nach der zweiten in den Bereich von 50 µm gebracht. Wenn eine Substanz nicht von vorne herein in einer Größenordnung von 100 µm und kleiner vorliegt, so müssen vor einer weiteren Bearbeitung entsprechende Maßnahmen zur Zerkleinerung ergriffen werden, wie z. B. Pulverisierung in einer Kugelmühle, Analysenmühle oder die Anfertigung eines Konzentrates und dessen mehrmaliger Homogenisierung auf dem Dreiwalzenstuhl.

Als Fazit lässt sich sagen: Unguator® und Topitec® stellen gute und schnelle Mischgeräte, jedoch nicht immer ausreichend gute Suspendiergeräte dar. Sie dürfen nicht, wie unsere jahrelange Erfahrung mit der Rezeptur-Fax-Hotline und die kürzlich durchgeführten Ringversuche in Rheinland-Pfalz gezeigt haben, als wahre „Wundergeräte" verstanden und unkritisch eingesetzt werden. Sie können auch aus offensichtlich inkompatiblen Rezepturen selbst durch hohe Rührgeschwindigkeiten keine kompatiblen machen. Stattdessen wird infolge des hohen Energieeintrags aus einer manifesten eine larvierte Inkompatibilität, die mit bloßem Auge nicht zu erkennen ist. Die manifeste Inkompatibilität wird dadurch quasi verschleiert.

Vor dem Einsatz solcher arbeitssparender technischer Geräte ist und bleibt stets der pharmazeutische Sachverstand gefragt. Deshalb kann dem folgenden Satz in einer Info-Broschüre der Firma Gako Konietzko GmbH in Bamberg, dem Vertreiber des Unguator®, beigepflichtet werden: „Das Unguator®-Rührsystem erhebt keinen Anspruch darauf, alle in der Apotheke anfallenden Salben-Rezepturen herstellen zu können."

## 6.2 Rolliersystem

Neben den elektrischen Rührmaschinen wird den Apotheken seit einigen Jahren auch ein handbetriebenes System unter dem Namen „Tubag-Rolliersystem" angeboten. Das neuartige des Systems besteht darin, dass die Salbe oder Creme nicht mehr in einer Fanta-Schale, sondern in einem hygienisch verschlossenen und weitgehend keimfrei gelieferten Schlauchbeutel aus einer dünnen Hochdruck-Polyethylenfolie hergestellt wird. Dieser wird mit den Rezepturbestandteilen befüllt und im so genannten Rollierer auf einer flachen Unterlage rolliert. Anschließend wird der Folienbeutel in eine Aluminium-Tube eingeführt, an der einen Seite, nämlich am Tubengewinde, aufgeschnitten und mit dem Verschluss die Tube zugeschraubt. Am anderen Ende wird die Tube mit einer Tubenschließzange zugecrimpt. Bei Bedarf können zähe Zubereitungen im Folienbeutel im Wasserbad oder in der Mikrowelle erwärmt werden. Zum schnellen Abkühlen der aufgeschmolzenen Salbe oder Creme kann beim Rollieren eine Kaltkompresse hinzugegeben werden.

Im Vergleich der Scherparameter zwischen Fantaschale und Tubag-Rolliersystem ist bedeutsam, dass die Schergeschwindigkeiten und Scherspalte zwar vergleichbar sind, jedoch höhere Schergeschwindigkeiten beim Rollierer mit erheblich geringerem Aufwand und Krafteinsatz erzielt werden können. Von der wesentlich größeren Scherfläche, die durch die Länge der Rollierstäbe bedingt ist, wird lediglich der Teil ausgenutzt, den der Folienschlauch einnimmt. Eventuelle Klümpchen in der Salbe oder Creme werden in dem Rollierer infolge des Zwangsprinzips eher zerkleinert als mit dem Pistill in der Fantaschale. Das Einarbeiten von grobkristallinen Wirkstoffen ist bei Anwendung dieses Systems nicht möglich, da sonst der Folienbeutel zerstört würde. Grobe Kristalle müssen vorher pulverisiert werden. Eine weitere Zerkleinerung der Teilchen kann daher beim Rollieren nicht erwartet werden.

Wirkstoffe in einer geringen Dosierung sollten zunächst in einer kleinen Ausstülpung des Folienschlauchs mit den Fingern „angerieben" werden. Zusätzlich sollte zwischen den Rolliervorgängen die Zubereitung mehrmals in Längsrichtung ausgestrichen werden.

In einer vergleichenden Untersuchung der neuen Herstellungssysteme [33] Tubag-Rolliersystem und Unguator®-Rührsystem durch das ZL im Jahr 1998 wurde in punkto

Herstellung einer Suspensionssalbe, einer Abdeckpaste und der Kühlsalbe DAB folgende Qualitätsabstufung gefunden: Fantaschale mit Pistill schlechter als Tubag-Rolliersystem schlechter als Unguator®-Rührsystem. Bei der Hydrogel-Herstellung schnitt jedoch das Tubag-Rolliersystem am besten ab.

Auch bei der Herstellung mit neuen Rührsystemen muss durch eine Validierung der Herstellungsverfahren die pharmazeutische Qualität der Rezepturarzneimittel gewährleistet werden. Dabei ist der pharmazeutisch-technologische Sachverstand stets gefragt. Die Hersteller sollten darüber hinaus mit anwenderspezifischen Hinweisen die Apotheken bei der Erfüllung dieser Aufgabe unterstützen.

# Teil III
# Halbfeste und flüssige Rezepturen

# 7 Leitfaden für dermatologische Rezepturen

## 7.1 Rezeptur mit einem Wirkstoff

### 7.1.1 Wirkstoff

#### Physikalische Eigenschaften

Bevor ein Wirkstoff in eine Zubereitung eingearbeitet wird, sollte man sich mit den physikalischen und chemischen Eigenschaften der Reinsubstanz vertraut machen. Bedeutsam sind z. B. hydrophile oder lipophile Eigenschaften, seine Löslichkeit, seine Teilchengröße und seine eventuelle Neigung, Kristallform-Veränderungen auszulösen.

#### Chemische Eigenschaften

Die chemischen Eigenschaften eines Stoffes wie kationische, anionische, nichtionische, basische, saure, neutrale, sein dementsprechendes Verhalten in wässrigen bzw. wasserhaltigen Medien entscheiden über seine Stabilität, ob eine Hydrolyse, Oxidation, Photo-Oxidation, -Reduktion, -Razemisierung, -Isomerisierung oder eine Zersetzung stattfinden wird. Das pH-Optimum des Wirkstoffs wird durch diese Umstände entscheidend mitbestimmt.

Wichtig ist auch, ob der ausgewählte Wirkstoff mit anderen Wirk- oder Hilfsstoffen interagiert, d. h. kompatibel ist. Hierbei spielen besonders Kationen- und Anionenreaktionen, die Reaktionen zwischen phenolischen Wirkstoffen und nichtionischen Emulgatoren oder Hydrogelbildnern, zwischen grenzflächenaktiven Wirkstoffen und lipophilen Cremes bzw. W/O-Cremes, zwischen grenzflächenaktiven oder phenolischen Wirkstoffen und nichtionischen Tensiden eine wichtige Rolle.

### 7.1.2 Vehikelauswahl

#### Vorüberlegungen zur Hautbeschaffenheit

Die Vehikelauswahl sollte sich zunächst an der Hautbeschaffenheit orientieren. Auf eine normale bis feuchte Haut gehört z. B. eine hydrophile Creme bzw. O/W-Creme, auf eine trockene bis sehr trockene Haut z. B. eine lipophile Creme bzw. W/O-Creme.

**Tab. 7.1** Vehikelauswahl nach Akuität

| Akutes, subakutes Stadium | Subchronisches, chronisches Stadium |
|---|---|
| ■ Feuchte Umschläge<br>■ Schüttelmixturen<br>■ Hydrophile Emulsionen (O/W) | ■ Lipophile Emulsionen (W/O)<br>■ hydrophobe Salben (KW-, Lipo-, Oleo- Gele)<br>■ Lacke |

### Vorüberlegungen zur Akuität

Die Vehikelauswahl sollte sich ebenso an der jeweiligen Akuität der Hauterkrankung ausrichten. Ein akuter Zustand muss mit einem anderen Vehikelsystem versorgt werden als ein subchronischer oder chronischer (Tab. 7.1).

### Geplante Intensität der Wirkung

Das Vehikelsystem entscheidet auch darüber, ob die Wirkung nur oberflächlich oder tiefer sein wird. Eine hydrophile Emulsion bzw. O/W-Emulsion wirkt in erster Linie an der Hautoberfläche, während eine Wasser aufnehmende Salbe vom W/O-Typ bzw. eine W/O-Absorptionssalbe oder eine lipophile Creme oder ein Kohlenwasserstoff-, Lipo- oder Oleo-Gel auf Grund seiner Okklusion in tieferen Schichten wirksam ist.

### Kompatibilitätscheck der gewählten Grundlage

Auch die Kompatibilität der Grundlage mit dem Wirkstoff muss geprüft werden. Hierbei spielen ebenfalls Ionenreaktionen des Wirkstoffs mit Hilfsstoffen, Reaktionen des Wirkstoffs mit einem nichtionischen O/W-Emulgator vom PEG-Typ oder Hydrogelbildner vom Celluloseether-Typ oder die Solubilisierung des Wirkstoffs durch anwesende nichtionische Tenside oder die Mischmizellbildung die wichtigste Rolle.

## 7.1.3 Art der Verarbeitung

Ob eine Suspensions- oder eine Lösungssalbe hergestellt werden kann, wird durch die physikalischen Eigenschaften des Wirkstoffs bestimmt. Ist er in einem Hilfsstoff der Grundlage löslich, kann eine Lösungssalbe formuliert werden. Löst sich der Wirkstoff nicht in Bestandteilen des Vehikelsystems, muss eine Suspensionssalbe angefertigt werden. Die chemische Stabilität des Wirkstoffs und die galenische Stabilität der Zubereitung müssen eventuell durch besondere Maßnahmen wie Puffer-Lösungen oder Einstellen eines bestimmten pH-Werts gewährleistet werden.

Das wasserhaltige Vehikelsystem verlangt eventuell eine Konservierung, die auf den Wirkstoff und auf die Grundlage abgestimmt sein sollte. Es muss die Frage gestellt werden, ob eine Konservierung unbedingt notwendig, eventuell bedenklich oder sogar überflüssig ist. Klassische Konservierungsmittel können durch den Zusatz von 20% Propylenglykol bezogen auf den Wassergehalt ersetzt werden.

## 7.2 Rezeptur mit zwei oder mehreren Wirkstoffen

Außer den in ▶ Kapitel 7.1 genannten Checks sollte das Problem der Kompatibilität auf die verschiedenen Wirkstoffe untereinander bezogen werden. Auch mögliche Reaktionen mit den Hilfsstoffen in der Grundlage müssen beachtet werden. In gleicher Weise sollten die Einflüsse auf die Stabilität der verschiedenen Wirkstoffe gesehen werden. So kann ein Wirkstoff den herrschenden pH so stark verändern, dass ein anderer Wirkstoff oder ein Hilfsstoff seine Stabilität verliert.

## 7.3 Verdünnungsrezepturen

Wenn der ausgewählte Wirkstoff nicht als Reinsubstanz verfügbar ist, muss eine Fertigarzneimittel-Zubereitung als Ausgangsbasis genommen werden. In diesem Fall muss ebenfalls die Kompatibilität des Wirkstoffs in dem Fertigarzneimittel mit der ausgewählten Grundlage zum „Verdünnen" überprüft werden. Desgleichen soll die Verträglichkeit zwischen den Grundlagen geprüft werden, inwieweit z. B. die gleichen Systeme zum Einsatz kommen (▶ Kap. 8).

DIESE SALBE VERTRÄGT MICH NICHT, FRAU DOKTER
DIE HAUT
©BOB

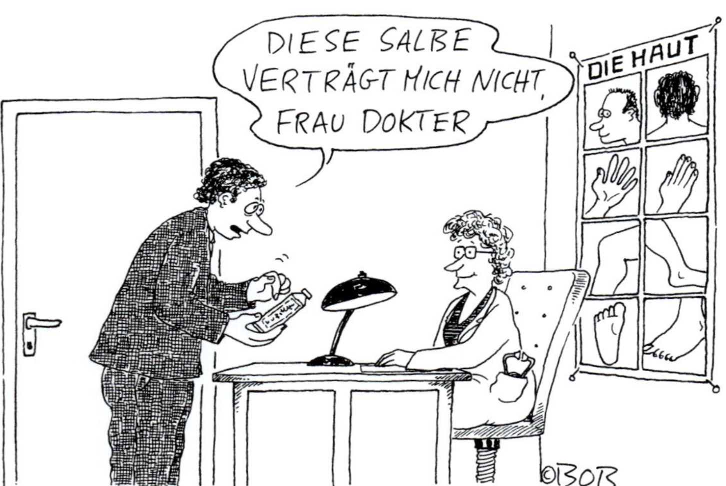

# 8 Kompatibilitätsprobleme in Individualrezepturen

## 8.1 Einleitung

Inkompatibilitäten in Individual- bzw. Magistralrezepturen treten in der Praxis der Apothekenrezeptur häufig auf. Statistische Auswertungen einer vom Autor seit 16 Jahren betreuten Rezeptur-Fax-Hotline besagen, dass der Anteil an Inkompatibilitäten und Instabilitäten 40–60 % beträgt. Der damit im Einzelfall konfrontierte Offizin-Apotheker/-in oder die PTA sollte die jeweilige Unverträglichkeit rechtzeitig, d. h. noch vor der praktischen Durchführung erkennen und angesichts ungeduldig wartender Patienten in kürzester Frist sinnvolle, galenisch befriedigende Lösungen finden können.

Langfristig ist es erstrebenswert, wenn sich Ärzte, insbesondere Dermatologen, während des Rezeptierens der Inkompatibilitätsproblematik bewusst werden und den Rat eines Apothekers einholen. Ein solches Vorgehen hat den Vorteil, dass der jeweilige Patient stets eine optimale Zubereitung für seine Hauterkrankung bekommt.

Inkompatibilitäten in Individualrezepturen stellen kein neuartiges Phänomen dar. In der Standard-Literatur finden sich bei Gebler [1] recht umfangreiche Angaben, die aber überwiegend aus theoretischen Überlegungen abgeleitet wurden. Erst in jüngerer Zeit haben verschiedene Autoren derart problematische Rezepturen praktisch hergestellt und über einen längeren Zeitraum beobachtet und untersucht. Hieraus entstanden Tabellenwerke [2, 3, 4, 5, 22, 57], die für die tägliche Praxis in der Apotheke nützlich sind.

Diese praktischen Versuche erscheinen notwendig, wenn man sich die Aussage von Dolder, einem in der Schweiz bekannten Krankenhaus-Apotheker, in Erinnerung ruft: „Inkompatibilitäten sind mögliche galenische Pannen. Sie müssen nicht immer und unter allen Umständen eintreten.“ Die Tatsache, dass in den letzten Jahren Dermatika mit immer komplexeren Grundlagen auf den Markt gekommen sind, vereinfacht dieses Problem nicht gerade. Auch die gewählten Bezeichnungen der halbfesten Dermatika wie Fettsalbe, Salbe, Creme sind keinesfalls in sich plausibel und lassen keinen Schluss auf die jeweiligen Vehikel-Systeme zu. Erschwerend kommt hinzu, dass die Hersteller von Fertigarzneimitteln für die externe Therapie nicht in allen Fällen eine leicht verständliche Deklaration der eingesetzten Hilfsstoffe angeben. Eine verlässliche Prognose hinsichtlich einer möglichen Unverträglichkeit mit anderen Wirkstoffen, Hilfsstoffen oder anderen Grundlagen lässt sich daher nicht immer einfach stellen.

## 8.2 Definition

Inkompatibilitäten in Individualrezepturen sind der Ausdruck von Wechselwirkungen chemischer oder physikalisch-chemischer Art zwischen zwei oder mehreren Bestandteilen in einer Rezeptur mit einander entgegenstehenden Eigenschaften. Bei den Inkompatibilitäten unterscheidet man zwischen manifesten und larvierten Inkompatibilitäten.

## 8.3 Manifeste Inkompatibilitäten

Manifeste Inkompatibilitäten sind sofort, d. h. direkt bei der Herstellung erkennbar. Sie können sich in Löslichkeitsveränderungen ausdrücken, die dann zu Fällungen, Flockungen oder Koagulationen führen. Eventuelle Dispersitätsveränderungen in Mehrphasen-Systemen haben das Brechen von Emulsionen zur Folge. Die Kristallisation oder die Rekristallisation bereits vorher gelöster Wirk- oder Hilfsstoffe sind äußere Kennzeichen für eine manifeste Unverträglichkeit. Seltener können auch organoleptische Veränderungen, wie z. B. Verfärbungen, Geruchsveränderungen oder Gasentwicklung auf eine solche Inkompatibilitätsreaktion hinweisen. Gut zu erkennen sind rheologische Veränderungen, die meistens in Form von spontaner Verflüssigung oder starker Viskositätszunahme auftreten.

## 8.4 Larvierte Inkompatibilitäten

Larvierte Inkompatibilitäten führen zu nicht visuell erkennbaren Wertminderungen einer Zubereitung. Sie lassen sich nur durch spezielle Kontrollmethoden herausfinden. Oft ist erst eine verminderte Wirksamkeit der Anlass, nach einer möglichen Unverträglichkeit zu suchen. Da die dabei auftretenden Reaktionen sehr langsam ablaufen, werden larvierte Inkompatibilitäten zumeist erst nach einer bestimmten Lagerzeit erkennbar. Sie kann einige Tage bis mehrere Monate umfassen.

Sowohl bei manifesten als auch bei larvierten Inkompatibilitäten muss die Wirkstoff-Liberation als problematisch, die Verfügbarkeit des Wirkstoffs im Allgemeinen als zweifelhaft angesehen werden. Das Ausmaß von Inkompatibilitäten hängt auch von der Konzentration der miteinander unverträglichen Stoffe ab. Allerdings kann man nicht davon ausgehen, dass durch die Verminderung der Konzentration eines bekanntermaßen inkompatiblen Wirkstoffs oder Hilfsstoffs die Unverträglichkeit beseitigt oder vermieden werden könnte. Stattdessen wird dann aus einer manifesten eine larvierte Inkompatibilität entstehen. Aus diesem Grund muss oft mit fließenden Übergängen zwischen beiden Arten von Inkompatibilitäten gerechnet werden.

Unverträglichkeiten können grundsätzlich zwischen

- Wirkstoffen untereinander,
- Wirkstoffen und Hilfsstoffen oder
- Hilfsstoffen untereinander auftreten.

## 8.5 Inkompatibilitäten zwischen Wirkstoffen

### 8.5.1 Chemische Reaktionen

Manifeste Inkompatibilitäten zwischen Wirkstoffen im wässrigen Milieu beruhen zumeist auf chemischen Reaktionen von Kationen (◘ Tab. 8.1) mit Anionen.

**Tab. 8.1** Kationische Wirkstoffe (Auswahl)

| Wirkstoffgruppe | Wirkstoff |
|---|---|
| Antibiotika | Chlortetracyclin-HCl |
| | Clindamycindihydrogenphosphat |
| | Gentamicinsulfat |
| | Neomycinsulfat |
| | Oxytetracyclin-HCl |
| | Tetracyclin-HCl |
| Antihistaminika | Dimetindenmaleat |
| | Doxepin-HCl |
| Antimykotika | Miconazolnitrat* |
| | Terbinafin-HCl |
| Antiseptika | Benzalkoniumchlorid |
| | Brillantgrün |
| | Chlorhexidindigluconat |
| | Dequaliniumchlorid* |
| | Ethacridinlactat (Rivanol®) |
| | Hydroxychinolinsulfat (Chinosol®) |
| | Methylrosaniliniumchlorid |
| | Octenidin-HCl |
| | Polyhexanid |
| | Silbernitrat |
| | Zinkacetat, -oxid, -sulfat |
| Lokalanästhetika | Lidocain-HCl |
| | Mepivacain-HCl |
| | Prilocain-HCl |
| | Tetracain-HCl |
| Sonstige | Aluminiumchlorid-Hexahydrat |
| | Diltiazem-HCl |
| | 5-ALA-HCl |
| | Methyl-5-ALA-HCl |

* sehr schwer wasserlöslich, daher keine Dissoziation möglich.

8

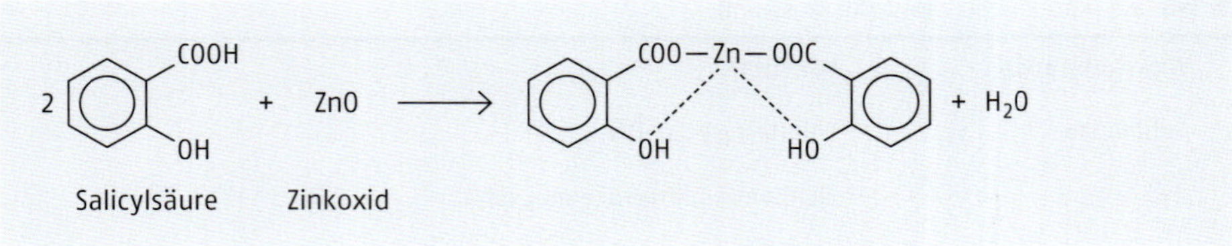

2 COOH OH + ZnO ⟶ COO–Zn–OOC OH HO + $H_2O$

Salicylsäure Zinkoxid

**Abb. 8.1** Reaktion von Salicylsäure mit Zinkoxid unter Salzbildung und daraus resultierender schlechterer Löslichkeit

Dabei entstehen Salze mit einer meist schlechteren Löslichkeit als die Ausgangsstoffe, welche als Folge eine verminderte Wirkung aufweisen. Ein typisches Beispiel stellt Abb. 8.1 dar.

Im sauren Medium kann das Zinkoxid-Molekül in Form des Zink-Kations mit dem Salicylat-Anion reagieren. Dabei entsteht eine so genannte Chelat-Verbindung mit kleinem Löslichkeitsprodukt. Weder das Zink noch die Salicylsäure sind imstande, als Wirkstoffe zu fungieren. Damit ist die Zubereitung wirkungslos.

**Problemlösung:** Um eine solche problematische Konstellation zweier Wirkstoffe zu vermeiden, sollte man sich über den chemischen Charakter der in dermatologischen Zubereitungen am häufigsten verwendeten Substanzen informieren. Tab. 8.1 und der folgende Kasten listen die bekanntesten Wirkstoffe auf. Vertreter beider Listen sollten demnach in keinem Fall in wasserhaltigen Grundlagen aufeinander treffen.

### Anionische Wirkstoffe (Auswahl)

- Acetylsalicylsäure
- Ammoniumbituminosulfonat (Ichthyol®)
- Anthrarobin
- Basisches Bismutgallat
- Ciclopiroxolamin
- Clioquinol
- Diclofenac-Natrium
- Dithranol
- Eosin-Natrium
- Estradiol
- Estriol
- Fluorouracil
- Glykolsäure
- Heparin-Natrium
- Hexachlorophen*
- Hyaluronsäure
- Hydrochinon
- Kaliumcanrenoat
- Liquor carbonis detergens
- 2-Naphthol*
- Phenolum liquefactum*
- Pix betulinae*
- Pix lithanthracis
- Polyvidon-Iod
- Resorcin*
- Salicylsäure
- Tannin
- Thymol
- Tioxolon
- Tribromphenolbismut*
- Triclosan

* Diese Stoffe erhielten durch die Kommission B 6 bzw. 7 und 9 des ehemaligen BGA eine negative Nutzen-Risiko-Bewertung. Sie sollten daher nicht mehr in Rezepturen eingesetzt werden.

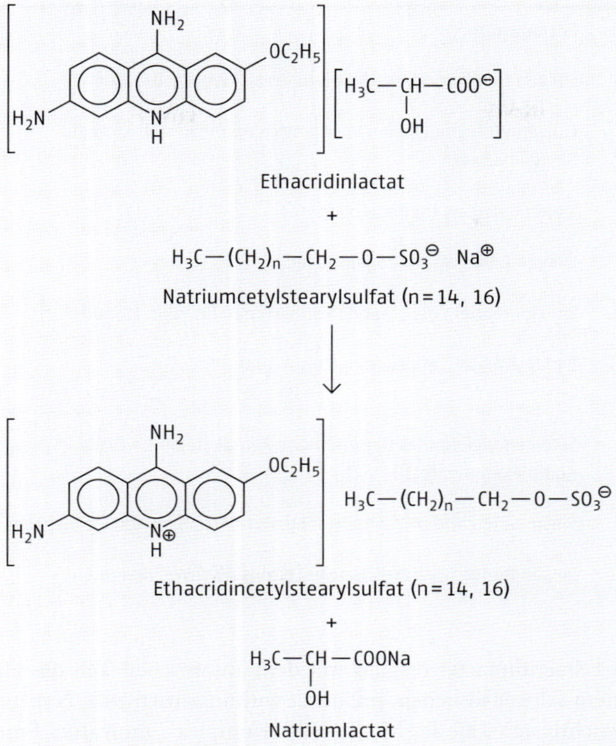

Ethacridinlactat

+

$H_3C-(CH_2)_n-CH_2-O-SO_3^{\ominus}\ Na^{\oplus}$

Natriumcetylstearylsulfat (n = 14, 16)

↓

$H_3C-(CH_2)_n-CH_2-O-SO_3^{\ominus}$

Ethacridincetylstearylsulfat (n = 14, 16)

+

$H_3C-CH(OH)-COONa$

Natriumlactat

**Abb. 8.2** Reaktion von Ethacridinlactat mit Natriumcetylstearylsulfat unter Bildung eines schwer löslichen und praktisch wirkungslosen Salzes

Im Fall der Salicylsäure und des Zinkoxids gibt es entweder die Lösung, dass einer der beiden Kombinationspartner ausgetauscht oder eliminiert wird oder die Wirkstoffe in zwei getrennten Zubereitungen verarbeitet und alternierend in einem großen zeitlichem Abstand aufgetragen werden.

Sollte der Verordner auf dieser Kombination in der gleichen Rezeptur bestehen, so bleibt nur als Lösung, die beiden Wirkstoffe in einer wasserfreien Grundlage zu verarbeiten, welche auch kein Wasser aufnehmen kann.



## 8.6 Inkompatibilitäten zwischen Wirkstoffen und Hilfsstoffen

### 8.6.1 Chemische Reaktionen

Beim Aufeinandertreffen von Wirkstoffen und Hilfsstoffen in Individualrezepturen können wie in ▶Kapitel 8.5 beschrieben die gleichen Ionen-Reaktionen auftreten. In den Zubereitungen kommt es dann zu Fällungen oder Flockungen. Mehrphasen-Systeme, insbesondere Emulsionen, brechen und Hydrogele koagulieren unter Dehydratisierung.

Als typisches Beispiel mag die Inkompatibilität zwischen Ethacridinlactat (Rivanol®) und Natriumcetylstearylsulfat dienen (Abb. 8.2).

**Tab. 8.2** Anionische Hilfsstoffe. Modifiziert nach [40]

| Name | Enthalten in |
|---|---|
| Bentonit | Einigen Gelen und Schüttelmixturen als Hydrogelbildner |
| | Einigen W/O-Emulsionen in organisch modifizierter Form als Oleogelbildner |
| Carmellose-Natrium | Vielen Gelen als Hydrogelbildner |
| Natriumalginat | Einigen Gelen als Hydrogelbildner |
| Natriumcetylstearylsulfat | Emulgierender Cetylstearylalkohol (Typ A) Ph. Eur. (Lanette® N) |
| Natriumlaurylsulfat bzw. Natriumdodecylsulfat | Emulgierender Cetylstearylalkohol (Typ B) Ph. Eur. |
| Natrium- oder Kalium-stearat | Selbstemulgierendes Glycerinmonostearat (Tegin® = O/W-Komplexemulgator) |
| Polyacrylate | Vielen Gelen und O/W-Emulsionen als hydrophiler Konsistenzgeber |
| Triethanolaminstearat | So genannten Stearat-Cremes/-Lotions als O/W-Emulgator |

Der kationische Teil des Ethacridinlactat reagiert mit dem anionischen Teil des Natriumcetylstearylsulfat zu einem schwer löslichen, praktisch wirkungslosen Salz. Natriumcetylstearylsulfat stellt den wichtigsten Teil des Misch- oder Komplex-Emulgators **Emulgierender Cetylstearylalkohol (Typ A) Ph. Eur.** (Alcohol. cetylstearylic. emulsificans) dar. Durch die Salzbildung wird dieser Anteil dem Komplex entzogen, so dass die hydrophile Creme bzw. O/W-Creme, **Wasserhaltige hydrophile Salbe DAB** (Unguentum emulsificans aquosum), brechen muss.

**Problemlösung:** In diesem speziellen Fall ist es die eleganteste Problemlösung, den kationischen Wirkstoff Ethacridinlactat beizubehalten und das Vehikel, die anionische hydrophile Creme bzw. O/W-Creme, die **Wasserhaltige hydrophile Salbe DAB (Unguentum emulsificans aquosum)**, auszutauschen. Zur Auswahl steht die nichtionische O/W-Creme **Nichtionische hydrophile Creme DAB** oder **Nichtionische hydrophile Creme SR DAC (NRF S. 26.)** oder die nichtionische, ambiphile Creme, die **Basiscreme DAC**. Im Falle, dass kationische Wirkstoffe mit einer Fertigarzneimittel-O/W-Creme oder einer entsprechenden O/W-Basiscreme kombiniert werden, dürfen nur solche mit nichtionischen O/W-Emulgatoren ausgewählt werden. Auskunft hierüber erhält man z.B. in der neuesten Ausgabe der Roten Liste, der Liste Inhaltsstoffe [7] oder des Computer-Software-Programms Compasys Dermatika [8]. Sollten kationische Wirkstoffe mit hydrophilen Gelen bzw. Hydrogelen zusammen verordnet werden, darf nur ein nichtionisches hydrophiles Gel bzw. Hydrogel zum Einsatz kommen. Einen Vertreter dieses Typs findet man im Deutschen Arzneibuch unter der Bezeichnung **Hydroxyethylcellulose-Gel DAB**. Um grundsätzlich eine derartige Inkompatibilität zu vermeiden, sollte man die jeweiligen verordneten Wirkstoffe in einer Rezeptur mit Hilfe der Tab. 8.2 (Anionische Hilfsstoffe) überprüfen. Deren Vertreter sollten nicht mit kationischen Wirkstoffen (Tab. 8.1) in wasserhaltigen Grundlagen kombiniert werden.

**Tab. 8.3** Anionische, hydrophile Cremes und anionische, hydrophile Gele

| Typ | Beispiel |
|---|---|
| Anionische O/W-Cremes | Wasserhaltige hydrophile Salbe DAB[1] (Unguentum emulsific. aquosum) |
| | Anionische hydrophile Creme SR DAC (NRF S. 27.) (früher: Unguentum emulsificans aquosum SR 90) |
| | Wasserhaltiges Liniment SR DAC (NRF 11.93.) (früher: Linimentum aquosum SR) |
| Anionische Hydro-Gele | Carmellose-Natrium-Gel DAB |
| | Wasserhaltiges Carbomer-Gel DAB |
| | 2-Propanolhaltiges Carbomer-Gel DAB |

[1] Die Bezeichnung „Salbe" ist nach der gültigen Nomenklatur des Europäischen Arzneibuchs eigentlich falsch. Es müsste richtiger heißen: Creme.

## 8.6.2 Physikalisch-chemische Reaktionen

Neben rein chemischen Reaktionen können auch physikalisch-chemische Reaktionen zwischen Wirkstoffen und Hilfsstoffen ablaufen. Treffen beispielsweise phenolische Wirkstoffe mit nichtionischen Emulgatoren oder nichtionischen Hydrogelbildnern vom Celluloseether-Typ zusammen, so kann eine elektrostatische Bindung zwischen dem Wasserstoff-Atom der phenolischen OH-Gruppe und dem Ether-Sauerstoff des Emulgators (Polyethylenglykolanteil) bzw. des Hydrogels (Celluloseetheranteil) entstehen. Obwohl es sich dabei nur um eine schwache Bindung handelt, so reicht sie dennoch aus, um die Funktion des Emulgators bzw. des Hydrogel-Bildners empfindlich zu stören. Zwangsläufige, häufige Folge wird das Brechen der Emulsion bzw. die Ausflockung des hydrophilen Gels bzw. Hydrogels sein.

**Problemlösung:** Phenolische, gleichzeitig auch anionische Wirkstoffe dürfen prinzipiell nur mit anionischen Cremes oder anionischen hydrophilen Gelen bzw. Hydrogelen vom Carbomer-Typ verarbeitet werden (Tab. 8.3), z.B. mit der anionischen O/W-Creme **Wasserhaltige hydrophile Salbe DAB (Unguentum emulsificans aquosum)** oder **Anionische hydrophile Creme SR DAC (NRF S. 27.)**. Gleiches gilt beim Einsatz von Fertigarzneimittel-O/W-Cremes. Werden als Vehikel hydrophile Gele bzw. Hydrogele vorgesehen, so eignet sich dafür, wie z.B. **Carmellose-Natrium-Gel DAB, Wasserhaltiges Carbomer-Gel DAB** oder **2-Propanolhaltiges Carbomer-Gel DAB**.

Diese Art von Inkompatibilität kann man von vorneherein vermeiden, wenn man zuvor Tab. 8.4 „Phenolische bzw. phenolhaltige Wirkstoffe" und Tab. 8.5 „Nichtionische Tenside" und Tab. 8.6 Celluloseether zur Überprüfung heranzieht.

## 8.6.3 Solubilisation und Mischmizell-Bildung

Nichtionische Tenside bilden bei gewissen Konzentrationen in wässrigen Systemen so genannte Mizellen, in die Wirkstoffe oder Hilfsstoffe eingeschlossen werden können (Abb. 8.3). Diesen Vorgang nennt man Solubilisation bzw. Solubilisierung. Daraus resultiert eine Wirkungsverminderung oder ein Wirkungsverlust. Betroffen sind hiervon phenolische Stoffe, seien es nun Wirkstoffe oder auch Hilfsstoffe mit phenolischer Struktur

**Tab. 8.4** Phenolische und phenolhaltige Wirkstoffe (Auswahl)

| Wirkstoff | Bemerkungen |
|---|---|
| Anthrarobin | [1] Phenol erhielt von der Kommission B 7 des ehemaligen BGA in einer Aufbereitungsmonographie (BAnz. v. 29.05. 91) eine negative Nutzen-Risiko-Bewertung. In der Gesamtbeurteilung heißt es: „Aufgrund fehlender kontrollierter Studien über den Wirkungsnachweis und angesichts des relativ hohen toxikologischen Risikos darf Phenol nicht für therapeutische Zwecke angewendet werden."<br>[2] In einer Aufbereitungsmonographie der Kommission B7 des ehemaligen BGA (BAnz. v. 05.02.93) heißt es unter Punkt 9. Besondere Warnungen: „Wegen der potentiellen, kanzerogenen Wirkung muss die Behandlung mit Steinkohlenteer-Präparaten zeitlich (4 Wochen) begrenzt oder unter ständiger ärztlicher Kontrolle durchgeführt werden."<br>[3] In einer Aufbereitungsmonographie der Kommission B7 des ehemaligen BGA (BAnz. v. 23.07.94) fällt eine Nutzen-Risiko-Bewertung negativ aus. In der Gesamtbeurteilung heißt es: „Aufgrund der nicht ausreichend belegten Wirksamkeit bei der Vielzahl der beanspruchten Indikationen und der vorhandenen Risiken kann eine positive Beurteilung nicht erfolgen. Die aufgeführten Risiken übersteigen den therapeutischen Nutzen." |
| Chlorocresol | |
| Clioquinol | |
| Dithranol | |
| Estradiol | |
| Estriol | |
| Hydrochinon | |
| PHB-Ester | |
| Phenolum liquefactum[1] | |
| Pix betulinae | |
| Pix lithanthracis[2] | |
| Resorcin[3] | |
| Salicylsäure | |
| Tannin | |
| Tetracyclin-HCl | |
| Triclosan | |

wie z. B. die Konservierungsmittel vom Typ der Parabene. Die Wirkungsverminderung ist umso größer, je lipophiler die Phenole sind. Die Folgen dieses Phänomens liegen auf der Hand. Zunächst vollständig wirksame Rezeptur-Arzneimittel verlieren nach der Herstellung ihre Wirksamkeit. Aufwendige Untersuchungen sind erforderlich, um die Wirkung des fertigen Produkts nachzuweisen. Die Pharmazeutische Industrie führt solche Nachweise regelmäßig auch unter dem Aspekt der verlangten Arzneimittelsicherheit durch, beispielsweise Konservierungsbelastungstests direkt nach der Herstellung und nach einer gewissen Zeit. In der Apotheke sind solche aufwändigen Analysen kaum durchführbar.

Bei der Einarbeitung von grenzflächenaktiven Stoffen in wässrigen Systemen können sich mit den O/W-Emulgatoren so genannte Mischmizellen bilden. Dies führt ebenso wie die Solubilisation zur Wirkungsverminderung, eventuell auch zu Stabilitätsverlusten. Nachgewiesen werden konnte dies für die Gruppe der Antiseptika, für Konservierungsmittel vom Typ der Invertseifen, für Lokalanästhetika wie Polidocanol (Thesit®) oder Tetracain, deren lokalanästhetische Wirkung deutlich vermindert wird.

**Tab. 8.5** Nichtionische Tenside (Auswahl)

| Tensid | Monographiert in |
|---|---|
| Macrogolcetostearylether | Ph. Eur. |
| Macrogol-80-cetylstearyl-ether | DAC |
| Macrogol-1000-monocetylether (Cetomacrogol 1000) | B. P. 80 |
| Macrogol-6-glycerolcaprylocaproat | Ph. Eur. |
| Macrogolglycerolcaprylocaprate | Ph. Eur. |
| Macrogolglycerolcocoate | Ph. Eur. |
| Macrogolglycerolhydroxystearat | Ph. Eur. |
| Macrogolglycerollaurate | Ph. Eur. |
| Macrogolglycerollinoleate | Ph. Eur. |
| Macrogol-20-glycerolmonolaurate | DAC |
| Macrogolglycerololeate | Ph. Eur. |
| Macrogol-20-glycerolmonooleat | DAC |
| Macrogolglycerolricinoleat | Ph. Eur. |
| Macrogolglycerolstearate | Ph. Eur. |
| Macrogol-15-hydroxystearat | Ph. Eur. |
| Macrogol-20-glycerolmonostearat (Tagat® S 2) | Ph. Eur. |
| Macrogollaurylether | Ph. Eur. |
| Macrogololeate | Ph. Eur. |
| Macrogol-40-sorbitol-heptaoleat | DAC |
| Macrogololeylether | Ph. Eur. |
| Macrogolsorbitanfettsäureester: Polysorbat 20 | Ph. Eur. |
| Macrogolsorbitanfettsäureester: Polysorbat 40 | DAC |
| Macrogolsorbitanfettsäureester: Polysorbat 60 | Ph. Eur. |
| Macrogolsorbitanfettsäureester: Polysorbat 80 | Ph. Eur. |
| Macrogolsorbitanfettsäureester: Polysorbat 85 | DAC |
| Macrogolstearate | Ph. Eur. |
| Macrogolstearylether | Ph. Eur. |

**Tab. 8.6** Celluloseether (Auswahl)

| Name | Enthalten in |
|---|---|
| Methylcellulose (Cellulosemethylether; MC; Tylose® MH) | Methylcellulose für Augentropfen DAC |
| Carboxymethylcellulose-Natrium (CMC: Tylose® C) | Carmellose-Natrium-Gel DAB |
| Hydroxyethylcellulose (HEC; Natrosol® 250 G pharm) | Hydroxyethylcellulose-Gel DAB |
| Hydroxypropylcellulose (HPC; Klucel® GF) | Alkoholische, acetonische und DMSO-haltige Gele |
| Hypromellose 2000 (Methylhydroxypropylcellulose; MHPC; Methocel® E4 M) | Hypromellose-Haftpaste 40% (NRF 7.8.), Ethanolhaltiges Erythromycin-Gel (NRF 11.84.), Ethanolhaltiges Salicylsäure-Gel 6% (NRF 11.54.) |

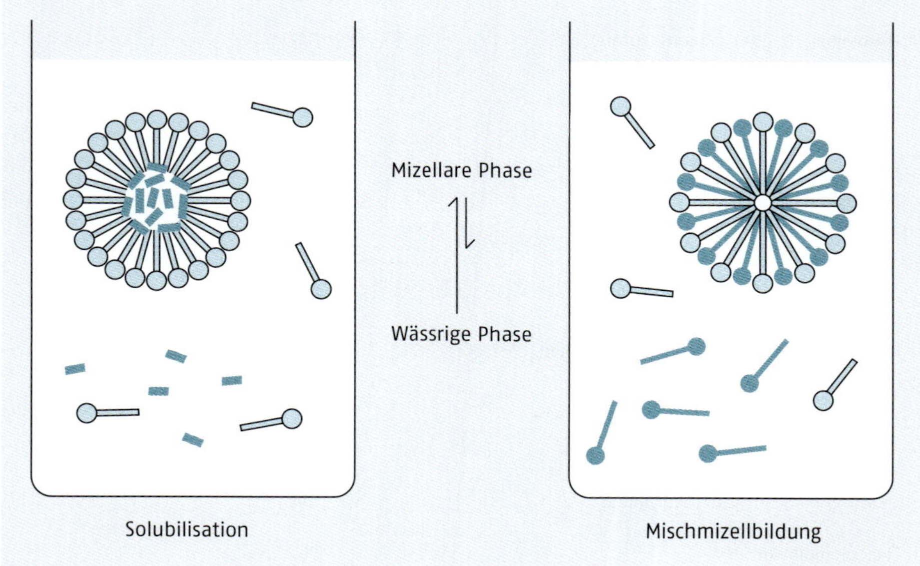


**Abb. 8.3** Schematische Darstellung der Bindungsmöglichkeiten phenolischer ▬ und grenzflächenaktiver –● Wirkstoffe oder Konservierungsmittel an Mizellen nichtionischer Tenside ═○ durch Solubilisation (links) oder Mischmizellbildung (rechts). Thoma, 2006

Daraus ergibt sich die Konsequenz, dass bei nicht erkennbarer Inkompatibilität die Freisetzung der Wirkstoffe aus dem Vehikel in Frage gestellt ist, wenn wie im Fall der Bindung an Mizellen diese beeinträchtigt wird. Die Vermeidung und die Lösung dieses Inkompatibilitätsproblems sind schwierig. Im Fall der Wirkstoffe sind biologische Wirksamkeitsnachweise erforderlich, im Fall der Konservierungsmittel bleiben Konservierungsbelastungstests unausweichlich.

Inwieweit diese besondere Form einer larvierten Inkompatibilität in der Praxis der Apotheken-Rezeptur von Relevanz ist, darüber lässt sich sicher diskutieren. Dennoch sollte bei einer Beanstandung der Wirkung der jeweiligen Rezeptur durch den Arzt oder den Patienten auf jeden Fall an eine solche Möglichkeit gedacht werden.

### 8.6.4 Praktisches Beispiel

Ein nicht seltenes Beispiel einer physikalisch-chemischen Reaktion zwischen einem Wirkstoff und einem Hilfsstoff stellt das Zusammentreffen oberflächenaktiver, hydrophiler Wirkstoffe mit wasserreichen, lipophilen Cremes (W/O-Cremes), insbesondere wollwachshaltigen Cremes mit einem hohen Anteil von Vaseline dar.

In der Praxis der Apothekenrezeptur kommt es immer noch vor, dass Polidocanol (Thesit®) mit Eucerinum® cum aqua verordnet wird. Wegen seiner ambiphilen Eigenschaften stört der Wirkstoff den W/O-Emulgator an der Grenzfläche zwischen Fett- und Wasser-Phase. Schon bei geringen Konzentrationen an Polidocanol bricht die lipophile Emulsion bzw. W/O-Emulsion, das an der plötzlichen Verflüssigung der Grundlage und dem anschließendem Wasseraustritt erkennbar ist. Bei höheren Konzentrationen kann es auch zu einer raschen Verfestigung der lipophilen Creme bzw. W/O-Creme kommen.

**Problemlösung:** Grenzflächenaktive Wirkstoffe sollten vorzugsweise mit wasserfreien W/O-Grundlagen, d. h. Wasser aufnehmende Salben vom W/O-Typ bzw. W/O-Absorptionssalben verarbeitet werden. In diesem Fall muss Eucerinum® cum aqua gegen Eucerinum® anhydricum ausgetauscht werden. In jedem Fall vermeidbar wäre eine solche Unverträglichkeit, wenn man rechtzeitig grenzflächenaktive Wirkstoffe mit Hilfe des untenstehenden Kastens identifizieren würde. Der entsprechende Vertreter einer Wasser aufnehmenden Salbe vom W/O-Typ bzw. W/O-Absorptionssalbe steht im DAB: **Wollwachsalkohol-Salbe DAB**. Eine weitere Problem-Lösung bietet seit kurzem das NRF in Form der Vorschrift **Lipophile Polidocanol-Creme 5%/10% (NRF 11.119.)** an. Als Basis dient hier die wollwachsfreie W/O-Creme **Hydrophobe Basiscreme DAC (NRF S. 41.)**, in der jedoch der Wasseranteil von ursprünglich 64,3% auf 9,9% reduziert wurde. Durch diese Maßnahme vermeidet man zwar die zu erwartende Inkompatibilität, handelt sich dabei jedoch eine verminderte physikalische Stabilität ein. Nach mehrmonatiger Lagerung kann es zum „Ausbluten" der Zubereitung kommen. Der Hersteller von Thesit® empfiehlt in seiner „Rezeptur-Information für Apotheker und Ärzte" bei der Verarbeitung von Polidocanol in Eucerinum® anhydricum oder Wollwachsalkoholsalbe DAB eine maximale Wassermenge von 20%.

**Grenzflächenaktive Wirkstoffe**

- Antihistaminika,
- Benzalkoniumchlorid,
- Ichthyol®/Leukichthol® (a. H.),
- Steinkohlenteer-Lösung (LCD),
- Steinkohlenteer-Spiritus,
- Lokalanästhetika: Lidocain, Procain, Tetracain,
- Polidocanol,
- alkoholische Lösungen.

Auf dem Gebiet der Fertigarzneimittel-Salben Grundlagen des W/O-Typs zu identifizieren, ist vergleichsweise schwieriger. Da die Nomenklatur der Darreichungsformen auf dem Dermatika-Sektor nicht logisch aufgebaut ist und auch nicht den Definitionen der Ph. Eur. folgt, muss man schon über entsprechende Spezial-Literatur oder einige Kenntnisse chemischer Art verfügen, um solche Vertreter zu identifizieren. Als hilfreich können diejenigen Produkte bestimmter pharmazeutischer Hersteller angesehen werden, welche auf ihren Umkartons und Beipackzetteln offen den jeweiligen Vehikeltyp angeben z. B. Fa. Aventis Pharma (Dermatop®); Fa. Dr. A. Wolff (Linola®-Reihe); Fa. Asche Chiesi (Asche Basis®-Reihe); Fa. Spirig (Excipial®-Reihe). Im Zweifelsfall sollte der verordnende Arzt einen auf dem Rezepturgebiet versierten Apotheker zu Rate ziehen.

## 8.7 Inkompatibilitäten zwischen Hilfsstoffen

### 8.7.1 Physikalisch-chemische Reaktionen beim Mischen von W/O- mit O/W-Systemen

Eine in der Apothekenpraxis nicht selten vorkommende Inkompatibilität tritt beim Aufeinandertreffen von W/O- und O/W-Systemen auf [10]. Solche Mischungen findet man vorzugsweise bei so genannten Verdünnungsrezepturen. Im folgenden Beispiel wird eine glucocorticoidhaltige, hydrophile Fertigarzneimittel-O/W-Creme mit einer Wasser aufnehmenden Salbe vom W/O-Typ bzw. einer W/O-Absorptionssalbe verlängert.

**Rezepturbeispiel 1**

| | |
|---|---|
| Diprogenta®-Creme | 15,0 g |
| Eucerinum® anhydricum | ad 30,0 g |

Wie zu erwarten ist, kommt es zu einer Trennung der lipophilen und hydrophilen Phase, d. h. die Emulsion bricht. Genauer betrachtet stören sich der O/W-Emulgator in der Diprogenta®-Creme und der W/O-Emulgator, nämlich die Wollwachsalkohole in Eucerinum® anhydricum, an der Grenzfläche zwischen Fett und Wasser.

Die Konsequenz für den Wirkstoff ist auch nicht unerheblich. In dieser inhomogenen Mischung kann man keinen Bereich mehr ausmachen, in dem das Glucocorticoid gleichmäßig homogen verteilt vorliegt. Diese Zubereitung garantiert deshalb auch keine optimale Wirkung. Theoretisch denkbar wäre es, dass wieder ein geordnetes Nebeneinander der Phasen entsteht. Folgende Möglichkeiten wären vorstellbar:

- Es bildet sich eine neue lipophile Creme bzw. W/O-Emulsion.
- Es bildet sich eine neue hydrophile Creme bzw. O/W-Emulsion.
- Es bildet sich eine neue ambiphile Creme.

Die Möglichkeit 1 tritt erfahrungsgemäß nur dann ein, wenn das W/O-System im Überschuss vorhanden ist. Die Möglichkeit 2 ist schon eher wahrscheinlich. Dennoch zeigt die Erfahrung, dass der O/W-Cremeanteil mindestens 50 %, besser noch mehr als 50 % betragen muss, bevor eine so genannte Phasenumkehr eintritt. Hierunter versteht man das Entstehen desjenigen Emulsionstyps am Ende, welcher im Überschuss vorhanden war. Für die Möglichkeit 3 fehlen die besonderen Voraussetzungen, z. B. eine bestimmte Konzentration an O/W-Emulgatoren und Co-Emulgatoren. Diese Gegebenheiten entstehen nicht zufällig, sondern müssen bewusst geschaffen, in der Regel genauestens geplant werden. Aus dieser Zustandsbeschreibung ergeben sich die im Folgenden beschriebenen Sinnfragen.

Wenn infolge einer Phasenumkehr am Ende wieder nur ein einziges System, entweder ein W/O- oder ein O/W-System resultiert, warum geht man nicht direkt von diesem einen System aus?

Welchen Sinn hat es, zwei so gegensätzliche Systeme miteinander zu mischen, wo beide auf unterschiedlich beschaffene Hautbezirke gehören?

Hydrophile Emulsionen bzw. O/W-Emulsionen appliziert man in der Regel auf einer normalen bis fetten Haut oder auf einem feuchten bzw. sezernierenden Areal bei Vorliegen eines akuten, subakuten oder subchronischen Prozesses. Lipophile Emulsionen bzw. W/O-Emulsionen trägt man auf eine trockene bis sehr trockene Haut auf, die möglicherweise auch abschilfernd und schuppend ist, weiterhin werden sie bei einem subchronischen bis chronischen Prozess verwendet. Aus den Fragen ergibt sich bereits die Inkonsequenz einer solchen Mischung. Ursache hierfür dürfte die mangelhafte Kenntnis des chemischen Aufbaus und der physikalischen Eigenschaften der beiden Systeme oder eine ungenaue Diagnose sein.

Die Schlussfolgerung kann nur lauten: Das Mischen von O/W- und W/O-Systemen ist sowohl unter galenisch-technologischen als auch unter therapeutischen Gesichtspunkten als unlogisch und unsinnig anzusehen. Das Deutsche Arzneibuch 10. Ausgabe (DAB 10) hatte in seiner Monographie Salben unter der Rubrik Hinweise für die Rezeptur den folgenden Passus aufgenommen: „Das Verdünnen von Fertigarzneimittel-Salben mit Salbengrundlagen muss, sofern nichts anderes angegeben ist, mit einer geeigneten Salbengrundlage des gleichen Typs erfolgen." Dieser Satz wurde leider nicht ins aktuelle DAB oder in die Ph. Eur., dafür aber ins NRF unverändert übernommen.

Bei der oben angeführten Individual-Rezeptur handelt es sich um eine so genannte „Unklarheit" im Sinne des § 7 der Apothekenbetriebsordnung, die nicht eher hergestellt werden darf, bis die Unklarheit beseitigt ist. Der/die Apotheker/in oder PTA ist verpflichtet, den Arzt anzurufen und ihm Lösungen für dieses Problem vorzuschlagen. Um eine solche Unverträglichkeit zu vermeiden, ist das folgende Vorgehen empfehlenswert. Nach der Diagnosestellung entscheidet sich der Dermatologe für eine externe Therapie. Er bestimmt zunächst den Wirkstoff und wählt dann je nach Akuität den entsprechenden Typ der Salbengrundlage aus (▶ Kap. 5).

Die jeweilige Hautbeschaffenheit der erkrankten Hautstelle bestimmt den erforderlichen Fett- und/oder Feuchtigkeitsbedarf. ◘ Tab. 8.7 gibt den Fett- und Wassergehalt der offizinellen Grundlagen des DAB, DAC, NRF u.a.m. an. Bevor man konkrete Lösungen ins Auge fasst, sollte man sich auch darüber im Klaren werden, welche Grundlagensysteme miteinander mischbar, d.h. kompatibel sind. In ◘ Tab. 8.8 werden die kompatiblen Vehikel aufgeführt.

Die Lösung des beschriebenen Inkompatibilitätsproblems kann daher folgendermaßen aussehen. Liegt ein chronischer Prozess und eine trockene Hautstelle vor, muss die Diprogenta®-Creme gegen Diprogenta®-Salbe ausgetauscht werden. Letztere enthält als Grundlage ein Kohlenwasserstoffgel, das mit Eucerinum® anhydricum, einer Wasser aufnehmenden Salbe vom W/O-Typ bzw. einer W/O-Absorptionssalbe (◘ Tab. 8.8), kompatibel ist.

**Rezepturbeispiel 1 (optimiert)**

| | |
|---|---|
| Diprogenta® Salbe | 15,0 g |
| Eucerinum® anhydricum | ad 30,0 g |

8

**Tab. 8.7** Fett- und Wasser-Anteile in Grundlagen des DAB, DAC und NRF

| Grundlagen | Wassergehalt in % | Fettgehalt* in % |
|---|---|---|
| Vaseline, weiß DAB | 0 | 100 |
| Hydrophobes Basisgel DAC | 0 | 95 |
| Wollwachsalkoholsalbe DAB (Eucerinum® anhydricum) | 0 | 93,5 |
| Emulgierendes hydrophobes Basisgel DAC | 0 | 90 |
| Unguentum molle (Weiche Salbe) DAC | 10 | 57,5 |
| Lanolin DAB | 20 | 80 |
| Kühlsalbe (Unguentum leniens) DAB | 25 | 60 |
| Wasserhaltige Wollwachsalkoholsalbe DAB (= Eucerinum® cum aqua) | 50 | 46,75 |
| Hydrophobe Basiscreme DAC (NRF S.41.) | 64,3 | 27 |
| Basiscreme DAC | 40 | 33 |
| Hydrophile Salbe (Unguentum emulsificans) DAB | 0 | 70 |
| Nichtionische hydrophile Creme DAB | 50 | 25 |
| Wasserhaltige hydrophile Salbe (Unguentum emulsific. aquosum) DAB | 70 | 21 |
| Nichtionische hydrophile Creme SR DAC (NRF S. 26.), Anionische hydrophile Creme SR DAC (NRF S. 27.) | 63,8 | 10 |
| Hydrophile Basisemulsion (NRF S. 25.) | 85 | 5 |
| Nichtionisches wasserhaltiges Liniment DAC (NRF S. 39.), Wasserhaltiges Liniment SR DAC (NRF S. 40.) | 81,8 | 5 |
| Carmellose-Natriumgel DAB | 85 | 0 |
| Hydroxyethylcellulosegel DAB | 87,5 | 0 |
| Wasserhaltiges Carbomergel DAB | 96,5 | 0 |
| 2-Propanolhaltiges Carbomergel DAB (mit 25% Isopropanolgehalt) | 73,5 | 0 |
| Macrogol-Salbe DAC | 0 | 0 |

* Unter dem Begriff „Fett" werden hier flüssige und feste Fette im chemischen Sinne, mineralische Öle, flüssige Wachse, Wollwachs, Eucerin®, gewisse Co-Emulgatoren bzw. Stabilisatoren verstanden, die auf der Haut fettende Eigenschaften besitzen.

**Tab. 8.8** Kompatible Mischungen von Vehikelsystemen

| Komponente 1 | Komponente 2 |
|---|---|
| Kohlenwasserstoffgele | Kohlenwasserstoffgele |
| Kohlenwasserstoffgele | Lipophile Gele (Oleo-Gele) |
| Wasser aufnehmende Salben vom W/O-Typ bzw. W/O-Absorptionssalben | Kohlenwasserstoffgele |
| | Lipophile Gele (Oleo-Gele) |
| Wasser aufnehmende Salben vom W/O-Typ bzw. W/O-Absorptionssalben | Wasser aufnehmende Salben vom W/O-Typ bzw. W/O-Absorptionssalben |
| Lipophile Creme bzw. W/O-Creme | Wasser aufnehmende Salben vom W/O-Typ bzw. W/O-Absorptionssalben |
| Lipophile Creme bzw. W/O-Creme | Lipophile Creme bzw. W/O-Creme |
| Ambiphile Creme | Kohlenwasserstoffgele |
| | Lipophile Gele (Oleo-Gele) |
| | Öle/Fette (bis maximal 20%) |
| | Wasser (bis maximal 80%) |
| | Hydrophile Creme bzw. O/W-Creme |
| Wasser aufnehmende Salben vom O/W-Typ bzw. O/W-Absorptionssalben | Kohlenwasserstoffgele |
| | Lipophile Gele (Oleo-Gele) |
| | Wasser aufnehmende Salben vom O/W-Typ bzw. O/W-Absorptionssalben |
| Hydrophile Creme bzw. O/W-Creme | Wasser aufnehmende Salbe vom O/W-Typ bzw. O/W-Absorptionssalben |
| | Hydrophile Creme bzw. O/W-Creme |
| | Wasser |
| | Zinkoxid-Schüttelmixtur DAC (NRF 11.22.) |
| | Hydrophile Gele (Hydrogele) |
| Hydrophile Gele (Hydrogele) | Hydrophile Gele (Hydrogele) |
| Hyrophile Gele (Hydrogele) | Wasser |

8

Wenn dagegen die Hauterkrankung akuter Natur ist und die Hautstelle eventuell noch nässt, empfiehlt es sich, Eucerinum® anhydricum gegen ein hydrophiles O/W-System auszutauschen. Dafür bietet sich z.B. die Diprosone® Basiscreme an, welche dieselbe Grundlage enthält, wie sie in der Diprogenta® Creme verwendet wird.

**Rezepturbeispiel 1 (optimiert)**

| | |
|---|---|
| Diprogenta®-Creme | 15,0 g |
| Diprosone® Basiscreme | ad 30,0 g |

Preisgünstiger wäre es, eine offizinelle hydrophile Creme bzw. O/W-Creme des DAB auszuwählen. In Betracht kommt die **Nichtionische hydrophile Creme DAB**.

**Rezepturbeispiel 1 (optimiert)**

| | |
|---|---|
| Diprogenta®-Creme | 15,0 g |
| Nichtionische hydrophile Creme DAB | ad 30,0 g |

Das Mischen von O/W- und W/O-Systemen wird auch auf dem Gebiet wirkstofffreier Basissalben und/oder Basiscremes oftmals praktiziert. Das folgende Beispiel findet man selbst in Standardwerken der Dermatologie [12] wieder.

**Rezepturbeispiel 2**

Linola® Creme
Linola® Fett N Creme $\overline{\text{aa}}$ partes

Der Hersteller, die Fa. Dr. A. Wolff, Bielefeld, empfiehlt für die Herstellung, die Mischung bei ca. 65 °C auf dem Wasserbad zu schmelzen und anschließend kalt zu rühren. Dabei entsteht zum Schluss infolge Phasenumkehr eine O/W-Emulsion bzw. -Creme. Im Grunde wird die Linola®-Creme, eine hydrophile Creme bzw. O/W-Creme, durch die Zugabe der Linola® Fett N Creme, einer lipophilen Creme bzw. W/O-Creme, „aufgefettet" und der Wassergehalt abgesenkt. Die lipophile Phase beträgt letztendlich 40 %, die hydrophile Phase 60 % (◘ Tab. 8.9).

Diese Werte trifft man typischerweise bei lipophilen Cremes bzw. W/O-Cremes an. Es stellt sich daher die Frage, ob das Therapieziel nicht auch mit einer W/O-Creme allein erreicht werden könnte. Dieser Systemtyp hat zudem den Vorteil, das im Stratum corneum gespeicherte Wasser am besten gegen eine schnelle Verdunstung in die Atmosphäre zu schützen. Selbst eine „aufgefettete" O/W-Creme, wie in diesem Fall, kann diese Wirkung nicht erzielen. Als preiswertere Alternativen kommen die folgenden Lösungen in Frage,

**◘ Tab. 8.9** Mischung von Linola® Creme und Linola® Fett N Creme

| Fettphase | Fertigarzneimittel | Wasserphase |
|---|---|---|
| 15 % | Linola® Creme | 85 % |
| 65 % | Linola® Fett N Creme | 35 % |
| 80 % : 2 = 40 % | | 120 % : 2 = 60 % |

sofern der Arzt eine chronische Hauterkrankung und eine trockene bis sehr trockene Haut diagnostiziert hat.

Ausgehend von einer lipophilen Creme bzw. W/O-Creme des DAB, nämlich der **Wasserhaltigen Wollwachsalkoholsalbe DAB** oder **Eucerinum® cum aqua,** kann man den Fett- und Wassergehalt durch Zugabe weiteren Wassers an denjenigen der ursprünglichen Mischung anpassen.

**Rezepturbeispiel 2 (optimiert)**

| | |
|---|---|
| Aqua purificata | 20,0 g |
| Unguentum alcoholum lanae aquosum DAB oder Eucerinum® cum aqua | 80,0 g |

(Fettgehalt: 37,4 %, Wassergehalt: 60 %)

Wenn auf die Gegenwart der ungesättigten Fettsäuren in der Linola®/Linola® Fett N Creme besonderer Wert gelegt wird, so können diese ohne weiteres noch nachträglich zugesetzt werden z. B.

- Essenzielle Fettsäuren 2,0 %,
- Borretschöl 2,5 % + Antioxidans,
- Nachtkerzenöl 2,5 % + Antioxidans.

Sollte die zu behandelnde Hautstelle nicht ausgesprochen trocken sein und keiner leichten Okklusion durch eine lipophile Creme oder W/O-Creme bedürfen, kommt eine Formulierung mit der ambiphilen **Basiscreme DAC** in Frage. Durch Zugabe von Fett (bis max. 20 %) und/oder Wasser (bis max. 80 %) lässt sich jeder gewünschte Fett- und Feuchtigkeitsgehalt herstellen, ohne dass galenische Instabilitäten auftreten.

**Rezepturbeispiel 2 (optimiert)**

| | |
|---|---|
| Gereinigtes Wasser | 33,5 g |
| Basiscreme DAC | 66,5 g |

(Fettgehalt: 21,95 %, Wassergehalt: 60,1 %)

Falls auf den Fettgehalt in der Original-Rezeptur besonderer Wert gelegt wird, so lässt sich der Fettanteil auf 40 % ebenso einfach einstellen.

**Rezepturbeispiel 2 (optimiert)**

| | |
|---|---|
| Oleum neutrale | 10,5 g |
| Basiscreme DAC | 89,5 g |

(Fettgehalt: 40 %, Wassergehalt: 35,8 %)

Auch in diese Formulierung können noch essenzielle Fettsäuren, Borretschöl oder Nachtkerzenöl eingearbeitet werden.

Das folgende Beispiel wurde lange Zeit in der dermatologischen Klinik und Poliklinik der Ludwig-Maximilians-Universität München unter der damaligen Leitung von Prof. O. Braun-Falco verordnet und angewendet.

**Rezepturbeispiel 3**

Dermatop® Creme
Dermatop® Salbe $\overline{aa}$ partes

**Tab. 8.10** Mischung von Dermatop®-Creme und Dermatop®-Salbe

| Fettphase | Fertigarzneimittel | Wasserphase |
|---|---|---|
| ca. 20% | Dermatop® Creme | 70% |
| ca. 54% | Dermatop® Salbe | 40% |
| 74% : 2 = 37% | | 110% : 2 = 55% |

Diese Mischung einer hydrophilen Creme bzw. O/W-Creme (Dermatop® Creme) mit einer lipophilen Creme bzw. W/O-Creme (Dermatop® Salbe) beinhaltet ein zusätzliches Problem. Da es sich in beiden Fällen um wirkstoffhaltige Fertigzubereitungen handelt, lässt sich das Inkompatibilitätsproblem nicht in der gleichen Weise lösen wie im vorhergehenden Beispiel.

Die Angaben zum Fett- und Wassergehalt (Tab. 8.10) können nur näherungsweise gemacht werden, da der Hersteller sie als Betriebsgeheimnis ansieht. Lösungsansätze, die sich allein auf die lipophile und hydrophile Phase beziehen, lassen dabei außer Acht, dass sich dadurch zwangsläufig die Konzentrationen der Glucocorticoide verändern müssen. Unter diesen Voraussetzungen wäre folgende lipophile Creme bzw. W/O-Formulierung zu diskutieren:

**Rezepturbeispiel 3 (optimiert)**

| | |
|---|---|
| Gereinigtes Wasser | 25,0 g |
| Dermatop® Salbe | 75,0 g |

(Fettgehalt: ca. 40,5%, Wassergehalt: ca. 55%)

Eine hydrophile O/W-Formulierung wäre theoretisch denkbar, aber praktisch nicht durchführbar, weil die Dermatop® Creme nicht so viel Fett bzw. Öl aufnehmen kann. Als Ausweg bietet sich daher nur eine ganz neu konzipierte Rezeptur an, die allerdings nicht mehr auf Fertigarzneimittel-Cremes bzw. -Salben basiert. Das Glucocorticoid aus der Dermatop-Salbe bzw. -Creme, das Prednicarbat, könnte in Form der Reinsubstanz in eine Grundlage eingearbeitet werden, die dann noch im Fettgehalt der Originalrezeptur angepasst werden müsste.

**Rezepturbeispiel 3 (optimiert)**

| | |
|---|---|
| Oleum neutrale | 8,0 g |
| Prednicarbat | 0,25 g |
| Citronensäure-Lsg. 0,5% | 2,5 g |
| Natriumcitrat-Lsg. 0,5% | 2,5 g |
| Basiscreme DAC | ad 100,0 g |

(Fettgehalt: 36,8%, Wassergehalt: 39,76%)

### Zusammenfassung

- Das Mischen von W/O- und O/W-Systemen ist kein Schönheitsfehler, sondern rational betrachtet in den meisten Fällen sowohl aus therapeutischer als auch galenischer Sicht ein Kunstfehler, dem ein Gedankenfehler oder ein Informationsmangel zugrunde liegt.
- Das Mischen von W/O- und O/W-Systemen ist überdies gar nicht notwendig, weil es rationale Alternativen gibt. Unter Beachtung gewisser Bedingungen lässt sich der Fett- und/oder der Wassergehalt offizineller Grundlagen im DAB, DAC oder NRF durch Zugabe von Fetten oder Ölen und/oder Wasser an die jeweiligen Hautbedürfnisse anpassen. Hierfür eignet sich insbesondere die Basiscreme DAC als ambiphile Creme.

## 8.8 Vermeidung von Inkompatibilitäten

Um von vorne herein Inkompatibilitäten in Individualrezepturen zu vermeiden, sollten die folgenden Regeln beachtet werden:

- Kationische Wirkstoffe sollten nicht mit anionischen Wirk- oder Hilfsstoffen in wasserhaltigen Zubereitungen kombiniert werden.
- Phenolische oder grenzflächenaktive Wirk- oder Hilfsstoffe sollten nicht mit nichtionischen, polyethylenglykol- bzw. macrogolhaltigen Hilfsstoffen (Emulgatoren) oder celluloseetherhaltigen Gelen zusammengebracht werden.
- Grenzflächenaktive Wirkstoffe dürfen nicht mit wasserreichen, lipophilen Cremes bzw. W/O-Cremes zusammen verordnet werden.
- Salben oder Cremes vom W/O- oder O/W-Typ sollten nur mit solchen des gleichen Systemtyps gemischt werden.

### Aufgaben

Stellen Sie fest, welcher Art die jeweilige Inkompatibilität in den aufgeführten Rezepturen ist. Suchen Sie rationale, kompatible Lösungen!

#### Aufgabe 1

| | |
|---|---|
| Vioform® | 5,0 g |
| Zinkoxid | 5,0 g |
| Nichtionische hydrophile Creme DAB | ad 100,0 g |

#### Aufgabe 2

| | |
|---|---|
| Chlorhexidindigluconat | 0,1 g |
| Unguentum emulsificans aquosum DAB | ad 100,0 g |

#### Aufgabe 3

| | |
|---|---|
| Topisolon® Salbe | |
| Unguentum Cordes® | $\overline{aa}$ ad 60,0 g |

8

### Antwort zu Aufgabe 1

**Analyse:** Vioform® (Synonyme: Clioquinol, Iodchloroxychinolin) ist ein phenolischer und gleichzeitig anionischer Wirkstoff. Zinkoxid ist ein kationischer Wirkstoff. Kation und Anion reagieren in Gegenwart eines wässrigen Milieus, hier der hydrophilen Creme oder O/W-Creme **Nichtionische hydrophile Creme DAB** zu schwer löslichen, wenig dissoziierten Verbindungen mit der Konsequenz des Wirkungsverlusts. Die Gelbfärbung der Zubereitung ist sichtbarer Ausdruck für diese chemische Reaktion. Die **Nichtionische hydrophile Creme DAB** enthält einen macrogolhaltigen Emulgator, der mit dem phenolischen Wirkstoff eine Nebenvalenzbindung eingeht. Dies führt einerseits zum Wirkungsverlust und andererseits zum Funktionsverlust des Emulgators und voraussichtlich auch zum Brechen der O/W-Emulsion.

**Lösung:** Entweder muss der kationische oder der anionische Wirkstoff ausgetauscht oder aus der Rezeptur herausgenommen und in einer Extra-Zubereitung angeboten werden. Das phenolische Clioquinol sollte in einer anionischen hydrophilen Creme bzw. O/W-Creme (Unguentum emulsificans aquosum DAB) angeboten werden. Zinkoxid kann in der ursprünglichen Grundlage verbleiben. Beide Zubereitungen sollten vom Patienten alternierend in einem ausreichend großen zeitlichen Abstand aufgetragen werden. Eine weitere Lösungsmöglichkeit klingt zunächst plausibel. Wenn man in einem wasserfreien Vehikelsystem wie der Unguentum emulsificans DAB oder der Unguentum Cordes® arbeitet, können keine Ionenreaktionen zwischen Kation und Anion ablaufen. Trägt man die Salbe dann auf die Haut, wird infolge der Perspiratio insensibilis Wasser in die Grundlage aufgenommen werden. Die dadurch entstehende hydrophile Creme oder bzw. O/W-Creme bietet jetzt die Voraussetzungen für die unerwünschten Ionenreaktionen zwischen den Wirkstoffen und für die Wechselwirkung zwischen Clioquinol und dem PEG-Emulgator in der Ungt. Cordes.

### Antwort zu Aufgabe 2

**Analyse:** Chlorhexidindigluconat ist ein kationischer Wirkstoff. Unguentum emulsificans aquosum DAB enthält als Komplexemulgator den anionischen Bestandteil Natriumcetylstearylsulfat. Kationischer Wirkstoff und anionischer Hilfsstoff reagieren im wässrigen Milieu der hydrophilen Creme oder O/W-Creme zu schwer löslichen, wenig dissoziierten Verbindungen, die einerseits zur Wirkungslosigkeit des Wirkstoffs und andererseits zum Funktionsverlust des wichtigsten Emulgatorbestandteils führen. Sichtbare Konsequenz dieses Vorgangs ist das Brechen der Emulsion.

**Lösung:** Die eleganteste Lösung ist es, die anionische hydrophile Creme bzw. O/W-Creme-Grundlage gegen eine nichtionische hydrophile Creme bzw. O/W-Creme-Grundlage wie Nichtionische hydrophile Creme DAB zu tauschen. Diese darf jedoch nicht mit Sorbinsäure/Kaliumsorbat konserviert sein und somit einen sauren pH-Wert aufweisen. In diesem Milieu wäre Chlorhexidindigluconat weniger wirksam. Als neutral reagierende Creme kommt auch die Basiscreme DAC in Frage (vgl. NRF-Vorschrift 11.116.).

### Antwort zu Aufgabe 3

**Analyse:** Topisolon® Salbe besitzt als Vehikelsystem eine lipophile Creme bzw. W/O-Creme. Die Unguentum Cordes® stellt eine Wasser aufnehmende Salbe vom Typ O/W bzw. eine O/W-Absorptionssalbe dar. Das Aufeinandertreffen von zwei derart gegensätzlichen Grundlagen-Systemen führt zu einer larvierten Inkompatibilität. Für das bloße Auge zeigt die fertige Zubereitung keine Auffälligkeiten. Unter dem Mikroskop jedoch zeigt eine mit Methylenblau angefärbte Probe ein chaotisches Nebeneinander von Fett- und Wasserphase. Die gleichmäßige Verteilung des Glucocorticoids in der Topisolon® Salbe ist nicht mehr gewährleistet.

**Lösung:** Liegt ein akutes Geschehen und eine normale, fette oder feuchte Haut vor, dann sollte die Mischung auf ein einheitliches O/W-System eingestellt werden. Dazu empfiehlt der Hersteller von Topisolon®-Salbe die Unguentum emulsificans aquosum DAB einzusetzen. Dabei kommt es nachweislich zu einer Phasenumkehr. Nach dem Mischen der Salben erhält man am Ende eine hydrophile Creme- bzw. O/W-Creme. Handelt es sich bei der Hauterkrankung um ein chronisches Geschehen und um eine trockene Haut, dann muss die Unguentum Cordes® gegen eine lipophile Creme bzw. W/O-Creme wie Topisolon® Basissalbe oder Wasserhaltige Wollwachsalkohol-Salbe DAB oder Eucerinum® cum aqua ausgewechselt werden.

# 9 Stabilitätsprobleme in Individualrezepturen

## 9.1 Einleitung

Die Stabilität ist ein wichtiges Qualitätsmerkmal für Arzneimittel. Dies gilt in gleichem Maße für in der Rezeptur individuell hergestellten Arzneimittel zu innerlichen oder äußerlichen Zwecken. Ein Arzneimittel wird dann als stabil bezeichnet, wenn sich seine wichtigen Eigenschaften eine angemessene Zeit nicht oder lediglich in einem zulässigen Ausmaß verändern. Diese Forderung gilt insbesondere für Fertigarzneimittel, sollte aber ebenso für individuell hergestellte Rezepturarzneimittel gelten. Die jeweilige Stabilität eines Wirkstoffs bzw. der Wirkstoffe und der verwendeten Vehikel bestimmt die Haltbarkeit und die Aufbrauchfrist der entsprechenden Arzneimittel. Heutzutage findet man auf nahezu allen Verpackungen und Behältnissen von Fertigarzneimitteln Haltbarkeits- bzw. Verwendungsfristen aufgedruckt.

Die Apothekenbetriebsordnung verpflichtet die Apotheken dazu, auch bei der Herstellung von Individualrezepturen auf den Behältnissen konkrete Haltbarkeitsfristen bzw. Aufbrauchfristen anzugeben. Unterschiedliche Zeitangaben, die auf der gleichen Zubereitung jedoch aus verschiedenen Apotheken stammend vorzufinden sind, lassen sich zum einen durch eine unterschiedliche Beurteilung durch das herstellende pharmazeutische Personal und zum anderen durch widersprüchliche Literaturquellen, z.B. Haltbarkeitslisten aus den Niederlanden (FNA) und aus der Bundesrepublik Deutschland (NRF) (◘ Tab. 9.1), erklären. Unterschiede in den Angaben findet man z.B. in der Rubrik „Hydrophile Cremes, Hydrogele“ und „Lipophile Cremes, in Dosen, konserviert“. Das NRF weist eine Aufbrauchfrist von vier Wochen aus, während die niederländischen Apotheker für den gleichen Vehikel-Typ einen Zeitraum von drei Monaten angeben. Ähnliche Angaben aus anderen Quellen beziehen sich zum einen auf die galenische Stabilität der Grundlage, zum anderen auf die chemische Stabilität des Wirkstoffes bzw. der Wirkstoffe oder eines Hilfsstoffs. Dadurch differieren die Aufbrauchfristen mitunter erheblich. Um abzuschätzen, wann Instabilitäten in Individualrezepturen grundsätzlich auftreten, muss man sich über die verschiedenen Ursachen im Klaren sein.

**Tab. 9.1** Arzneiformspezifische Richtwerte für Aufbrauchfristen beim Patienten für standardisierte oder chemisch und physikalisch stabile Rezepturen zur wiederholten Anwendung in Mehrdosenbehältnissen

| Arzneiform | NRF | FNA | Bemerkungen Hinweise |
|---|---|---|---|
| **Halbfeste Zubereitungen (Kutane, nasale, rektale, vaginale Anwendung, Anwendung in der Mundhöhle)** | | | |
| **Hydropobe Salben, wasseraufnehmende Salben, lipophile Gele, Pasten** | | | |
| Tube | 1 Jahr | 3 Jahre | – |
| Spenderdose | 1 Jahr | – | |
| Kruke | 6 Monate | 6 Monate | Ausnahmefall, z. B. bei sehr hoher Konsistenz |
| **Lipophile Cremes** | | | |
| Konserviert,Tube | 1 Jahr | – | – |
| Konserviert, Spenderdose | 6 Monate | – | |
| Konserviert, Kruke | 4 Wochen | 3 Monate | Ausnahmefall, z. B. bei Unverträglichkeit mit Tuben |
| Nicht konserviert, Tube, Spenderdose | 4 Wochen | – | – |
| **Hydrophile Salben** | | | |
| Tube, Spenderdose | 1 Jahr | – | – |
| **Hydrophile Cremes, Hydro-Gele** | | | |
| Konserviert, Tube | 1 Jahr | 1 Jahr | – |
| Konserviert, Spenderdose | 6 Monate | – | |
| Konserviert, Kruken | 4 Wochen | 3 Monate | Ausnahmefall, z. B. bei Unverträglichkeit mit Tuben |
| Nicht konserviert, Tube, Spenderdose | 1 Woche | – | Starke Abhängigkeit von pH-Wert, Inhaltsstoffen und Lagertemperatur, 2 Wochen im Kühlschrank |

■ Tab. 9.1 Arzneiformspezifische Richtwerte für Aufbrauchfristen beim Patienten für standardisierte oder chemisch und physikalisch stabile Rezepturen zur wiederholten Anwendung in Mehrdosenbehältnissen (Fortsetzung)

| Arzneiform | NRF | FNA | Bemerkungen Hinweise |
|---|---|---|---|
| **Flüssige Zubereitungen (Emulsionen, Suspensionen, Lösungen)** | | | |
| **Kutane, rektale, vaginale Anwendung, Oralia, Anwendung in der Mundhöhle** | | | |
| Konserviert | 6 Monate | – | – |
| Nicht konserviert | 1 Woche | – | Starke Abhängigkeit von pH-Wert, Inhaltsstoffen und Aufbewahrungstemperatur |
| Wasserfrei | 6 Monate | – | – |
| **Nasenemulsionen** | | | |
| Konserviert, Tube, Spenderdose mit Applikator | 3 Monate | – | – |
| Konserviert, Pipettenflasche | 2 Wochen | – | – |
| Nicht konserviert Tube, Spenderdose mit Applikator | 1 Woche | – | – |
| Nicht konserviert Pipettenflasche | 24 Stunden | – | – |
| Lösungen, äußerlich, Ethanolgehalt 15% g/g | – | 24 Monate | – |

## 9.2 Chemische Instabilität

### 9.2.1 Hydrolyse

Wirkstoffe, die eine Ester-, Amid-, Lacton-, Lactam- oder Glykosid-Struktur besitzen, erleiden in wässrigen Medien bei einem für sie ungünstigen pH-Milieu häufig eine hydrolytische Spaltung. Ein typisches Beispiel für diesen Vorgang stellt das **Hydrocortison-21-acetat** dar. Im stark sauren und im alkalischen Milieu wird das Glucocorticoid in Hydrocortison und Essigsäure gespalten. Daneben entsteht noch ein Isomerisierungsprodukt, nämlich das Hydrocortison-17-acetat. Bei einem pH-Wert von 4,5 findet man die minimale Hydrolysegeschwindigkeit.

Eine pH-abhängige Hydrolyse trifft man auch bei dem Azol-Antimykotikum **Clotrimazol** an. Unterhalb von pH 5 ist diese Substanz hydrolyseempfindlich. Temperaturerhöhung steigert die Hydrolysegeschwindigkeit. Dabei spielt Licht nur eine geringe Rolle. Das pH-Stabilitäts-Optimum für Clotrimazol liegt bei pH 7–8. Bei Zusatz von sauer reagierenden Wirkstoffen, wie z. B. Salicylsäure, wird dieser Bereich schnell unterschritten. Die Salicylsäure erzeugt in wässrigen oder alkoholisch-wässrigen Systemen je nach Konzentration einen pH von 1–3. Um die Stabilität und damit die volle Wirksamkeit des Antimykotikums über den gesamten Anwendungszeitraum zu gewährleisten, müssen saure Wirkstoffe in getrennten Zubereitungen verordnet werden.

**Metronidazol**, das vorzugsweise bei Rosacea-Verordnungen in hydrophilen Cremes bzw. O/W-Creme-Grundlagen angewandt wird, erfährt im neutralen und im basischen Milieu eine hydrolytische Spaltung. Sein Stabilitätsoptimum liegt zwischen pH 4,6 und 5,4.

Seltener als Ester-Hydrolysen kommen Amid-Hydrolysen vor. Ein typisches Beispiel hierfür stellt das Antibiotikum **Chloramphenicol** dar. Schon bei einem neutralen pH kommt es zu einer Spaltung in Dichloressigsäure und 2-Amino-1-(4-nitro-phenyl)-propan-1,3-diol. Katalysiert wird diese Amid-Hydrolyse durch Monohydrogenphosphat, Citrate und Essigsäure. Aus diesem Grund sollten nur schwach gepufferte Lösungen angestrebt werden. Bei einem pH-Wert von 4–7 verläuft die Hydrolyse am langsamsten. Das pH-Optimum von Chloramphenicol liegt bei pH 7,4 bzw. 7,8. Bei pH-Werten zwischen 2 und 7 besitzt die Lösung nur eine beschränkte Stabilität für die Zeit von 30 Tagen bei 20 °C.

Ganz selten im Bereich der Individualrezeptur tritt eine Hydrolyse von Lactonen ein. Das zu den Makrolidglykosiden zählende Antibiotikum **Erythromycin** wird in Gegenwart schwacher Säuren oder schwach sauer reagierender Wirk- oder Hilfsstoffe zu einem Halbacetal und schließlich zu einem Vollketal umgewandelt. Solche Reaktionspartner können z. B. Salicylsäure, Sorbinsäure/Kaliumsorbat-Gemische u. a. sein. Die Zerstörung des Originalmoleküls und der daraus resultierende vollständige Wirkungsverlust laufen innerhalb von 1–3 Stunden ab. Sie ist abhängig von der jeweiligen Konzentration des Erythromycins und der damit verbundenen Löslichkeit. Gelöste Anteile werden schneller zersetzt als suspendierte. Im stark basischen Milieu bildet das Erythromycin ein so genanntes Trans-Lacton aus, das schließlich auch hydrolytisch gespalten wird. Auch dieses Artefakt zeigt keinerlei antibiotische Wirkung mehr. Das pH-Stabilitäts-Optimum und damit auch das Wirkoptimum liegen bei pH 8 bis 8,5. Deshalb sollen sich Kombinationspartner verbieten, die diesen pH-Wert nicht garantieren können.

Bei hydrolysegefährdeten Wirkstoffen muss versucht werden, sich in wässrigen Medien dem jeweiligen pH-Stabilitäts-Optimum und dem pH-Wirkoptimum so weit wie möglich anzunähern. Damit ist eine Hydrolyse zwar nicht gänzlich ausgeschlossen, aber auf ein Minimum reduziert. Der Vorgang wird also nur verzögert bzw. möglichst lange angehalten. Damit erreicht man zumindest für den Zeitraum der Anwendung eine optimale Stabilität und die bestmögliche Wirkung des Arzneistoffs. Gefährden Kombinationspartner offensichtlich dieses Ziel und lassen sich die pH-Optima von zwei oder mehreren Wirkstoffen nicht „unter einen Hut bringen", so muss überlegt werden, welcher der „Störenfriede" aus der Rezeptur herausgenommen und in einer zweiten Rezeptur angeboten bzw. verarbeitet werden soll.

In den Fällen, wo die genannten Rezeptursubstanzen ihr pH-Optimum im schwach sauren Bereich haben, empfiehlt sich die Zugabe eines Puffergemisches wie eines Citrat-Puffers mit entsprechendem pH-Wert. Der Erfolg dieses Vorgehens kann mit pH-Stäbchen mit 3 Farbzonen, die das Ablesen von Halbschritt-pH-Werten ermöglichen, auf einfache Weise überprüft werden.

Im Fall des Erythromycins müssen eventuell zusätzlich vorhandene Substanzen, die eine saure Reaktion hervorrufen, eliminiert oder von vorne herein vermieden werden. Unter den Wirkstoffen ist die Salicylsäure der am häufigsten vorkommende „Störenfried". Sie sollte auf jeden Fall in einer Extra-Zubereitung dem Patienten angeboten werden.

Unter den Hilfsstoffen fallen die Konservierungsmittel-Mischungen von Sorbinsäure und Kaliumsorbat auf, die beispielsweise in vom pharmazeutischen Großhandel an die Apotheken gelieferten Chargen von hydrophilen Cremes bzw. O/W-Cremes aus DAB, DAC, SR und NRF anzutreffen sind. Diese Kombination erzeugt in den hydrophilen Cremes bzw. O/W-Cremes einen pH-Wert von ca. 5. Wird Erythromycin in eine solche Grundlage eingearbeitet, kann es abhängig von der Konzentration innerhalb kurzer Zeit zerstört und damit wirkungslos werden. Es ist jedoch auch möglich, dass das Erythromycin je nach Konzentration aufgrund seines basischen Charakters die sauren pH-Werte des Konservierungsmittelgemischs „neutralisiert", unter Umständen sogar leicht basische pH-Werte erzeugt. Im jedem Einzelfall muss dies durch eine aktuelle pH-Messung verifiziert werden. Die Wirkung von Sorbinsäure und Kaliumsorbat geht jenseits von pH 6 verloren.

Als Ausweg bietet sich nur an, die entsprechende hydrophile Creme selber frisch herzustellen und ihr als konservierendes Agens 20% Propylenglykol (bezogen auf den Wassergehalt) hinzuzusetzen. Eine derart konservierte Ungt. emulsific. aquos. DAB kann inzwischen fertig bezogen werden. Nach der Einarbeitung des Erythromycins in diese hydrophile Creme bzw. O/W-Creme sollte der pH-Wert mit Hilfe von pH-Stäbchen (pH-Bereich von 7,5–9,5) überprüft werden. Ist das pH-Optimum nicht erreicht, kann mit Trometamol oder mit einer $NaHCO_3$-Lösung (4,2% oder 8,4%) „nachgebessert" werden. Wurde das pH-Optimum überschritten, muss es mit kleinsten Mengen Citronensäure oder besser noch mit einer verdünnten Citronensäure-Lösung wieder auf pH 8,5 quasi zurückgeholt werden.

Eine nach diesen Kriterien ausgearbeitete standardisierte Formulierung wurde ins NRF aufgenommen: **Hydrophile Erythromycin-Creme 0,5/1/2** oder **4% (NRF 11.77.)**. Wenn der Arzt eine Individualrezeptur mit Erythromycin plant, sollte er diese Vorschrift allen anderen vorziehen.

Eine Reihe von Wirkstoffen kann durch oxidative Vorgänge in Gegenwart von Sauerstoff derart verändert werden, dass sie einen wesentlichen Teil ihrer Wirkung einbüßen oder vollkommen verlieren. Besonders gefährdet in dieser Hinsicht sind solche Verbindungen, die über eine oder mehrere ungesättigte Doppelbindungen verfügen oder deren Bindungen gewissen Spannungen ausgesetzt sind. Zu dieser Gruppe von Wirkstoffen gehören z.B. ungesättigte Fettsäuren, die in vielen pflanzlichen Ölen (Sonnenblumenöl, Distelöl, Hanföl, Nachtkerzensamenöl oder Borretschöl) in Form von Triglyceriden anzutreffen sind.

Auch die **Vitamin-A-Säure** zählt zu diesen Molekülen mit mehrfach ungesättigten Bindungen. Hierbei laufen Autoxidationen nach dem Radikalkettenmechanismus ab. Auch Glucocorticoide, die das Strukturelement eines Hydroxymethylketons besitzen, können in wasserhaltigen Medien leicht oxidiert werden. Dabei gibt es bestimmte Einflussfaktoren, die diese Redox-Vorgänge entweder erst in Gang setzen oder beschleunigen.

- Steigende pH-Werte erhöhen die Geschwindigkeit der Oxidation. Deshalb sollte man Zubereitungen mit oxidationsempfindlichen Stoffen möglichst auf leicht saure pH-Werte einstellen, wobei natürlich die physiologische Verträglichkeit berücksichtigt werden muss.

- Oxidationen erfolgen am häufigsten in Gegenwart von Sauerstoff. Deshalb wird eine solche Reaktion bei einer Begasung mit Kohlendioxid oder Stickstoff unterbleiben.
- Die Einwirkung von Licht initiiert oft die Bildung von Radikalen, die dann eine Kettenreaktion von Oxidationsschritten auslösen. Als Gegenmaßnahme empfiehlt sich, kurzwelliges Licht z.B. durch die Verwendung brauner Aufbewahrungsgläser oder Aluminium-Tuben nicht auf den Wirkstoff treffen zu lassen.
- Steigende Temperaturen beschleunigen Redox-Reaktionen. Deshalb ist oft eine kühle Lagerung der entsprechenden Zubereitungen empfehlenswert.

Spuren von Schwermetallionen können Redox-Reaktionen katalysieren. Solche Verunreinigungen von Kupfer-, Eisen-, Mangan- oder Nickelionen lassen sich zwar weitgehend vermeiden, aber nicht ganz ausschließen. Aus diesem Grund setzen pharmazeutische Hersteller ihren Produkten oft Komplexierungsmittel zu, wie z.B. Natrium-EDTA.

Auch die sachgerechte Auswahl des Packmittels trägt zur Stabilitätsverbesserung bei. Aluminiumtuben mit Innenschutzlackierung lassen weder Licht noch Sauerstoff durch und sollten bei halbfesten Zubereitungen mit instabilen Wirkstoffen allen anderen Packmitteln vorgezogen werden. Oft ist der Zusatz von Redox-Stabilisatoren bzw. Antioxidanzien unumgänglich, um über den gesamten Anwendungszeitraum eine ausreichende Stabilität des entsprechenden Dermatikums zu gewährleisten.

Chemisch betrachtet handelt es sich bei diesen Hilfsstoffen um Sauerstoff-Fänger oder Wasserstoff-Donatoren. Sie müssen jedoch bestimmte Voraussetzungen erfüllen. Sie sollten in oxidierter und reduzierter Form hautverträglich sein, über einen größeren pH-Bereich ihre Wirksamkeit behalten und mit anderen Arzneimitteln und dem jeweiligen Packmaterial kompatibel sein. Desgleichen müssen sie pharmakologisch unbedenklich sein und dürfen keine Kontaktallergien auslösen.

Im Allgemeinen werden Kombinationen von Antioxidanzien eingesetzt, um ihre Wirkung zu optimieren. Außerdem fügt man noch so genannte Synergisten hinzu, die selbst nicht antioxidativ wirken, aber dennoch die Antioxidanzien in ihrer Wirksamkeit verbessern. Hierzu gehören einige Säuren, wie z.B. Ascorbinsäure, Citronensäure, Citraconsäure, Phosphorsäure und Weinsäure. Handelsnamen für solche Antioxidanzien-Gemische sind z.B. Oxynex® LM (α-Tocopherol und Synergisten) und Oxynex® 2004 (Butylhydroxytoluol und Synergisten).

### 9.2.2 Zersetzung

Eine chemische Veränderung eines Wirkstoffmoleküls kann auch durch den Prozess der Zersetzung eintreten, ohne dass eine Oxidation dazu notwendig wäre. Ein relevantes Beispiel aus dem Bereich der halbfesten Zubereitungen stellt der **Harnstoff** dar. In wässrigen Medien wandelt sich Urea zunächst in Ammoniumcyanat um und zersetzt sich anschließend zu Ammoniak und Kohlendioxid. Diese Reaktionen führen zu einem Anstieg des pH-Wertes bis ins Basische hinein, was wiederum die Zersetzung beschleunigt. Dieser Vorgang ist auch temperaturabhängig. Deshalb sollten alle wasserhaltigen Zubereitungen auf das Stabilitätsoptimum von pH 6,2 eingestellt werden und bei der Herstellung der Harnstofflösungen darf keine Wärme angewendet werden. Schon bei geringfügiger Zersetzung steigt der pH-Wert an und fördert damit den weiteren Zerfall. Um das Zersetzungsminimum möglichst lange aufrechterhalten zu können, sehen Vorschriften im NRF den Zusatz eines Lactat-Puffers vor. Dabei werden jeweils 1% Milchsäure und 4% Natriumlactat-Lösung 50% gemischt (→pH 4,2). Dadurch wird gewährleistet, dass die basischen Artefakte sicher abgefangen werden. Diese stabilisierende Maßnahme sollte auch bei jeder anderen „freien“, wasserhaltigen Rezeptur durchgeführt werden.

Pharmazeutische Hersteller von harnstoffhaltigen Fertigarzneimitteln bedienen sich ähnlicher Kniffe. Die Fa. Beiersdorf setzt den Produkten der Reihe „Eucerin® trockene Haut“ (früher Laceran®) ebenfalls Milchsäure zu und stellt dann mit Natronlauge auf einen pH von 5–6 ein. Eine andere Methode besteht darin, dass ein Hilfsstoff mit dem Namen Triacetin (Glycerintriacetat) verwendet wird, der bei dem durch die Zersetzung des Harnstoffs ansteigendem pH-Wert ein Molekül Essigsäure freisetzt und so den Ausgangs-pH-Wert wieder herstellt.

Ein anderer Hersteller löst zuerst den Harnstoff in Wasser, sprüht die Lösung auf Maisstärke auf und trocknet diese dann. Dabei kristallisiert der Harnstoff in den Krypten der Stärke aus. Nachfolgend wird die mit Harnstoff beladene Maisstärke in die entsprechende Grundlage eingearbeitet.

## 9.3 Photoinstabilität

Bei Photoinstabilität treten unter der Einwirkung von Licht sowohl Oxidationen als auch Reduktionen, Razemisierungen und Isomerisierungen auf. Eine Liste photoinstabiler Wirk- und Hilfsstoffe zeigt nachstehender Kasten. Beispiele für eine Photooxidation stellen die Glucocorticoide Hydrocortison, Prednisolon und Triamcinolon dar, die im Ring A des Steroidgerüstes eine Dienon-Struktur besitzen. Die Halbwertzeit von Hydrocortison in alkoholischen Lösungen beträgt z.B. 160 Tage.

Die wichtigste Maßnahme zur Verhinderung einer solchen Photooxidation besteht im Lichtausschluss, der durch lichtundurchlässige Verpackungen wie z.B. durch eine Aluminiumtube und mit mikronisiertem Titandioxid hergestellten Spenderdosen gewährleistet ist.

## 9.4 Physikalische Instabilität

Die bislang aufgeführten Instabilitäten waren Probleme der Arzneistoffe an sich. Physikalische Instabilitäten stellen sich dagegen in der Regel als Probleme der Arzneiform dar. Hier kann es zu Änderungen der Partikelgröße, der Kristallstruktur, des Verteilungs-, des Aggregatzustandes oder der Löslichkeits- und Hydratationsverhältnisse kommen. Oft treten diese erst als Folge chemischer oder mikrobieller Veränderungen ein. Als geradezu klassisches Beispiel für die Änderung von Partikelgrößen und der Kristallstruktur gilt die folgende Rezeptur:

**Rezepturbeispiel**

| | |
|---|---|
| Acidum salicylicum | 3,0 g |
| solve in Oleum Ricini q. sat. | |
| Vaselinum album | ad 100,0 g |

Rizinusöl stellt für Salicylsäure ein einigermaßen gutes Lösungsmittel dar. Der Wirkstoff ist darin im Verhältnis 1 : 10 löslich. In weißer Vaseline löst sich Salicylsäure dagegen sehr schlecht bis gar nicht. Werden ein gutes und ein schlechtes Lösungsmittel miteinander gemischt, so verschlechtert sich die Löslichkeit des gelösten Feststoffs. Infolge Übersättigung wird die zunächst in Lösung befindliche Salicylsäure in der weißen Vaseline ausfallen bzw. auskristallisieren. Ein solches Vorgehen gilt daher unter pharmazeutischen Technologen als Kunstfehler. Besser wäre es, den Wirkstoff mit Paraffinum subliquidum anzureiben und dann die Vaseline portionsweise hinzuzufügen.

**Photoinstabile Wirk- und Hilfsstoffe. Aus [24]**

- **A**criflaviniumchlorid
- Amphotericin B
- Anthrarobin
- Ascorbinsäure
- **B**acitracin
- Benzocain
- Benzylalkohol
- Benzylbenzoat
- Betamethason-17-valerat
- Betamethason-dipropionat
- Bienenwachs
- Bismutgallat, basisches
- Brillantgrün
- Butylhydroxyanisol
- Butylhydroxytoluol
- 8-**C**hinolinolsulfat
- Chloramin T
- Chloramphenicol
- Chlorhexidinacetat
- Chlorocresol
- Chlorquinaldol
- Chlortetracyclin
- Ciclopiroxolamin
- Clioquinol
- Clobetasol-17-propionat
- Cremophore
- **D**examethason
- Dexpanthenol
- Dithranol
- Drogen und Drogenextrakte
- **E**rythromycin
- Estradiol
- Estradiolbenzoat
- Ethacridinlactat
- **F**ette, ungesättigte
- Fluocinolonacetonid
- Fluorouracil
- Fuchsin
- **G**entianaviolett
- **H**exachlorophen
- Hydrochinon
- Hydrocortison
- Hydrocortisonacetat
- **K**aliumhydroxychinolinsulfat
- Ketoconazol
- **L**idocain-HCl
- **M**acrogolsorbitanfettsäureester
- 8-Methoxypsoralen
- 2-**N**aphthol
- Neomycinsulfat
- Nystatin
- **O**xytetracyclin
- **P**henol
- Phenylethylalkohol
- Podophyllin
- Polyacrylsaures Natrium
- Prednisolon
- Prednisolon-21-acetat
- Prednison
- Progesteron
- **R**esorcin
- **S**alicylsäure
- Sesamöl u. a. fette Öle
- Silbernitrat
- Sorbinsäure
- Sulfonamide
- **T**annin
- Testosteronpropionat
- Tetracain-HCl
- Tetracyclin-HCl
- $\alpha$-Tocopherolacetat
- Tretinoin
- Triamcinolonacetonid
- Triethanolamin
- **W**ollwachs

Ein Beispiel für eine physikalische Instabilität wurde in jüngster Vergangenheit aus dem Zentrallaboratorium der Deutschen Apotheker (ZL) geliefert. Bei Untersuchungen [13], welche die allgemeine Verwendbarkeit der **Hydrophilen Basisemulsion (NRF S. 25.)** für Glucocorticoid-Zubereitungen zum Thema hatte, stellte sich heraus, dass Prednisolon in der O/W-Lotion über Nacht in großen Büscheln auskristallisierte. Offenbar findet hier eine polymorphe Umwandlung von einer in eine andere Kristallform statt. Die Lösung für dieses Problem liegt im Austausch von Prednisolon gegen Prednisolonacetat im Verhältnis 1:1. Da Prednisolonacetat lipophiler als Prednisolon ist, daher besser in die Haut penetrieren kann, bedarf es keiner Umrechnung.

Die Änderung des Verteilungszustandes in einem Mehrphasen-System muss nicht immer unerwünscht sein. In einer Schüttelmixtur ist eine Phasenauftrennung durchaus gewollt. Auch das Brechen der lipophilen Creme bzw. der Quasi-W/O-Emulsion **Kühlsalbe DAB (Unguentum leniens)** beim Aufbringen auf die Haut bedingt erst deren Kühleffekt. Nicht gewollt sind Phasenauftrennungen von echten lipophilen Emulsionen bzw. W/O-Emulsionen oder hydrophilen Emulsionen bzw. O/W-Emulsionen. Die Ursache liegt zum einen in der unterschiedlichen Dichte der Phasen und zum anderen in der hohen Grenzflächenspannung der hydrophilen und der lipophilen Phase begründet. Derartige Probleme lassen sich bereits im Vorfeld vermeiden, auf jeden Fall aber minimieren.

Die Teilchengröße von Feststoffen, seien es nun Wirkstoffe oder Hilfsstoffe, sollte möglichst gering sein, damit einerseits eine Resorption möglich wird und andererseits eine Sedimentation nur sehr langsam erfolgen kann. Eine andere Maßnahme stellt die Viskositätserhöhung der flüssigen Phase dar.

Bei Schüttelmixturen lässt sich die Konsistenz der flüssigen Phase entweder durch die Zugabe eines anionischen, anorganischen Hydrogelbildners, wie z.B. Bentonit, oder eines nichtionischen, organischen Hydrogelbildners, wie Hydroxyethylcellulose, oder eines anionischen oder nichtionischen O/W-Emulgators erhöhen. In hydrophilen Emulsionen bzw. O/W-Emulsionen macht man durch Zugabe von hydrophilen Gelbildnern vom Typ der Celluloseether oder der Polyacrylate die hydrophile Außenphase viskoser. Bei lipophilen Cremes bzw. W/O-Cremes bedient man sich typischer Oleogelbildner, wie z.B. Aluminium- oder Magnesiumstearat, organisch modifizierten Bentonits, wie Bentone® 27 oder 32, um die lipophile Phase viskoser zu gestalten.

Um zu verhindern, dass sich in einem Mehrphasen-System lipophile und hydrophile Phase trennt, muss die Grenzflächenspannung zwischen beiden erniedrigt werden. Hierzu dienen in erster Linie die Emulgatoren.

Aber auch der Dispersitätsgrad entscheidet über die Stabilität einer Emulsion. Dazu muss Energie in das System gesteckt werden. Wenn die Scherkräfte eines Pistills in einer Salbenschale nicht ausreichen, müssen Rührgeräte eingesetzt werden. Sie sollten der jeweiligen Menge der herzustellenden Creme angepasst sein. Für kleine Volumina empfiehlt sich z.B. der Rührstab der Fa. ESGE oder der nach dem Ultra-Turrax-Prinzip arbeitende Biohomogenizer der gleichen Firma, für größere Mengen Rührmaschinen mit einem Planeten-Rührwerk (z.B. Kitchen Aid®, Kenwood® Chef). Eine weitere Homogenisierung nach beendeter Herstellung lässt sich durch die ein- bis mehrmalige Aufgabe auf einen Dreiwalzenstuhl (Salbenmühle) erreichen.

Plötzliche Änderungen des Aggregatzustandes können auf eine Instabilität hinweisen. Finden dabei Viskositätsveränderungen von halbfest nach fest statt, so beruht dies oft auf dem Phänomen der Thixotropie. Vaseline oder lipophile Cremes bzw. W/O-Cremes sind weniger viskos, wenn man sie leicht erwärmt oder starken Scherkräften aussetzt. Lässt man sie anschließend längere Zeit ruhig stehen, so gewinnen sie ihre alte Viskosität zurück.

Verflüssigungen halbfester Zubereitungen treten meistens als Folge von Wechselwirkungen mit Wirkstoffen auf. Bei der Zugabe von Salicylsäure zu Polyethylenglykol- bzw. Macrogolsalben verflüssigt sich die Grundlage spontan. Auch das Einarbeiten von Ichthyol® (Ammoniumbituminosulfonat) in Zinkoxidschüttelmixtur führt zu einer starken Viskositätserniedrigung.

Wenn makromolekulare Polysaccharide, wie sie oft in Hydrogelen verwendet werden, infolge mikrobiellen Befalls abgebaut werden, verlieren sie ihre Gerüststabilität bzw. ihre Gelstruktur.

Veränderungen des Aggregatzustandes von flüssig nach fest treten beispielsweise auf, wenn aus übersättigten Lösungen bei ungünstiger Temperatur und Polarität des Arzneistoffs Feststoffe ausfallen. Ein weiterer ungünstiger Faktor kann die Art und die Menge der zusätzlich gelösten Stoffe sein.

Durch Verdunstung von Wasser aus hydrophilen Cremes oder Lotionen bzw. O/W-Emulsionen oder hydrophilen Gelen bzw. Hydrogelen können vorher gelöste Wirkstoffe ausfallen. Ein solcher Fall kann z.B. bei Harnstoff-Zubereitungen auf hydrophiler Creme- bzw. O/W-Creme-Basis auftreten, sofern keine Aluminium-Tuben als Behältnisse genommen werden.

## 9.5 Mikrobiologische Instabilität

Die Ursache für die mikrobiologische Instabilität einer wasserhaltigen Zubereitung ist zwangsläufig eine Kontamination mit Mikroorganismen. Diese kann entweder bei der Herstellung oder während der Lagerung oder bei der Anwendung von Rezepturarzneimitteln eintreten. Die daraus resultierenden Risiken betreffen den Verwender, die Wirksamkeit der eingearbeiteten Wirkstoffe und schließlich die Stabilität der Arzneiform.

Pathogene Keime bedeuten eine Infektionsgefahr für die oft vorgeschädigte Haut des Patienten. Mikrobielle Stoffwechselprodukte sind in der Regel toxischer als ihre Ausgangsstufen. Werden Arzneistoffe mikrobiell abgebaut, erleiden sie einen Wirkungsverlust. Durch den von Mikroben verursachten Abbau von Hilfsstoffen, wird die Stabilität der jeweiligen Arzneiform gefährdet.

Untersuchungen von Prof. Mayser, Universitätshautklinik Gießen, konnten zeigen, dass Mikroben sogar Emulgatoren als Substrat bei ihrem zerstörerischen Werk benutzen. Äußere Kennzeichen für eine Kontamination einer wasserhaltigen Zubereitung können recht vielfältig sein:

- Schimmelbildung,
- Ausbildung von Bakterienkolonien,
- Trübungen,
- Ausfällungen,
- Verfärbungen,
- Geruchsveränderungen,
- Gasbildung.

Maßnahmen zur Vermeidung von Kontamination müssen sich sowohl auf die Ausgangsstoffe als auch auf das Herstellungsverfahren und das fertige Produkt erstrecken. Bereits die Ausgangsmaterialien sollten keimarm, wenn möglich sogar keimfrei sein. Das gewählte

Herstellungsverfahren und die Hygiene am Produktionsort müssen keimarme bzw. keimfreie Arzneimittel garantieren können. Kontaminationsgefährdete Vehikelsysteme, wie z. B. wässrige Suspensionen, hydrophile Gele bzw. Hydrogele und hydrophile Emulsionen bzw. O/W-Emulsionen sollten auf jeden Fall konserviert oder zumindest aseptisch zubereitet werden.

## 9.6 Maßnahmen zur Optimierung der Stabilität

Zusammenfassend sollen die empfehlenswerten Maßnahmen zur Optimierung der Stabilität noch einmal angeführt werden.

- Durch die Einstellung eines optimalen pH-Werts lässt sich die chemische Stabilität von Wirkstoffen besser gewährleisten. Für eine ganze Reihe von Arzneistoffen kann man die Stabilitätsoptima dem Kapitel „Codex dermatologischer Wirkstoffe" [23] entnehmen. Einen zusammenfassenden Überblick gibt ◘ Tab. 9.2.
- Der negative Einfluss von Sauerstoff und Licht wird am besten durch die geeignete Auswahl von Packmitteln, wie z. B. Aluminiumtuben oder braunes Glas vermieden.
- Der Zusatz von Antioxidanzien und Synergisten optimiert die Stabilität von empfindlichen Wirkstoffen.
- Die Zugabe von Komplexierungsmitteln verbessert die Stabilität von Hilfsstoffen, wie z. B. Emulgatoren.
- Wässrige Suspensionen können durch den Zusatz von Emulgatoren vom O/W-Typ, von einer O/W-Emulsion oder von hydrophilen Gel- bzw. Hydrogelbildnern stabilisiert werden.
- Wässrige Suspensionen, hydrophile Gele bzw. Hydrogele und hydrophile bzw. O/W-Emulsionen sollten nach Möglichkeit konserviert werden.

◘ **Tab. 9.2** Stabilitätsoptima von Wirkstoffen

| Wirkstoff | pH-Wert | Bemerkungen |
|---|---|---|
| Allantoin | 6 | |
| Aluminiumchlorid-Hexahydrat | 2,3–3,5 | |
| Betamethasondipropionat | 4 | Lichtempfindlich |
| Betamethason-17-valerat | 3,5 | Zuerst Isomerisierung im stark sauren und alkalischen Milieu; dann Hydrolyse |
| Budesonid | 4–5 | Oberhalb pH 5 schnelle Zersetzung |
| Chloramphenicol | 7,4–7,8 | |
| | 2–7 | Lösungen nur 30 Tage stabil bei Raumtemperatur |
| Chlorhexidindiglucomat | 5–8 | Wirkungsoptimum pH 8 |
| Clindamycindihydrogenphosphat | 3,5–6,5 | |

**Tab. 9.2** Stabilitätsoptima von Wirkstoffen (Fortsetzung)

| Wirkstoff | pH-Wert | Bemerkungen |
|---|---|---|
| Clioquinol (Vioform®) | Schwach sauer | Licht- und feuchtigkeitsempfindlich |
| Clobetasol-17-propionat | 4–6 | Hydrolyse |
| Clotrimazol | 7–8 | |
| Dexamethason | 3,0–3,5 | Seitenkette bei alkalischem pH oxidationsempfindlich |
| Dexpanthenol | 3–7 | |
| Dithranol (Cignolin®) | Schwach sauer | Oxidationsempfindlich: Oxidationsschutz mit Salicylsäure erforderlich |
| Erythromycin | 8,5 | Bei sauren pH-Werten Zersetzung innerhalb weniger Stunden |
| Ethacridinlactat (Rivanol®) | | Lichtempfindlich |
| Gentamicinsulfat | 2–14 | Wirkungsoptimum: pH 7,8 |
| Harnstoff | 6,2 | Lactatpuffer aus dem NRF hinzufügen |
| Hydrocortison | 6–7 | Photoinstabil in Ggw. von Metallionen, Sauerstoff und Licht |
| Hydrocortisonacetat | 4,5 | Siehe auch unter Hydrocortison; Hydrolyse |
| Metronidazol | 4–6 | |
| Nystatin | 5–7 | Lichtempfindlich; wässrige Lösung 1 Woche haltbar im Kühlschrank |
| Oxytetracyclin-HCl | 2 | Wirkungsoptimum pH 5,5–6,5 |
| Prednisolon | Siehe Hydrocortison | Physikalisch instabil: Kristallbildung in wasserreichen Medien; photoinstabil: UV-Licht (Ring A) |
| Prednisolonacetat | Siehe Hydrocortisonacetat | Hydrolyse des Esters |
| Resorcin* | | Instabil: Licht, Luft |
| Tetracain-HCl | 3–4–6 | |
| Tetracyclin-HCl | | Wirkungsoptimum: pH 6,1–6,6 Wasserhaltige Vehikel: 7 Tage haltbar im Kühlschrank |

9

**Tab. 9.2** Stabilitätsoptima von Wirkstoffen (Fortsetzung)

| Wirkstoff | pH-Wert | Bemerkungen |
|---|---|---|
| Tretinoin | 5 | Photoinstabil (!): Licht, Sauerstoff Antioxidanzien-Zusatz erforderlich; Kristallinität (!) mikronisierte Substanz einsetzen |
| Triamcinolonacetonid | 6,5–7 | Ketal-Rest durch Säuren spaltbar |
| Triclosan | 5 | Wirksam im Bereich pH 4–8 pH 5: Bakterizidie (= Wirkungsoptimum) pH 8: Bakteriostase |
| Vitamin-A-palmitat | 4–6 | Stabiler als das Acetat |

Quellen: 1) NN., Codex der Augenarzneistoffe und Hilfsstoffe in: Dolder R, Skinner FS, Ophthalmika. Wissenschaftliche Verlagsgesellschaft Stuttgart, 120–347, 1990

2) Häckh G, Schwarzmüller E, Codex dermatologischer Wirkstoffe in: Niedner R, Ziegenmeyer J, Dermatika. Wissenschaftliche Verlagsgesellschaft Stuttgart, 315–473, 1992

3) Connors KA, Amidon GL, Stella VJ, Chemical Stability of Pharmaceuticals. John Wiley & Sons New York, Second Edition 1986

4) Fa. Grünenthal, Stolberg

* Diese Stoffe erhielten durch die Kommission B des ehemaligen BGA eine negative Nutzen-Risiko-Bewertung und sollten deshalb nicht mehr in Rezepturen eingesetzt werden.

**Tab. 9.3** Paare von Glucocorticoiden und Antibiotika oder Antiseptika

| Glucorticoid | pH-Optimum | Antibiotikum/Antiseptikum | pH-Optimum |
|---|---|---|---|
| Triamcinolonacetonid | 6,5–7 | Erythromycin | 8–8,5 |
| Triamcinolonacetonid | 6,5–7 | Chlorhexidindigluconat | 7–8 |
| Hydrocortison | 6–7 | Chlorhexidindigluconat | 7–8 |
| Prednisolon | 6–7 | Chlorhexidindigluconat | 7–8 |
| Betamethason-17-valerat | 3,5 | Triclosan | 5 |
| Dexamethason | 3,5 | Triclosan | 5 |
| Betamethasondipropionat | 4 | Triclosan | 5 |
| Clobetasol-17-propionat | 4–6 | Triclosan | 4 |
| Hydrocortisonacetat | 4,5 | Triclosan | 5 |
| Prednisolonacetat | 4,5 | Triclosan | 5 |
| Prednicarbat | 4,5 | Triclosan | 5 |
| Mometasonfuroat | 4–5 | Triclosan | 5 |

**Tab. 9.4** Paare von Glucocorticoiden und Antimykotika

| Glucorticoid | pH-Optimum | Antimykotikum | pH-Optimum |
|---|---|---|---|
| Triamcinolonacetonid | 6,5–7 | Clotrimazol | 7–8 |
| Hydrocortison | 6–7 | Clotrimazol | 7–8 |
| Prednisolon | 6–7 | Clotrimazol | 7–8 |
| Hydrocortisonacetat | 4,5 | Miconazolnitrat<br>Nystatin | 5 |
| Prednisolonacetat | 4,5 | Miconazolnitrat<br>Nystatin | 5 |
| Betamethason-17-valerat | 3,5 | Miconazolnitrat<br>Nystatin | 5 |
| Dexamethason | 3,5 | Miconazolnitrat<br>Nystatin | 5 |
| Betamethasondipropionat | 4 | Miconazolnitrat<br>Nystatin | 5 |
| Clobetasol-17-propionat | 4–6 | Miconazolnitrat<br>Nystatin | 5 |
| Mometasonfuroat | 4–5 | Miconazolnitrat<br>Nystatin | 5 |
| Prednicarbat | 4,5 | Miconazolnitrat<br>Nystatin | 5 |

SALBE
WENN DU IRGENDWIE KLEBST ODER RIECHST MACH ICH DICH ALLE, KLAR?
©BOB

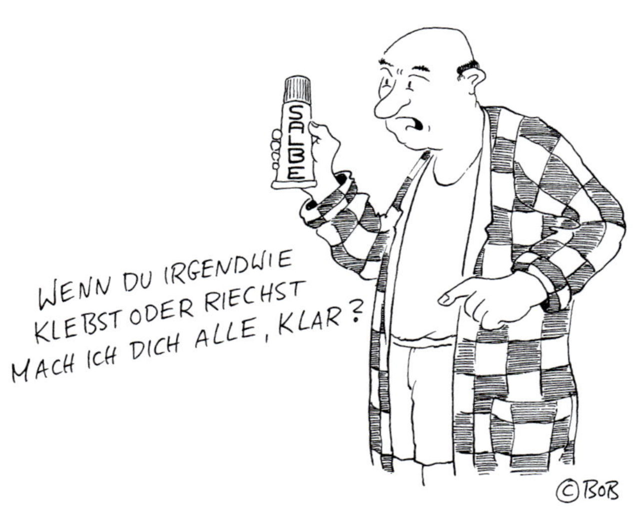

### Aufgaben

Stellen Sie fest, welche Instabilitäten in den Rezeptur-Beispielen zu erwarten sind! Optimieren Sie die Formulierungen auf sinnvolle Weise! Wie würden Sie den Verordner über diese Stabilitätsprobleme informieren?

**Aufgabe 1**

| | |
|---|---|
| Acidum salicylicum | 1,0 g |
| Clotrimazol | 0,5 g |
| Betamethason-17-valerat | 0,05 g |
| Eucerinum® cum aqua | ad 50,0 g |

**Aufgabe 2**

| | |
|---|---|
| Vitamin-A-Säure | 0,025 g |
| Erythromycin | 1,0 g |
| Linola® Creme | ad 50,0 g |

### Antwort zu Aufgabe 1

**Analyse:** Die Stabilitätsoptima der Wirkstoffe liegen weit auseinander:

- Clotrimazol pH 7,
- Betamethason-17-valerat pH 3,5.

Stellt man das pH-Optimum des einen Wirkstoffs ein, wird automatisch die Stabilität des anderen gefährdet. Überdies erzeugt die Salicylsäure in der hydrophilen Phase der lipophilen Creme bzw. W/O-Creme einen sauren pH von etwa 2. In diesem Milieu wird Clotrimazol hydrolytisch gespalten und somit unwirksam. Die Qualität des Rezepturarzneimittels kann demnach für die gesamte Anwendungsfrist nicht garantiert werden.

**Lösung:** Wenn der Verordner auf der Kombination der drei Wirkstoffe bestehen sollte, muss Eucerinum® cum aqua gegen wasserfreies Eucerinum® anhydricum ausgetauscht werden. Sinnvoller wäre es, den Wirkstoff mit dem extremsten Stabilitätsoptimum, das Betamethason-17-valerat, aus der Rezeptur herauszunehmen und in einer Extra-Zubereitung anzubieten. Das pH-Optimum wird dann mit einem Citratpuffer in einer Konzentration von 5% eingestellt. Die modifizierte Formulierung sieht so aus:

**Rezepturbeispiel (optimiert)**

| | |
|---|---|
| Betamethason-17-valerat | 0,05 g |
| Sol. acid. citric. 0,5 % | |
| Sol. natr. citric. 0,5% | $\overline{\text{aa}}$ 1,25 g |
| Eucerinum® cum aqua | ad 50,0 g |

Des Weiteren wird die Salicylsäure aus der Rezeptur herausgenommen und ebenfalls in einer Extra-Zubereitung angeboten. Wenn der Verordner auf dem keratoplastischen Effekt der Salicylsäure in Kombination mit Clotrimazol bestehen sollte, kann man ihm den Vorschlag machen, die Salicylsäure gegen Harnstoff auszutauschen. Da Urea in wasserhaltigen Medien eine Zersetzung in seine Ausgangsstoffe erleidet, muss er durch geeignete Maßnahmen davor geschützt werden.

Der in verschiedenen NRF-Vorschriften hierzu benutzte Lactatpuffer scheidet von vorneherein aus, da im sauren Milieu Clotrimazol eine Zersetzung erfährt. Als Alternative kommt die Phosphat-Pufferlösung pH 6,0 R aus der Ph. Eur. in Frage.

**Rezepturbeispiel (optimiert)**

| | |
|---|---|
| Clotrimazol | 0,5 g |
| Urea pura | 1,0 g |
| Phosphat-Puffer-Lsg. pH 6 R | 2,5 g |
| Eucerinum® cum aqua | ad 50,0 g |

Zunächst wird Clotrimazol mit wenig Paraffinum liquidum angerieben und dann in die Grundlage eingearbeitet. Der Harnstoff wird in dem Phosphat-Puffer kalt gelöst und anschließend in kleinsten Portionen in die Mischung aus Clotrimazol und Eucerinum® cum aqua eingearbeitet. Die Aufbrauchfrist sollte auf 4 Wochen beschränkt werden, da Eucerin® cum aqua nicht konserviert ist. Eine Nachkonservierung wäre mit Propylenglycol möglich.

Dem Kunden muss gesagt werden, dass die getrennten Zubereitungen nicht gleichzeitig, sondern in einem großen zeitlichen Abstand aufgetragen werden.

### Antwort zu Aufgabe 2

**Analyse:** Die Stabilitätsoptima der beiden Wirkstoffe liegen weit auseinander:

- Vitamin-A-Säure pH 5,
- Erythromycin pH 8,5.

Beim Stabilitätsoptimum von Erythromycin pH 8,5 verliert die Vitamin-A-Säure automatisch einen großen Teil ihrer Wirkung.

**Lösung:** Beide Wirkstoffe müssen in getrennten Zubereitungen angeboten werden. Nur so können die unterschiedlichen Stabilitätsoptima sachgerecht eingestellt werden.

ZUGEGEBEN, DIE SALBE RIECHT BISSL NACH CHLOR...
EBEN. SCHICKEN SIE MICH DOCH GLEICH INS SCHWIMMBAD.
©BOB

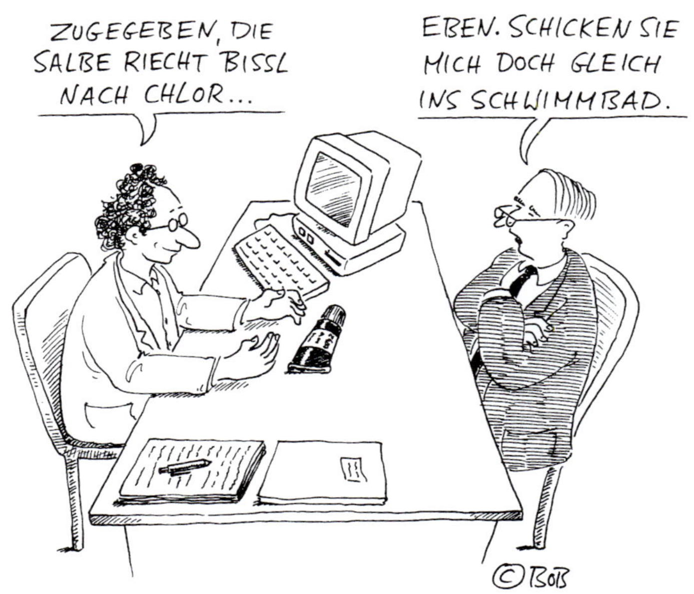

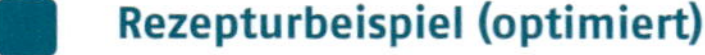

**Rezepturbeispiel (optimiert)**

I. Erythromycin 2 %
   Linola® Creme
   Haltbarkeit: 2 Monate (lt. Firmenangabe)

II. Hydrophile Tretinoin-Creme 0,025/0,05/0,1 % (NRF 11.100.)
   Aufbrauchfrist: 3 Monate bei 0,025 % unter 8 °C, 6 Monate bei 0,05 %/0,1 % unter 8 °C (Tube)

Dem Patienten sollte gesagt werden, dass die beiden Zubereitungen alternierend in einem ausreichend großen zeitlichen Abstand, z. B. morgens die Erythromycin-Creme und abends die Vitamin-A-Säure-Creme aufgetragen werden müssen.

## 9.7 Verarbeitung instabiler Wirkstoffe in Individualrezepturen

### 9.7.1 Betamethason-17-valerat

Betamethason-17-valerat gehört bei einer Konzentration von 0,05 % zu den mittel stark wirksamen Glucocorticoiden der Klasse II, bei einer Konzentration von 0,1 % zur Wirkstoffklasse III der Glucocorticoide und damit zur Gruppe der stark wirksamen Cortison-Abkömmlinge. Während bei anderen Glucocorticoidestern im wässrigen Milieu die Hydrolyse im Vordergrund steht, spielt diese chemische Reaktion bei Betamethason-17-valerat eine untergeordnete Rolle. Im stark sauren, neutralen und alkalischen pH-Bereich läuft zunächst eine Isomerisierung am C-17 Atom ab. Es kommt zu einer Umesterung zum Betamethason-21-valerat. Dieses Artefakt besitzt nur noch 15 % der Wirksamkeit des 17-Valerats. Diese Reaktion läuft innerhalb von fünf Tagen in einer wasserhaltigen Rezeptur ab.

#### Empfehlung für die Praxis

Betamethason-17-valerat besitzt sein Stabilitäts- und damit auch sein Wirkungsoptimum bei pH 3,5 (◘ Tab. 9.2). Ein solch saurer pH-Wert ist für eine gesunde Haut schlecht verträglich, aber noch weniger für eine kranke Haut ohne den Schutz eines intakten Stratum corneums. Deshalb muss man hier einen Kompromiss zwischen einer optimalen Stabilität und einer noch akzeptablen Hautverträglichkeit schließen.

Auf jeden Fall wirken schwach saure pH-Werte stabilisierend auf den Wirkstoff. Das NRF sieht in seinen Vorschriften **Hydrophile Betamethasonvalerat-Creme 0,025/0,05** oder **0,1 % (NRF 11.37.)** und **Hydrophile Betamethasonvalerat-Emulsion 0,025/0,05** oder **0,1 % (NRF 11.47.)** ein Ansäuern der Cremegrundlage mit einem Citratpuffer (pH 4,2) bzw. der Lotio mit reiner Citronensäure vor. Diese Maßnahme kann auch auf andere, freie Rezepturen übertragen werden.

**Rezepturbeispiel**

| | |
|---|---|
| Betamethason-17-valerat | 0,1 g |
| Unguentum emulsificans aquosum DAB | ad 100,0 g |

**Rezepturbeispiel (optimiert)**

| | |
|---|---|
| Betamethason-17-valerat | 0,1 g |
| Sol. acid. citric. 0,5 % | |
| Sol. natr. citric. 0,5 % | āā 2,5 g |
| Unguentum emulsificans aquosum DAB | ad 100,0 g |

Das außergewöhnliche pH-Optimum von Betamethason-17-valerat schließt eigentlich die Zugabe weiterer Wirkstoffe aus, da diese davon erheblich differierende pH-Optima besitzen (Ausnahmen siehe ◘ Tab. 9.3 und ◘ Tab. 9.4). Auch Säuren wie die Salicylsäure erzeugen in wässrigen Medien einen pH von 2–3. In diesem Milieu setzt bereits die Isomerisierung ein. Zu beachten ist auch bei diesem sauren pH-Wert die Wirksamkeit bzw. die Unwirksamkeit eingesetzter Konservierungsstoffe. Bei Einsatz des Citrat-Puffers würde die mittelstarke Säure Salicylsäure den Puffer „überspielen" bzw. „platt machen".

## 9.7.2 Chloramphenicol

Chloramphenicol gehört zur Stoffklasse der Antibiotika mit Säureamid-Struktur. Bei pH-Werten zwischen 2 und 6 unterliegt die Substanz einer Hydrolyse. Diese Reaktion wird katalysiert durch anwesende Phosphate, Citrate und Essigsäure, die oft Bestandteile von Puffersystemen sind. Das Stabilitätsoptimum liegt bei pH 7,4–7,8 (◘ Tab. 9.2). Bei pH-Werten zwischen 2 und 7 gilt eine Lösung nur für den Zeitraum von 30 Tagen als stabil.

### Empfehlung für die Praxis

Wasserhaltige Rezepturen mit Chloramphenicol sollten möglichst auf einen pH-Wert von 7,4–7,8 eingestellt werden. Saure Kombinationspartner wie Salicylsäure sollten möglichst vermieden werden.

**Rezepturbeispiel**

| | |
|---|---|
| Acid. salicyl | 3,0 g |
| Chloramphenicol | 1,0 g |
| Alcohol. isopropylicus 70 % | ad 100,0 g |

Diese Rezeptur kommt in Variationen noch recht häufig vor. Auf Grund der Gegenwart der sauer reagierenden Salicylsäure kann die Stabilität des Chloramphenicols nur begrenzt sein. Auf dem Abgabebehältnis sollte die Aufbrauchfrist von 30 Tagen angegeben werden.

### Optimierung

Wenn diese Lösung über einen längeren Zeitraum als 30 Tage regelmäßig angewendet wird, sollte eine Trennung der Rezeptur in zwei separate Zubereitungen ins Auge gefasst werden. Dann empfiehlt sich eine alternierende Anwendung in einem großen zeitlichen Abstand, z. B. abends die Salicylsäure-Lösung und morgens die Chloramphenicol-Lösung.

**Rezepturbeispiel (optimiert)**

| | |
|---|---|
| Acid. salicyl | 3,0 g |
| Alcohol. isopropylicus 70 % | ad 100,0 g |

**Rezepturbeispiel (optimiert)**

| | |
|---|---|
| Chloramphenicol | 1,0 g |
| Alcohol. isopropylicus 70 % | ad 100,0 g |

### 9.7.3 Clioquinol

Clioquinol (Iodchloroxychinolin bzw. 5-Chlor-7-Iod-8-chinolinol bzw. Vioform®) ist ein hellgelbes bis bräunlichgelbes, leichtes, lichtempfindliches Pulver, das schon bei Tageslicht zu bräunlichen Artefakten mit einer hohen Adsorptionsneigung reagiert. Reibschalen aus Kunststoffmaterial (z.B. Melamin), in denen Clioquinol-haltige Rezepturen verarbeitet wurden, weisen schon nach kurzem Stehenlassen bei Tageslicht braune Spuren auf, die nur äußerst schwer wieder zu entfernen sind. Deshalb ist es ratsam, die Reibschalen sofort nach der Fertigstellung der Rezeptur zu spülen. Clioquinol ist in Wasser praktisch unlöslich, in Ethanol und Glycerol 85% sehr schwer löslich.

Da Iodchloroxychinolin einen Wirkstoff mit phenolischer Struktur darstellt, reagiert es mit alkalisch reagierenden Stoffen, mit Eisensalzen und Zinkoxid unter Verfärbung. Stark oxidierende Stoffe zersetzen den Wirkstoff. Auf Grund seiner Phenolstruktur wird Clioquinol heutzutage noch in dermatologischen Externa als Antiseptikum eingesetzt.

Früher war es ein beliebtes Darmantiseptikum. Nachdem bei länger dauernder, oraler Behandlung Polyneuropathien als Nebenwirkung festgestellt wurden, verlor es seine Bedeutung für diese Indikation. Die Behandlungsdauer darf nur noch 4 Wochen betragen, die Tagesdosis von 750 mg nicht überschritten werden. Eine erneute Behandlung sollte erst nach Ablauf von mindestens drei Monaten erfolgen.

#### Empfehlung für die Praxis

Zubereitungen mit Clioquinol sollten auf einen leicht sauren pH eingestellt und in wässrigen und öligen Medien nicht mit Zinkoxid kombiniert werden.

**Rezepturbeispiel**

| | |
|---|---|
| Vioform® | 0,5–2,0 g |
| Zinkoxid-Schüttelmixtur | ad 100,0 g |

Diese Rezeptur wurde in einem Standardwerk der Dermatologie [12] empfohlen und befindet sich auch heutzutage noch in Rezepturen-Repertoires vieler Dermatologen. Je nach Herstellungsweise kommt es entweder zu einer spontanen oder einer verzögert erfolgenden Gelbfärbung der ursprünglich weißen Zinkoxidschüttelmixtur.

#### Optimierung

Um diese Inkompatibilität zu vermeiden, muss eine Schüttelmixtur ausgewählt werden, die kein Zinkoxid sondern Titandioxid enthält. Letzteres reagiert wegen seiner Reaktionsträgheit nicht mit anionischen Wirkstoffen wie Clioquinol.

**Rezepturbeispiel (optimiert)**

| | |
|---|---|
| Vioform® | 0,5–2,0 g |
| Lotio Cordes® | ad 100,0 g |

Lotio Cordes® stellt eine emulgatorstabilisierte, hautfarbene Schüttelmixtur mit Titandioxid dar. Wenn jedoch eine weiße Lotio gewünscht wird, so kann die Originalrezeptur auch wie folgt modifiziert werden:

**Rezepturbeispiel (optimiert)**

| | |
|---|---|
| Vioform® | 0,5–2,0 g |
| Titandioxid | 20,0 g |
| Talcum | 20,0 g |
| Glycerol 85 % | 30,0 g |
| Gereinigtes Wasser | ad 100,0 g |

Die Konsistenz dieser Schüttelmixtur ist etwas geringer als diejenige des Originals. Sie kann durch Zugabe von Hydroxyethylcellulose (max. 1,6 %) entsprechend angepasst werden.

### 9.7.4 Clobetasol-17-propionat

Clobetasol-17-propionat gehört zur Gruppe der sehr stark wirksamen externen Glucocorticoide (Klasse IV). Als C-17-Ester neigt es zur Umlagerung zum C-21-Ester, welcher weniger wirksam ist als der C-17-Ester. Der C-21-Ester kann dann hydrolytisch gespalten werden. Das Glucocorticoid ist lichtempfindlich. Sein Stabilitätsoptimum liegt bei pH 4–6.

**Empfehlung für die Praxis**

Formulierungen halbfester Zubereitungen sollten möglichst auf einen sauren pH-Wert bzw. auf das Stabilitätsoptimum eingestellt werden. Das NRF benutzt hierzu denselben Citratpuffer wie beim Betamethason-17-valerat (▶ Kap. 9.7.1). Der Wirkstoff sollte nicht mit anderen Wirksubstanzen mit stark abweichenden Stabilitätsoptima kombiniert werden (Ausnahmen siehe ◘ Tab. 9.3 und ◘ Tab. 9.4).

**Rezepturbeispiel**

Hydrophile Clobetasolpropionat-Creme 0,05 % (NRF 11.76.)

Diese Formulierung basiert auf der Basiscreme DAC und wird durch den Zusatz von 5 % eines Citratpuffers (Citronensäure-Lösung 0,5 %/Natriumcitrat-Lösung 0,5 % $\overline{\text{aa}}$ 2,5 %) stabilisiert. Andere, freie Rezepturen sollten sich an dieser standardisierten Rezeptur orientieren.

### 9.7.5 Clotrimazol

Clotrimazol gilt im Allgemeinen als eine unproblematische Substanz. Dennoch ist bei kleineren pH-Werten als 5 mit einer Hydrolyse zu rechnen, sofern wasserhaltige Grundlagen zum Einsatz kommen. Das Stabilitäts-Optimum von Clotrimazol liegt bei pH 7–8 (◘ Tab. 9.2).

**Empfehlung für die Praxis**

Sauer reagierende Kombinationspartner wie Salicylsäure sollten in wasserhaltigen Systemen vermieden werden.

**Rezepturbeispiel**

| | |
|---|---|
| Clotrimazol | 1,0 g |
| Acidum salicylicum | 2,5 g |
| Asche Basis® Creme | ad 50,0 g |

Die Salicylsäure erzeugt in der hydrophilen Creme bzw. O/W-Creme Asche Basis® Creme einen pH-Wert von etwa 2. In diesem Milieu wird das Clotrimazol zu unwirksamen Artefakten hydrolysiert. Außerdem wird das sich in der hydrophilen Außenphase befindende Polyacrylatgel zerstört. Dieser Vorgang wird an einer plötzlichen Verflüssigung der Creme deutlich.

### Optimierung

Die Salicylsäure sollte aus der Rezeptur herausgenommen und in einer getrennten Zubereitung, z. B. in Unguentum emulsificans aquosum DAB verarbeitet werden. Beide hydrophilen Cremes müssen vom Patienten alternierend in einem ausreichend großen zeitlichen Abstand aufgetragen werden.

**Rezepturbeispiel (optimiert)**

| | |
|---|---|
| Acidum salicylicum | 2,5 g |
| Unguentum emulsificans aquosum DAB | ad 50,0 g |

**Rezepturbeispiel (optimiert)**

| | |
|---|---|
| Clotrimazol | 1,0 g |
| Asche Basis® Creme | ad 50,0 g |

Als weitere Alternative bietet sich die Zubereitung in einem wasserfreien Vehikel (Kohlenwasserstoffgel, Wasser aufnehmende Salbe vom W/O- oder O/W-Typ) an. Allerdings sollte dabei bedacht werden, dass wegen der Perspiratio insensibilis an der Applikationsstelle eine lipophile Creme bzw. W/O- bzw. eine hydrophile Creme bzw. O/W-Creme entstehen kann und damit die Voraussetzungen für eine Hydrolyse auf der Haut gegeben wären.

Asche Basis® Creme stellt vom Status her kein Arzneimittel, sondern eine Körperpflegecreme dar. In Individual-Rezepturen dürfen nach AMG nur Wirk- und Hilfsstoffe mit so genannter pharmazeutischer Qualität verwendet werden. Können als Beleg hierfür keine Analysenzertifikate beigebracht werden und wurde keine Identitätsreaktion durchgeführt, dürfen derartige Grundlagen nicht in Rezepturen eingesetzt werden. Eine entsprechende Empfehlung der Fachgruppe Magistralrezepturen in der Gesellschaft für Dermopharmazie (GD) lautet daher auch: nur offizinelle Grundlagen des DAB, DAC oder NRF in Individual- und Magistral-Rezepturen benutzen.

## 9.7.6 Dithranol

Dithranol gehört zu den photoinstabilen Wirkstoffen (▶ Kap. 9.3). Die an sich gelb aussehende Reinsubstanz wird leicht zu dem braunen Dantron (1,8-OH-Anthrachinon) oxidiert, und zwar vorzugsweise in wasserhaltigen Vehikeln. Als stabilisierender Zusatz ist Salicylsäure üblich. In Gegenwart von Zinkionen kommt es zu einer Hemmwirkung, die durch Salicylsäure wieder aufgehoben wird. Zugaben von Harnstoff begünstigen den Abbau von Dithranol.

### Empfehlung für die Praxis

Dithranol sollte ausschließlich in wasserfreien Vehikeln verarbeitet werden. Standardisierte Rezepturen dieser Art führt das NRF auf (Kasten).

**Standardisierte Rezepturen, NRF**

- Dithranol-Vaselin 0,05/0,1/0,25/0,5/1 oder 2% ohne oder mit 2% Salicylsäure (NRF 11.51.),
- Abwaschbare Dithranol-Salbe 0,05/0,1/0,25/0,5/1 oder 2% ohne oder mit 2% Salicylsäure (NRF 11.52.),
- Dithranol-Macrogolsalbe 0,25/0,5/1/2 oder 3% (NRF 11.53.),
- Weiche Dithranol-Zinkpaste 0,05/0,1/0,25/0,5/1 oder 2% (NRF 11.56.),
- Warzensalbe (NRF 11.31.).

In der ersten Formulierung wird ein Kohlenwasserstoffgel, in der zweiten eine Wasser aufnehmende Salbe vom O/W-Typ bzw. O/W-Absorptionssalbe, in der dritten eine Polyethylenglykolsalbe und in der vierten und fünften ein Kohlenwasserstoff-Gel als Grundlage verwandt. Die zweite und dritte Zubereitung ist abwaschbar, kann auf der Kopfhaut aufgetragen und in der so genannten „Minuten-Therapie" bei Psoriasis eingesetzt werden.

### 9.7.7 Erythromycin

Erythromycin gehört zur Wirkstoffklasse der Antibiotika mit Makrolid-Struktur. Die Substanz ist leicht hygroskopisch und bei sauren, neutralen und stark alkalischen pH-Werten instabil. Bei pH 7 erfährt Erythromycin innerhalb von 24 Stunden eine Wirkungsverminderung von 14%. Bei ≤ pH 6 erfolgt eine Inaktivierung sogar innerhalb von 1–3 Stunden. Wässrig-alkoholische Lösungen mit 2% Erythromycin sind bis zu 2 Monate stabil. Gelöstes Erythromycin wird schneller zersetzt als nicht gelöstes. Sein Stabilitätsoptimum liegt bei pH 8–8,5 (◘ Tab. 9.2).

#### Empfehlung für die Praxis

In wasserhaltigen Zubereitungen sollte der Zusatz von sauer reagierenden Hilfs- und Wirkstoffen unterbleiben. Derartige Stoffe müssen in gesonderten Zubereitungen verarbeitet und alternierend zu dem Erythromycin-Externum, z.B. morgens und abends appliziert werden. Auf Grund seines extremen Stabilitätsoptimums sollte Erythromycin nie mit anderen Wirkstoffen zusammen verordnet werden.

**Rezepturbeispiel 1**

| | |
|---|---|
| Erythromycin | 1,0 g |
| Unguentum emulsificans aquosum DAB | ad 50,0 g |

#### Optimierung

Durch eine pH-Messung sollte auf jedem Fall sichergestellt werden, auf welche Weise optimiert werden muss. Liegt der pH unter 8 muss mit Trometamol, liegt der pH über 8,5 muss mit Citronensäure das Optimum eingestellt werden. Als Alternative empfiehlt sich die folgende NRF-Vorschrift: **Hydrophile Erythromycin-Creme 0,5/1/2 oder 4% (NRF 11.77.)**. In dieser Rezeptur wird das pH-Optimum von Erythromycin abhängig von der verordneten Konzentration entweder durch Citronensäure-Lösung oder reine Citronensäure optimal eingestellt, da es als Base je nach Konzentration basische pH-Werte erzeugt. Als Vehikel dient die mit Wasser verdünnte Basiscreme DAC, die dadurch zu einer hydrophilen Creme bzw. zu einer O/W-Creme wird und durch die gleichzeitige Zugabe von Propylenglykol keiner weiteren Konservierung bedarf.

**Rezepturbeispiel 2**

| | |
|---|---|
| Erythromycin | 1,0 g |
| Linola® Creme | ad 50,0 g |

Die Grundlage von Linola® besitzt nach eigenen Messungen mit pH-Stäbchen mit drei Farbzonen und Halbschritt-pH-Angaben einen leicht sauren pH und gefährdet theoretisch damit die Stabilität von Erythromycin. Der Hersteller, die Fa. Dr. August Wolff Bielefeld, hat nach Erscheinen der 1. Auflage dieses Buches bislang nicht publizierte Untersuchungen vorgelegt, aus denen hervorgeht, dass eine solche Gefahr nicht besteht. Dies begründet der Hersteller damit, dass der Linola® Creme bereits eine gewisse Menge des organischen Amins Trometamol beigefügt wurde und dieses zusammen mit dem verordneten Erythromycin, das selber eine Base darstellt, einen pH von 8–8,5 erzeugt. Die pH-Werte wurden mit einer Glaselektrode gemessen. Diese Messmethode wird von der Firma als genauer bezeichnet als die Messung mit den besagten pH-Stäbchen. Eine Nachuntersuchung im Institut für pharmazeutische Technologie der Universität Bonn durch Prof. Süverkrüp anhand der Linola® Creme konnte diese Aussage nicht bestätigen. Die zwischen beiden Methoden gefundenen Unterschiede betrugen lediglich 0,2–0,3 pH-Schritte und nicht, wie die Firma behauptet 1–1,5 pH-Schritte.

Diese experimentellen Ergebnisse wurden unabhängig voneinander sowohl von dem Hersteller der pH-Indikatorstäbchen, als auch von der Fa. Schott Instrumente GmbH, dem Hersteller von Glaselektroden, bestätigt.

Bei diesem pH werden die als Konservierungsmittel eingesetzten PABA-Ester theoretisch hydrolytisch gespalten und damit unwirksam. Demzufolge läge eine kontaminationsanfällige O/W-Creme vor. Auch hierzu von der Fa. Dr. A. Wolff vorgelegte, ebenfalls bislang nicht publizierte Untersuchungen besagen, dass Konservierungsbelastungstests eine ausreichende Konservierung bis zu 8 Wochen ergeben haben. Die Firma hat daher für diese Zubereitung eine Haltbarkeitsfrist von 2 Monaten angegeben.

**Rezepturbeispiel 3**

| | |
|---|---|
| Erythromycin | 2,0 g |
| Acidum salicylicum | 1,0 g |
| Alcohol. isopropylicus 40 % | ad 100,0 g |

Die Salicylsäure erzeugt in der wässrig-alkoholischen Lösung einen pH von ca. 2, der für die Stabilität von Erythromycin abträglich ist.

### Optimierung

Die Salicylsäure muss aus der Rezeptur eliminiert, in einer getrennten Zubereitung angeboten und alternierend zu der Erythromycin-Rezeptur, d. h. morgens und abends aufgetragen werden. In Anlehnung an die Vorschrift im NRF **Ethanolhaltige Erythromycin-Lösung 0,5/1/2** oder **4%** (**NRF 11.78.**) sollte der Lösung zwecks pH-Anpassung 0,155 g Citronensäure zugesetzt werden. Diese Menge wird günstiger weise in kleinen Anteilen der Lösung oder direkt als wässrige Lösung der alkoholischen Erythromycin-Lösung unter ständigem Rühren hinzugefügt. Die fertige Zubereitung besitzt eine Aufbrauchfrist von 3 Monaten.

**Rezepturbeispiel 4**

| | |
|---|---|
| Erythromycin | 1,15 g |
| Ethanol 90 % | 4,5 g |
| Physiane® Roche-Posay | 38,0 g |

Diese von der Fa. La Roche-Posay, dem Hersteller der hydrophilen Creme bzw. O/W-Creme Physiane® Roche-Posay, noch bis vor einigen Jahren empfohlene Rezeptur weist neben der chemischen, auch eine physikalische Instabilität des Erythromycins auf. Gemäß Anweisung des Herstellers wurde der Wirkstoff zunächst in dem 90 %igen Ethanol gelöst und dann in die Physiane®-Creme eingearbeitet. Schon beim Herstellen der Lösung fällt auf, dass Erythromycin in kleinen Kristall-Nadeln am Rand auskristallisiert. Diese Erscheinung deutet schon auf das grundsätzliche Problem dieser Rezeptur hin. Erythromycin ist in Ethanol gut löslich, in Wasser dagegen fast unlöslich. Wenn die ethanolische Lösung mit der hydrophilen Phase der Physiane®-Creme vermischt wird, hat das folgende Konsequenzen:

- Das für das Erythromycin gute Lösungsmittel Ethanol wird durch das Wasser derart stark verdünnt, dass die Löslichkeit von Erythromycin sinkt. Das Löslichkeitsprodukt wird schließlich überschritten; Erythromycin wird in amorpher oder kristalliner Form ausfallen.
- Die Zugabe von Ethanol steigert die Verdunstungsgeschwindigkeit der hydrophilen Phase. Die Wärme der Haut trägt ihren Teil dazu bei, dass Ethanol zuerst verdunsten wird. In dem zurückgebliebenen Wasser kristallisiert das Erythromycin zwangsläufig quantitativ aus.

Beide Vorgänge führen zur Entwicklung derart großer Teilchen, dass die Voraussetzung für eine optimale Resorption nicht mehr gegeben ist.

### Optimierung

Das angegebene Rezepturbeispiel 4 kann auf unterschiedliche Weise optimiert werden.

Das mikrofein vorliegende Erythromycin wird mit 6,6 g Propylenglykol angerieben und in adäquaten Anteilen mit der Physiane®-Creme verarbeitet. Vor der Zugabe des letzten Teils setzt man noch 0,09 g Trometamol zu und rührt so lange, bis es sich gelöst hat.

9

**Rezepturbeispiel 4 (optimiert)**

| | |
|---|---|
| Erythromycin | 1,15 g |
| Propylenglykol | 6,6 g |
| Trometamol | 0,09 g |
| Physiane® Roche-Posay | 38,0 g |

Das Erythromycin wird mit 1 g Tween-20-Lösung 10 % suspendiert. Dann wird anteilsweise Physiane®-Creme hinzu gemischt. Vor der Zugabe des letzten Anteils setzt man noch 0,09 g Trometamol der Mischung zu und rührt so lange, bis es sich gelöst hat.

**Rezepturbeispiel 4 (optimiert)**

| | |
|---|---|
| Erythromycin | 1,15 g |
| Tween®20-Lsg. 10 % | 1,0 g |
| Trometamol | 0,09 g |
| Physiane® Roche-Posay | 38,0 g |

Physiane® Roche Posay Creme stellt vom Status her kein Arzneimittel, sondern ein Kosmetikum bzw. eine Körperpflegecreme dar. In Individual-Rezepturen dürfen nach AMG nur Wirk- und Hilfsstoffe mit so genannter pharmazeutischer Qualität verwendet werden. Können als Beleg hierfür keine validen, chargenspezifischen Analysenzertifikate beigebracht werden und wurde keine Identitätsreaktion durchgeführt, dürfen derartige Grundlagen nicht in Rezepturen eingesetzt werden. Eine entsprechende Empfehlung der Fachgruppe Magistralrezepturen in der Gesellschaft für Dermopharmazie (GD) lautet daher auch: nur offizinelle Grundlagen des DAB, DAC oder NRF in Individual- und Magistral-Rezepturen benutzen.

Das Aufschwemmen von Erythromycin in der Tween-20-Lösung 10 % trägt dem Umstand Rechnung, dass beim ersten Kontakt mit hydrophilen O/W-Emulsionen diese kurzfristig destabilisiert werden. Eine wissenschaftliche Erklärung für dieses Phänomen gibt es derzeit noch nicht. Das Ausmaß dieses Phänomens hängt wohl mit dem unterschiedlichen Wassergehalt der im Handel angebotenen Erythromycin-Chargen zusammen. Auf Grund der Hygroskopiziät von Erythromycin könnte folgende Erklärung plausibel erscheinen. Beim ersten Kontakt der Erythromycin-Substanz reißt sie das Wasser aus der O/W-Creme an sich und bringt die Emulsion an dieser Stelle zum Brechen. Bei der Zugabe weiterer Mengen Creme verliert sich dieses Phänomen wieder.

Da der Einsatz von Fertigarzneimittelsalben bzw. -Cremes auf Grund der besonderen Rechenmechanik der „Hilfstaxe für Apotheken“ Individualrezepturen grundsätzlich verteuert, sollte sich der jeweilige Verordner überlegen, ob er nicht gleich auf die im NRF aufgeführte **Hydrophile Erythromycin-Creme 0,5/1/2** oder **4 % (NRF 11.77.)** zurückgreift. In dieser Rezeptur sind sowohl die Stabilitätsprobleme als auch die besondere Konservierungsproblematik bei pH 8–8,5 optimal gelöst. Die Aufbrauchfrist für die diskutierten Rezepturen beträgt gemäß den Angaben im NRF 2 Monate.

## 9.7.8 Harnstoff

Harnstoff erfährt in Abhängigkeit vom pH-Wert in wässrigen Lösungen bzw. wasserhaltigen Systemen eine Zersetzung in seine Ausgangsstoffe: Ammoniumcyanat, Ammoniak und Kohlendioxid. Saure wie basische Milieus bewirken eine solche Reaktion, die durch Temperatur-Steigerung beschleunigt wird. Schon bei einer geringfügigen Zersetzung des Harnstoffs erfolgt ein starker pH-Anstieg, der die weitere Abbaureaktion katalysiert. Das Zersetzungsminimum für Harnstoff liegt bei pH 6,2 (◘ Tab. 9.2).

### Empfehlung für die Praxis

Das Auflösen von kristallinem Harnstoff in Wasser sollte auf keinen Fall durch Zufuhr von Wärme (Bunsenbrenner, Heizplatte oder Mikrowelle) beschleunigt werden. Die durch einen endothermen Vorgang stark abgekühlte Lösung darf allenfalls durch vorsichtiges Erwärmen auf Raumtemperatur gebracht werden. Die ins Auge gefassten Vehikel-Systeme sollten keinen basischen und keinen zu stark sauren pH-Wert aufweisen. Ein schwach saures Milieu im Bereich des oben angegebenen Zersetzungsminimums kann akzeptiert werden. Jedoch muss bedacht werden, dass erste Zersetzungsprozesse den ursprünglich günstig erscheinenden pH-Wert in den ungünstigen, basischen Bereich verschieben können. Je nach geplanter Anwendungsdauer sollte der Einsatz eines Puffers erwogen werden.

Das NRF hat für seine Harnstoffmonographien (NRF-Nr. 11.71., 11.72. und 11.74.) die Verwendung eines Lactatpuffers vorgeschrieben. Sinngemäß sollte auch mit allen anderen freien, wasserhaltigen Harnstoffrezepturen verfahren werden. Das Einarbeiten von Harnstoff in die verschiedenen Vehikel-Systeme muss auf unterschiedlichen Wegen geschehen (▶ Kap. 11.10). Grundsätzlich lässt sich feststellen, dass Harnstoff, der in hydrophilen Cremes bzw. O/W-Cremes oder hydrophilen Lotionen bzw. O/W-Lotionen verarbeitet ist, auf der Haut einen oberflächlichen, aber schnellen hydratisierenden Effekt zeigt. Dagegen wirkt der Harnstoff in lipophilen Cremes bzw. W/O-Cremes oder lipophilen Lotionen bzw. W/O-Lotionen auf Grund des mäßigen, partiellen Okklusionseffekts langsamer und in tieferen Hautschichten. Je nach gewünschtem Effekt sollte der verordnende Arzt das entsprechende Vehikel-System auswählen. Prinzipiell sollte ein harnstoffhaltiges Externum nicht auf verletzte Hautareale aufgetragen werden, weil sonst Irritationen und Reizerscheinungen auftreten können. Auf der Haut von Babys und Kleinkindern erzeugt Harnstoff den so genannten Stinging-Effekt. Irritationen in Form von Juckreiz können auftreten. Statt Harnstoff – so die Empfehlung pädiatrischer Dermatologen – sollte in milden, reizlosen Grundlagen Glycerin 5%–10% eingesetzt werden.

**Rezepturbeispiel 1**

| | |
|---|---|
| Clotrimazol | 0,5 g |
| Urea pura | 8,0 g |
| Gelbes Wachs | 1,0 g |
| Wollwachs | 4,0 g |
| Dickfl. Paraffin | 3,0 g |
| Weiße Vaseline | 4,0 g |

Diese Nagelsalbe ist auf einer Wasser aufnehmenden Salbe vom W/O-Typ bzw. einer W/O-Absorptionssalbe aufgebaut. Die beiden Wirkstoffe müssen in die Grundlage eingearbeitet werden, d. h. in der zuvor geschmolzenen Grundlage suspendiert werden. Dazu ist es erforderlich, den kristallinen Harnstoff in eine möglichst feine Pulverform zu überführen. Der Weg dazu wird in ▶ Kapitel 11.10 genau beschrieben.

**Rezepturbeispiel 2**

| | |
|---|---|
| Urea pura | 2,5 g |
| Cold Cream® Roche-Posay | ad 50,0 g |

Die Cold Cream® Roche-Posay ist vom Vehikeltyp her eine lipophile Creme bzw. eine Pseudo- bzw. Quasi-W/O-Creme. Der Harnstoff sollte in wenig Wasser gelöst nur in kleinen Portionen von Hand eingearbeitet werden. Andererseits ist zu bedenken, dass die Wasseraufnahmefähigkeit von Quasi-W/O-Cremes recht begrenzt ist. Um sicher zu gehen, dass die Stabilität der Grundlage nicht gefährdet wird, kann auch die Lösung von Harnstoff mittels hochtourigen Rührmaschinen mit einem Planetenrührwerk erwogen werden. Bei der Homogenisierung auf dem Dreiwalzenstuhl kann die Quasi-W/O-Creme zerstört werden. Deshalb sollte zunächst die erstgenannte Verfahrensweise ausprobiert werden. Auch hier wird der Lactatpuffer zusätzlich eingeführt.

**Rezepturbeispiel 2 (optimiert)**

| | |
|---|---|
| Urea pura | 2,5 g |
| Acidum lacticum | 0,5 g |
| Natrium lacticum 50 % | 2,0 g |
| Aqua dest. | 2,5 g |
| Cold Cream® Roche-Posay | ad 50,0 g |

Cold Cream® Roche Posay stellt vom Status her kein Arzneimittel, sondern eine Körperpflegecreme dar, für die der Hersteller auch Kompatibilitätstabellen herausgegeben hat. In Individual-Rezepturen dürfen nach AMG nur Wirk- und Hilfsstoffe mit so genannter pharmazeutischer Qualität verwendet werden. Können als Beleg hierfür keine validen, chargenspezifischen Analysenzertifikate beigebracht werden und wurde keine Identitätsreaktion durchgeführt, dürfen derartige Grundlagen nicht in Rezepturen eingesetzt werden. Eine entsprechende Empfehlung der Fachgruppe Magistralrezepturen in der Gesellschaft für Dermopharmazie (GD) lautet daher auch: nur offizinelle Grundlagen des DAB, DAC oder NRF in Individual- und Magistral-Rezepturen benutzen.

Die Beobachtung, dass ein Harnstoffzusatz die Penetration von Glucocorticoiden aus Individualrezepturen verbessert, hat zu einer vermehrten Verordnung solcher Kombinationsrezepturen geführt. Dabei wird nicht in jedem Fall berücksichtigt, dass das jeweilige Steroid ein anderes Stabilitätsoptimum besitzt als der gleichzeitig eingesetzte Harnstoff.

Glucocorticoid-Ester, die ihr Stabilitätsoptimum zwischen pH 5 und 7 besitzen, dürfen nicht mit Salicylsäure kombiniert verordnet werden. Hier bietet sich der Austausch gegen Urea an. Diese spezielle Stabilitätsproblematik lässt sich auch umgehen, indem die genannten Kombinationen in wasserfreien Vehikeln verarbeitet werden.

### 9.7.9 Metronidazol

Metronidazol wird als Wirkstoff zur Behandlung von Rosacea und rosaceaartiger Dermatitis eingesetzt. Die Substanz gilt im Allgemeinen als unproblematisch, ist jedoch lichtempfindlich und unterliegt im neutralen und im basischen Milieu einer Hydrolyse. Neuere Untersuchungen im NRF-Labor haben gezeigt, dass selbst mikronisiertes Metronidazol in hydrophilen Cremes bzw. O/W-Cremes je nach Konzentration und Herstellungsweise mehr oder weniger schnell umkristallisieren kann. Bei der Herstellung mit elektrischen Rührgeräten wie Unguator® und Topitec® entsteht durch die Rührwerkzeuge Reibungswärme, die dazu führt, dass mehr Metronidazol in Lösung geht als bei Raumtemperatur. Beim Abkühlen der Creme kommt es zu einer übersättigten Lösung, aus der Metronidazol in großen, oktaedrischen Kristallen auskristallisiert. Deshalb wurde zeitweilig für die 1 %ige Metronidazol-Creme (NRF 11.91.) eine Herstellung mit dem Topitec®- und dem Unguator®-Rührgerät unter Kühlung und eine Aufbewahrung im Kühlschrank vorgeschrieben. In der derzeitig gültigen Vorschrift des NRF wird jedoch von einer maschinellen Herstellung abgeraten und eine Herstellung von Hand empfohlen.

Das Stabilitätsoptimum von Metronidazol liegt bei pH 4,6–5,4 (◘ Tab. 9.2). Wenn eine lange Haltbarkeit der jeweiligen Zubereitung garantiert werden muss, empfiehlt es sich, einen entsprechenden Citrat-Phosphat-Puffer pH 5 R zu verwenden.

#### Empfehlung für die Praxis

Soll Metronidazol in ein wasserhaltiges Vehikel eingearbeitet werden, ist es ratsam, vorher den pH-Wert der jeweiligen Grundlage wie Creme bzw. Lotion mittels eines pH-Stäbchens mit Halbschritt-pH-Angaben zu überprüfen. Bei Kombination von Metronidazol mit anderen Wirkstoffen sollten die Stabilitätsoptima (◘ Tab. 9.2) beachtet werden. Sofern sie nicht miteinander vereinbar sind oder nicht nahe beieinander liegen, muss eine getrennte Zubereitung mit einer der beiden Wirkstoffe angestrebt werden. Die Teilchengröße von Metronidazol sollte zwecks optimaler Resorption wesentlich unter 100 µm liegen. Das NRF bietet als standardisierte Vorschriften Metronidazol-Formulierungen auf der Basis einer hydrophilen Creme bzw. O/W-Creme und eines hydrophilen Gels bzw. Hydrogels an, die unter Verwendung von mikronisiertem Metronidazol hergestellt werden sollen:

- **Hydophile Metronidazol-Creme 1 oder 2% (NRF 11.91.),**
- **Hydrophiles Metronidazol-Gel 0,75% (NRF 11.65.).**

**Rezepturbeispiel 1**

| | |
|---|---|
| Metronidazol | 0,5 g |
| Unguentum emulsific. aquosum DAB | ad 50,0 g |

### Optimierung

Die vom pharmazeutischen Großhandel an die Apotheken gelieferte Unguentum emulsificans aquosum DAB ist regelmäßig mit einer Mischung von Sorbinsäure und Kaliumsorbat vorkonserviert. Diese Kombination von Konservierungsstoffen erzeugt in der hydrophilen Creme bzw. O/W-Creme einen pH von 5–6. Dieser Wert stimmt zufällig mit dem Stabilitätsoptimum von Metronidazol überein. Ein galenisches Problem stellte zeitweise die Kristallinität des Wirkstoffs dar. Um eine möglichst optimale Resorption zu gewährleisten, musste die Teilchengröße zwischen 50 µm und 100 µm liegen. Die über die Vorlieferanten an die Apotheken gelieferte Ware erfüllte zeitweise diese Bedingungen nicht. Deshalb musste die Zubereitung oder besser noch ein Anreibe-Konzentrat (alte NRF-Vorschrift 11.91.) mindestens zweimal über den Dreiwalzenstuhl geschickt werden.

Dieses zeitaufwendige Verfahren kann man sich nun ersparen, wenn man direkt auf eine mikronisierte Substanz zurückgreift, die über den pharmazeutischen Großhandel allerdings zu einem höheren Preis angeboten wird. Die NRF-Vorschrift 11.91. wurde diesbezüglich vor einiger Zeit darauf umgestellt.

**Rezepturbeispiel 2**

| | |
|---|---|
| Metronidazol | 0,24 g |
| Erythromycin | 0,24 g |
| Linola®-Emulsion | ad 24,0 g |

9

### Optimierung

Die Stabilitätsoptima der beiden verordneten Wirkstoffe differieren erheblich voneinander (◘ Tab. 9.2):

- Metronidazol pH 5,
- Erythromycin pH 8,5.

Wenn man das Wirkoptimum der einen Wirksubstanz einstellen würde, ist zwangsläufig die Stabilität des anderen Wirkstoffs gefährdet. Im Bereich des Stabilitätsoptimums von Erythromycin wird Metronidazol hydrolysiert. Dabei entsteht u. a. eine Hydroxy-Verbindung und Nitrit. Gleichzeitig benutzte Kosmetika, die Triethanolamin enthalten, können auf Grund von Verunreinigungen mit sekundären Aminen darin die Bildung von kanzerogenen Nitrosaminen fördern. Die beste Lösung dieses Problems liegt darin, die beiden Substanzen in zwei getrennten Rezepturen zu verordnen und alternierend zu applizieren. Dann wäre auch eine optimale Einstellung des entsprechenden Stabilitätsoptimums möglich.

Trotz der unterschiedlichen Stabilitätsoptima beider Wirkstoffe und entgegen der Auffassung vieler Dermatologen, beide getrennt bei der Indikation Rosacea einzusetzen, wurde kürzlich eine standardisierte Kombinationsrezeptur von Erythromycin mit Metronidazol neu ins NRF eingeführt (**Hydrophile Erythromycin-Creme 2% mit Metronidazol 1%, NRF 11.138.**). Die Aufbrauchfrist wurde auf vier Wochen bei Aufbewahrung im Kühlschrank beschränkt.

### 9.7.10 Nystatin

Nystatin ist ein gelbes bis leicht bräunliches Pulver, das schwach hygroskopisch und empfindlich gegenüber Licht, Sauerstoff, Wärme und extremen pH-Werten ist. Sein Wirkungsoptimum liegt bei pH 4,5–6,5, sein Stabilitätsoptimum bei pH 5–7. Die Normkonzentration beträgt 100 000 I. E./g.

#### Empfehlung für die Praxis

Nystatin sollte möglichst in wasserfreien Vehikelsystemen verarbeitet werden. In wasserhaltigen Vehikeln beträgt die Aufbrauchfrist nur eine Woche. Das NRF hat die folgenden standardisierten Monographien mit Nystatin aufgenommen:

- **Hydrophile Nystatin-Creme 70 000 I. E./g (NRF 11.105.).**
  - Diese Formulierung basiert auf der „Wasserhaltigen hydrophilen Salbe DAB" und muss im Kühlschrank aufbewahrt werden.
    Aufbrauchfrist: drei Monate unter 8 °C (Tube, Spenderdose).
- **Nystatin-Suspension 50 000 I. E./g (NRF 21.3.).**
  - Bei dieser Rezeptur liegt das Nystatin in Glycerin suspendiert vor.
    Aufbrauchfrist: drei Monate unter 8 °C.
- **Zinkoxid-Neutralöl 50% mit Nystatin 70 000 I. E./g (NRF 11.114.).**
  - Zinkoxid und Nystatin werden in Miglyol 812 suspendiert. Die Suspension soll durch die Gegenwart von Magnesiumstearat stabilisiert werden.
    Aufbrauchfrist: sechs Monate.
- **Isotonische Nystatin-Suspension 100 000 I. E./ml/500000 I. E./ml ohne Konservierung.**
  - „angedickte" Suspension
  - Aufbrauchfrist: 2 Wochen unter 8 °C (Glasflasche)

**Rezepturbeispiel**

| | |
|---|---|
| Nystatin | 0,15 g |
| Pasta Zinci mollis | 1,0 g |
| Unguentum leniens | ad 30,0 g |

Da die Nystatin-Chargen oft unterschiedliche Gehalte, z. B. 6019, 6025 oder 6051 I. E./mg, aufweisen, ist es besser, die Konzentration in I. E. und nicht in Gramm anzugeben. Der Gehalt an Zinkoxid, berechnet auf die Gesamtmenge dieser Rezeptur, liegt weit unterhalb der üblichen Normkonzentrationen. Das in Unguentum leniens vorhandene Wasser wirkt sich negativ auf die Haltbarkeit des Nystatins aus. Es ist daher optimaler, eine wasserfreie W/O-Grundlage, d. h. eine Wasser aufnehmende Salbe vom W/O-Typ bzw. W/O-Absorptionssalbe einzusetzen.

**Rezepturbeispiel (optimiert)**

| | |
|---|---|
| Nystatin | 3 Mio. I. E. |
| Zincum oxidatum | 3,0 g |
| Eucerinum® anhydricum | ad 30,0 g |

Zur Gewährleistung einer einheitlichen Teilchengröße und einer optimalen Wirkstoffverteilung empfiehlt es sich, die fertige Zubereitung 1- bis 2-mal über den Dreiwalzenstuhl zu geben.

## 9.7.11 Prednisolon

Prednisolon besitzt wie andere Glucocorticoide auch am C-17-Atom einen Dihydroxyaceton- bzw. α-Hydroxycarbonyl-Rest, der anaerob und aerob zersetzbar ist. Die Zersetzungsgeschwindigkeit wird bei Abwesenheit von Luft verringert. Prinzipiell wird die Zersetzung in Gegenwart von basischen Milieus und durch Schwermetallionen katalysiert. Der A-Ring mit seinen zwei Doppelbindungen ist gegenüber UV-Licht empfindlich. In neueren Untersuchungen des ZL [13] hat sich nachweisen lassen, dass Prednisolon in der O/W-Lotion **Hydrophile Basisemulsion (NRF S. 25.)** in wasserhaltige Modifikationen umgewandelt wird. Über Nacht bilden sich relativ große Kristallbüschel, die für eine Resorption ungeeignet sind. Dieses Phänomen dürfte auch bei anderen Vehikelsystemen mit einem ähnlich hohen Wassergehalt auftreten.

### Prednisolonacetat

Für Prednisolonacetat gilt bezüglich der Stabilität weitgehend das Gleiche wie für Prednisolon. Als Ester kann Prednisolonacetat hydrolytisch gespalten werden, sofern ein wässriges Milieu und gleichzeitig ein günstiger pH-Wert gegeben sind. Das pH-Stabilitäts-Optimum dürfte wie bei Hydrocortisonacetat im leicht sauren Bereich liegen.

### Empfehlungen für die Praxis

In wasserreichen Vehikelsystemen, wie hydrophile Cremes bzw. O/W-Cremes und hydrophile Lotionen bzw. O/W-Lotionen, sollte an Stelle von Prednisolon der entsprechende Ester, das Prednisolonacetat, eingesetzt werden (NRF-Vorschrift 11.35.). Eine pH-Optimierung kann wie bei Hydrocortisonacetat erfolgen (◘ Tab. 9.2). Wegen der Lichtempfindlichkeit des Rings A im Molekül sollten Zubereitungen möglichst in Aluminiumtuben abgefüllt werden. Eine Umrechnung anhand der unterschiedlichen Molekulargewichte ist nicht erforderlich, da Prednisolonacetat lipophiler als Prednisolon ist. Die jeweiligen Mengenangaben können demnach im Verhältnis 1:1 übernommen werden.

## 9.7.12 Salicylsäure

Die Salicylsäure verursacht in Ölen und Wachsen eine saure Hydrolyse der entsprechenden Esterstrukturen. Dadurch sind die chemische und die physikalische Struktur solcher Vehikel bei längerer Aufbewahrungszeit gefährdet. Die bei der chemischen Umsetzung entstehenden freien Fettsäuren besitzen einen unangenehmen Geruch und können darüber hinaus die Haut reizen. Wird die Salicylsäure warm verarbeitet, beispielsweise unter Zufuhr von Wärme gelöst, so können übersättigte Lösungen entstehen, aus denen sie nach dem Abkühlen in Form von Kristallnadeln wieder ausfällt. In wässrigen oder wässrig-alkoholischen Lösungen erzeugt Salicylsäure je nach Konzentration niedrige pH-Werte von 1–3. Dieser Säuregrad wird von vielen Kombinationspartnern in Individualrezepturen nicht vertragen und beeinträchtigt deren chemische oder physikalische Stabilität. Dieser Einfluss wird regelmäßig vom Verordner unterschätzt. Beim innigen Verreiben mit Zinkoxid entsteht Zinksalicylat. Dieses Salz bildet sich auch in wasserhaltigen Vehikelsystemen. Mit Harnstoff kommt es zu einer Komplexbildung und zur gleichzeitigen Inaktivierung. Mit Iod, Eisen(III)-, Blei-Salzen, Carbonaten und Chinin ist Salicylsäure galenisch unverträglich.

### Empfehlungen für die Praxis

In Salicylsäure-Vaseline-Zubereitungen darf die Salicylsäure nicht in Rizinusöl gelöst werden, bevor sie anschließend mit Vaseline gemischt wird. Rizinusöl stellt für Salicylsäure ein gutes Lösungsmittel dar, die Vaseline dagegen ein sehr schlechtes. Es kommt infolge dessen zu einer übersättigten Lösung und anschließend zu einem Auskristallisieren der Substanz in derart großen Kristallformen, dass eine Resorption nicht mehr möglich ist. Statt dessen sollte Salicylsäure nach gründlichem Zerreiben der Kristalle stets mit flüssigem Paraffin angerieben und dann die Vaseline in adäquaten Teilen zugegeben werden. Eine optimale Teilchengröße erreicht man durch die ein- oder zweimalige Aufgabe der fertigen Zubereitung auf die Salbenmühle (Dreiwalzenstuhl). Es kann jedoch auch auf eine „Salicylsäure-Stammverreibung 50% DAC“ zurückgegriffen werden, die über den pharmazeutischen Großhandel fertig zu beziehen ist. Recht häufig wird die Salicylsäure von Dermatologen in so genannten Kopfölen verordnet. Die folgende Rezeptur ist immer noch beliebt und wurde auch in einem Standardwerk der Dermatologie [12] empfohlen:

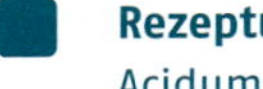

**Rezepturbeispiel**

| | |
|---|---|
| Acidum salicylicum | 10% |
| Oleum Olivarum | ad 100% |

Salicylsäure ist in Olivenöl schlecht löslich, d. h. nur bis zu 2,5% löslich. Der Wirkstoff kann deshalb in diesem öligen Vehikel lediglich suspendiert werden. Für den Patienten bedeutet dies, dass er sich Salicylsäure in Form feiner Kristallnadeln in die Kopfhaut einreiben wird. Besser lässt sich eine solche Zubereitung auftragen, wenn die Salicylsäure in Lösung vorliegt. Dazu löst man den Wirkstoff in mindestens 25% Rizinusöl und ergänzt mit Olivenöl bis zum Endgewicht. Bei längerer Aufbewahrung dieser öligen Lösung kommt es, wie schon erwähnt, zu einer sauren Hydrolyse der in den Ölen enthaltenen Triglyceride. Daher hat das NRF für seine Monographien mit Salicylsäure-Kopfölen ein anderes Lösungsmittel ausgesucht, nämlich einen Alkohol, der nicht hydrolytisch gespalten werden kann und zudem fettende Eigenschaften besitzt. Er wird unter dem Namen Octyldodecanol oder Eutanol® G in sehr vielen Körperpflegeprodukten und Kosmetika eingesetzt. Die entsprechende Vorschrift im NRF lautet: **Salicylsäure-Öl 2/5 oder 10% (NRF 11.44.).**

Um es dem Patienten zu erleichtern, das Kopföl ohne die Verwendung von Unmengen von Shampoo aus den Haaren herauszuwaschen, fügte man der Salicylsäure-Octyldodecanol-Lösung ein Tensid hinzu. Jetzt benötigt der Patient nur noch warmes Wasser zum Entfernen des Öls: **Abwaschbares Salicylsäure-Öl 2/5** oder **10% (NRF 11.85.).**

Dieses Kniffs bedient sich auch eine Vorschrift aus Österreich. In das „Neue Formularium Austriacum (NFA)“ wurde die folgende Formulierung aufgenommen:

**Salicylsäue-Kopföl 10% NFA**

| | |
|---|---|
| Salicylsäure | 10,0 g |
| Ethanol 96% | 10,0 g |
| Macrogolstearat 400* | 10,0 g |
| Isopropylmyristat | 35,0 g |
| Oleum Arachidis | 35,0 g |

* syn.: Macrogol-9-stearat = Cremophor® S 9 wird nicht mehr von der Fa. BASF hergestellt; Ersatz: Macrogol-8-stearat.

Die Herstellung gliedert sich in zwei Abschnitte:

1. Lösung von Salicylsäure in Ethanol,
2. Zusammenschmelzen des Emulgators mit den beiden Ölen.

Nach einer gewissen Zeit des Abkühlens von 2.) wird 1.) unter Rühren hinzu gegeben. Tritt dabei eine Trübung auf, wird noch einmal bis zu deren Verschwinden auf dem Wasserbad erwärmt und anschließend kalt gerührt. Zum Schluss wird der während der Herstellung verdunstete Ethanol ergänzt. Diese ölige Zubereitung ist recht dünnflüssig und sollte deshalb in eine Quetschflasche mit einem Spritzeinsatz abgefüllt werden. Die niedrige Viskosität erleichtert das Auftragen auf die Kopfhaut und wird deshalb von den Patienten positiv beurteilt. In der ethanolischen Salicylsäure-Lösung lassen sich bei Bedarf weitere Wirkstoffe, wie z.B. Glucocorticoide, lösen.

Die Salicylsäure ist eine schwache bis mittelstarke organische Säure. Daher erzeugt sie in wässrigen oder wässrig-alkoholischen Lösungen saure pH-Werte, die bei einer sehr häufig verordneten Konzentration von 2–5% etwa 2 betragen. In diesem Milieu treten eine Reihe von Wechselwirkungen mit gleichzeitig verordneten Wirk- oder/und Hilfsstoffen auf.

Säurelabile Wirkstoffe wie Erythromycin (▶ Kap. 9.7.7), Chloramphenicol (▶ Kap. 9.7.2) und Clotrimazol (▶ Kap. 9.7.5) erfahren eine hydrolytische Spaltung und werden damit sofort oder nach kurzer Zeit wirkungslos. In allen diesen Fällen sollte Salicylsäure aus der Rezeptur herausgenommen und in einer Extrazubereitung angeboten werden. Nur sehr selten harmoniert das pH-Optimum von anderen Wirkstoffen mit demjenigen der Salicylsäure (◘ Tab. 9.2).

### 9.7.13 Tretinoin

Tretinoin oder Vitamin-A-Säure besitzt eine nahe Verwandtschaft zum Vitamin A, dem Retinol, das als Alkohol chemisch betrachtet einen Vorläufer der Säure darstellt. Auf Grund seiner vielen ungesättigten Doppelbindungen im Molekül gilt es als sehr instabil. Durch Lichteinfall kommt es zu Photooxidationen, die zu wirkungslosen Artefakten führen. Bereits die Lagerung und die spätere Verarbeitung werfen eine Reihe von Problemen auf. Einige Lieferanten füllen den Wirkstoff unter Stickstoff ab und empfehlen nach jeder Entnahme aus dem Aufbewahrungsgefäß eine erneute Begasung. Durch diese Maßnahme soll der Kontakt mit Sauerstoff weitgehend unterbunden werden. Des Weiteren wird eine Lagerung im Dunkeln und in der Kälte empfohlen.

In der Apotheke lassen sich alle diese Bedingungen jedoch nicht in optimaler Weise erfüllen. Das mit der Substanz umgehende Personal muss darauf achten, dass Tretinoin auf jeden Fall in einem Behältnis aufbewahrt wird, das kein oder möglichst wenig Licht durchlässt. Der Wirkstoff muss ständig im Kühl- oder Tiefkühlschrank gelagert werden. Eine Entnahme aus dem Gefäß sollte erst dann erfolgen, wenn der Inhalt Raumtemperatur angenommen hat.

Ein physikalisches Problem stellt die Kristallinität der Substanz dar. Damit sie überhaupt aus einer Zubereitung resorbiert werden kann, muss die Teilchengröße unter 100 µm liegen. Dazu ist es erforderlich, die Vitamin-A-Säure zu pulverisieren. Dabei entstehen zwangsläufig Stäube, die bei Inhalation oder dermaler Resorption teratogen wirken können. Inzwischen wird Tretinoin auch in mikronisierter Form im Handel angeboten, so dass ein Teil dieser Probleme wegfällt. Insbesondere das damit befasste weibliche Personal sollte bei der Verarbeitung von Tretinoin einen Mundschutz und Einmalhandschuhe tragen.

### Empfehlungen für die Praxis

Rezepturen mit Tretinoin sollte zum Schutz des Wirkstoffs unbedingt ein Antioxidans zugesetzt werden. Hierfür kommen in Frage:

- Butylhydroxytoluol (BHT) 0,04–0,05 %,
- D,L-α-Tocopherol 0,1 %.

Zur Einstellung des Stabilitätsoptimums bei pH 5 (◘ Tab. 9.2) kann man der Zubereitung eine geringe Menge Citronensäure hinzufügen, z. B. 0,025 %. Die mikrofeine Substanz wird beispielsweise mit dem kristallinen BHT zusammen unter Einhaltung der bereits erwähnten Vorsichtsmaßnahmen in einer Cromarganschale vermischt bzw. das BHT pulverisiert und dann in die Salbengrundlage eingearbeitet. Man kann auch das BHT-Paraffinkonzentrat 2 % (NRF S.35.) einsetzen und darin das Tretinoin suspendieren.

Das NRF hat die folgenden halbfesten Tretinoin-Rezepturen aufgenommen:

- **Hydrophile Tretinoin-Creme 0,025/0,05 oder 0,1 % (NRF 11.100.),**
  - Vehikel-Typ: ambiphile Creme,<br>Aufbrauchfrist:<br>3 Monate bei 0,025 % unter 8 °C<br>6 Monate bei 0,05 %/0,1 % unter 8 °C (Tube)
- **Lipophile Tretinoin-Salbe 0,025/0,05 oder 0,1 % (NRF 11.101.),**
  - Vehikel-Typ: hydrophobe Salbe (Kohlenwasserstoff-Gel),<br>Aufbrauchfrist:<br>6 Monate (Tube)
- **Lipophile Tretinoin-Creme 0,025/0,05 oder 0,1 % (NRF 11.123.),**
  - Vehikel-Typ: wollwachsfreie, lipophile Creme bzw. W/O-Creme,<br>Aufbrauchfrist:<br>1 Jahr unter 8 °C (Tube)
- **Tretinoin-Haftpaste 0,05 oder 0,1 % (NRF 7.9.),**
  - Vehikel-Typ: Lipophiles Gel (Oleo-Gel),<br>Aufbrauchfrist:<br>3 Monate (Tube)
- **Hydrophiles Tretinoin-Gel 0,025/0,05 oder 0,1 % (NRF 11.124.),**
  - Vehikel-Typ: anionisches, hydrophiles Gel (Carbomer-Gel)<br>Aufbrauchfrist:<br>3 Monate unter 8 °C (Tube).

Wegen der Photooxidationsgefahr des Tretinoins sollten Zubereitungen ausschließlich in Aluminiumtuben abgefüllt werden.

Neben den Salben-, Creme-, Pasten- und Gel-Formulierungen hat das NRF auch eine Tretinoinlösung aufgenommen: **Ethanolhaltige Tretinoin-Lösung 0,025/0,05 oder 0,1%** (**NRF 11.102.**). Der in Ethanol gelöste Wirkstoff wird hier durch α-Tocopherol vor Zersetzung geschützt.

## 9.7.14 Triamcinolonacetonid

Das je nach eingesetzter Konzentration zur Gruppe I oder II zählende Glucocorticoid gilt im Allgemeinen als stabile Substanz. Durch die Ketalisierung wird das Molekül am C-16,17-Atom vor Oxidation geschützt. Dennoch ist die α-Ketol-Kette bei alkalischem pH-Wert oxidativ veränderbar. Durch organische Säuren wie Salicylsäure kann der Ketal-Rest hydrolytisch gespalten werden. Der A-Ring ist in alkoholischer Lösung empfindlich gegenüber Licht.

### Empfehlung für die Praxis

Wasserhaltige Vehikel, insbesondere hydrophile Cremes bzw. O/W-Cremes und hydrophile Lotionen bzw. O/W-Lotionen sollten auf einen neutralen bis leicht sauren pH-Wert eingestellt werden. Das Stabilitätsoptimum von Triamcinolonacetonid liegt bei pH 6,5–7 (▫ Tab. 9.2 vgl. auch ▫ Tab. 9.3 und ▫ Tab. 9.4). Lösungen sollten nur in braunen Medizinflaschen abgegeben werden. Werden in einer wasserhaltigen Rezeptur Triamcinolonacetonid und ein saurer Kombinationspartner, wie z.B. Salicylsäure, zusammen verordnet, wird je nach vorherrschendem pH-Wert der Schutz der Ketalisierung aufgehoben. Das entstehende hydrophilere Triamcinolon besitzt nur 1/10 der Wirksamkeit des Triamcinolonacetonids. Saure Wirkstoffe sollten deshalb sicherheitshalber aus der Rezeptur herausgenommen und in einer Extra-Zubereitung angeboten werden. Die beiden Einzelrezepturen müssen vom Patienten alternierend, im Abstand von mehreren Stunden, z.B. morgens und abends appliziert werden.

**Rezepturbeispiel**

| | |
|---|---|
| Triamcinolonacetonid | 0,1 g |
| Acidum salicylicum | 3,0 g |
| Unguentum emulsificans aquosum DAB | ad 100,0 g |

**Rezepturbeispiel (optimiert)**

| | | |
|---|---|---|
| I. | Triamcinolonacetonid | 0,1 g |
| | Unguentum emulsificans aquosum DAB | ad 100,0 g |
| II. | Acidum salicylicum | 3,0 g |
| | Unguentum emulsificans aquosum DAB | ad 100,0 g |

## 9.7.15 Zinkoxid

Zinkoxid besitzt leicht antiseptische, adstringierende Eigenschaften und wird deshalb vorzugsweise in Wund- und Heilsalben, in harten und weichen Pasten und in wasserhaltigen Vehikelsystemen wie Schüttelmixturen und hydrophilen Pasten eingesetzt. Das NRF führt eine Reihe von zinkoxidhaltigen, standardisierten Zubereitungen auf:

- **Zinkoxidschüttelmixtur DAC, weiß oder hautfarben** (**NRF 11.22.**),
- **Ethanolhaltige Zinkoxidschüttelmixtur, weiß oder hautfarben** (**NRF 11.3.**).

9

Die beiden Schüttelmixturen sind die Nachfolger der klassischen Lotio alba und Lotio alba spirituosa aus dem DRF. Wenn gewünscht, können sie mit Eisenoxid-Pigmentmischungen der Hautfarbe angepasst werden.

- **Hydrophiles Zinkoxid-Liniment 25% SR (NRF 11.109.),**
- **Ethanolhaltige Zinkoxid-Schüttelmixtur 25% SR (NRF 11.110.).**

Diese beiden Zubereitungen enthalten kein Talkum. In der Vorschrift 11.109. dient die **Nichtionische hydrophile Creme SR DAC (NRF S. 26.)** als konsistenzgebender Teil der Grundlage, so dass man den Vehikeltyp auch als „hydrophile Creme-Paste“ bezeichnen kann. Da die Konsistenz und der Aufbau den bekannten Linimenten wie **Wasserhaltiges Liniment SR DAC (NRF S. 40.)** und **Nichtionisches wasserhaltiges Liniment DAC (NRF S. 39.)** in etwa entsprechen, wurde die Vorschrift entsprechend umbenannt. In der Vorschrift 11.110. wird das Zinkoxid lediglich in einem Gemisch von Glycerin, Wasser und Ethanol 90% suspendiert.

- **Hydrophile Zinkoxid-Paste 40% mit Ammoniumbituminosulfonat 5% (NRF 11.108.)**
  - Diese Zubereitung kann ebenfalls zu den so genannten „hydrophilen Creme-Pasten“ (s. dort) gerechnet werden. Als konsistenzgebender Teil der Grundlage dient wiederum die **Nichtionische hydrophile Creme SR DAC (NRF S. 26.)**.
- **Lipophile Zinkoxid-Paste 30% (NRF 11.111.)**
  - Diese auf Wachs und weißer Vaseline aufgebaute Zinkpaste soll in erster Linie nicht therapeutischen, sondern reinen Schutzzwecken dienen.
- **Zinkoxid-Paste 50% mit Bismutgallat 10% (NRF 11.112.)**
  - Diese Formulierung entspricht in ihren Grundzügen der ehemaligen „Pasta exsiccans“ des „DRF“ und der SR-Vorschriften. Als Grundlage fungiert eine Mischung von Leinöl und Vaseline. Zinkoxid reagiert mit Fettsäuren in einer Ionenreaktion. Deshalb sollte es mit flüssigem Paraffin angerieben werden.

Als Kation kann das Zink im Zinkoxid in wasserhaltigen Medien mit anderen anionischen Wirk- und Hilfsstoffen zu Salzen reagieren, die wenig dissoziiert sind. Damit verlieren die Ausgangsverbindungen ihre Wirksamkeit.

### Empfehlung für die Praxis

Ein bekanntes Beispiel, das auch in einem Standardwerk der Dermatologie [12] mehrfach empfohlen wurde, stellt die Kombination von Clioquinol (▸Kap. 9.7.3) mit Zinkoxidschüttelmixtur dar. Je nach Verarbeitungsweise stellt sich langsam oder recht schnell eine Gelbfärbung ein, die ein deutlich sichtbares Anzeichen für die Inkompatibilität ist. Das Zink reagiert mit der phenolischen Gruppe des Clioquinol zu einer Chelat-Verbindung, die im Vergleich zu den Ausgangsstoffen keine Wirkung mehr besitzt. In diesem Fall muss der anionische Wirkstoff eliminiert und durch einen anderen mit gleicher Wirkqualität ersetzt werden. Einfacher und eleganter wäre es, das Vehikelsystem zu tauschen. In Frage kommt eine Schüttelmixtur, die statt Zinkoxid Titandioxid enthält, wie die Lotio Cordes® der Fa. Ichthyol-Gesellschaft. Man kann auch die Zinkoxidschüttelmixtur aus dem NRF so modifizieren, dass man das Zinkoxid gegen Titandioxid austauscht. Eventuelle Viskositätsabweichungen können durch die Zugabe von Hydroxyethylcellulose (max. 1,6%) ausgeglichen werden.

## Aufgaben

Überprüfen Sie die Rezepturen auf mögliche Stabilitätsprobleme! Optimieren Sie die Rezepturen in rationaler und sinnvoller Weise!

### Aufgabe 1

| | |
|---|---|
| Urea pura | 2,0 g |
| Polidocanol | 5,0 g |
| Clotrimazol | 1,0 g |
| Betamethasonvalerat | 0,1 g |
| Cold Cream® Roche-Posay | ad 100,0 g |

### Aufgabe 2

| | |
|---|---|
| Clobetasolpropionat | 0,1 g |
| Erythromycin | 0,1 g |
| Acidum salicylicum | 0,1 g |
| Unguentum emulsificans aquosum DAB | ad 40,0 g |

### Aufgabe 3

| | |
|---|---|
| Urea pura | 0,9 g |
| Hydrocortisonacetat | 0,3 g |
| Clotrimazol | 0,3 g |
| Erythromycin | 0,3 g |
| Unguentum emulsificans aquosum DAB | ad 30,0 g |

### Antwort zu Aufgabe 1

**Analyse:** Die Cold Cream® Roche-Posay stellt vom Vehikelsystem her eine lipophile Creme bzw. Pseudo- oder Quasi-W/O-Creme dar. Sie ist daher mit der Kühlsalbe (Unguentum leniens) DAB vergleichbar. Da die Salbe keinen W/O-Emulgator enthält und die hydrophile, innere Phase nur physikalisch-mechanisch von der äußeren Fettphase festgehalten wird, muss dieses System als labil angesehen werden. Quasi-W/O-Cremes sind gegenüber Störeinflüssen infolgedessen recht empfindlich.

Polidocanol gehört zur Gruppe der grenzflächenaktiven Wirkstoffe, die mit lipophilen Cremes bzw. W/O-Cremes, welche insbesondere Wollwachsalkohole oder größere Mengen Vaseline und oder mehr als 20% Wasser enthalten, inkompatibel sind. Von der Molekülstruktur her ist Polidocanol mit Tensiden verwandt. Es stört gemeinhin den W/O-Emulgator an der Grenzfläche zwischen lipophiler und hydrophiler Phase. Daraus resultiert das Brechen der Emulsion. Die Stabilitätsoptima der übrigen Wirkstoffe differieren z. T. erheblich.

Stabilitätsoptima der Rezeptursubstanzen:

- Clotrimazol pH 7,
- Harnstoff pH 6,2,
- Betamethasonvalerat pH 3,5.

**Lösung:** Auf Grund des extremen Stabilitätsoptimums von Betamethason-17-valerat sollte dieser Wirkstoff aus der Rezeptur herausgenommen und in einer Extra-Zubereitung angeboten werden. Um eine vorzeitige Isomerisierung des C-17-valerats zum C-21-valerat und damit einen erheblichen Wirkungsverlust (85%) zu verhindern, sollte ein Citratpuffer hinzugesetzt werden.

**Rezepturbeispiel (optimiert)**

| | |
|---|---|
| Betamethason-17-valerat | 0,1 g |
| Sol. acid. citric. 0,5% | 2,5 g |
| Sol. natr. citric. 0,5% | 2,5 g |
| Cold Cream® Roche-Posay | ad 100,0 g |

Harnstoff und Polidocanol können nur in einer Spezial-Rezeptur kombiniert werden wie in der ins NRF aufgenommenen, standardisierten Formulierung: **Lipophile Polidocanol-Creme 5% mit Harnstoff 5% (NRF 11.120)**. Die Konzentration von Harnstoff müsste lediglich auf die 2% der Originalrezeptur herabgesetzt werden. In der NRF-Vorschrift wurde als Grundlage die neue wollwachsfreie, lipophile Creme bzw. W/O-Creme **Hydrophobe Basiscreme DAC (NRF S.41.)** genommen, deren Wassergehalt jedoch von ca. 64% auf ca. 10% reduziert wurde. Nur so ließ sich die Kompatibilität mit Polidocanol garantieren.

Die fertige Zubereitung reagiert zunächst neutral. Infolge der Hydrolyse des Harnstoffs wird der pH langsam ansteigen, pH-Werte bis 8 werden vom Clotrimazol toleriert, ohne dass die chemische Stabilität darunter leidet. Von daher kann das Antimykotikum der NRF-Vorschrift noch hinzugefügt werden, sofern die Rezeptur in einem angemessenen Zeitraum aufgebraucht wird.

Es versteht sich eigentlich von selbst, dass die getrennten Zubereitungen vom Patienten alternierend in einem ausreichend großen zeitlichen Abstand aufgetragen werden sollten.

Cold Cream® Roche Posay stellt vom Status her kein Arzneimittel, sondern eine Körperpflegecreme dar. In Individual-Rezepturen dürfen nach AMG nur Wirk- und Hilfsstoffe mit so genannter pharmazeutischer Qualität verwendet werden. Können als Beleg hierfür keine validen, chargenspezifischen Analysenzertifikate beigebracht werden und wurde keine Identitätsreaktion durchgeführt, dürfen derartige Grundlagen nicht in Rezepturen eingesetzt werden. Eine entsprechende Empfehlung der Fachgruppe Magistralrezepturen in der Gesellschaft für Dermopharmazie (GD) lautet daher auch: nur offizinelle Grundlagen des DAB, DAC oder NRF in Individual- und Magistral-Rezepturen benutzen. Hier käme die Kühlsalbe DAB als Alternative in Frage.

Die Rezeptur entspricht nicht den Leitlinien zur Verordnung von Individualrezepturen, wie sie in der Resolution der DDG „Magistrale Rezepturen" [21] festgelegt wurden. Darin wird die Verordnung von höchstens zwei, in Ausnahmefällen von drei Wirkstoffen in einer Rezeptur empfohlen. Die Konzeption dieser Verordnung folgt dem Prinzip der Polypragmasie und kann daher nicht als rational bezeichnet werden. Sie ist ein typisches Beispiel dafür, dass mit zunehmender Anzahl von Wirkstoffen automatisch das Risiko von Instabilitäten oder/und Inkompatibilitäten wächst.

### Antwort zu Aufgabe 2

**Analyse:** Die Stabilitätsoptima von Clobetasolpropionat (pH 4–6) und Erythromycin (pH 8,5) differieren erheblich. Wirkstoffe mit derart weit auseinander liegenden Optima sollten grundsätzlich nicht zusammen in einer Rezeptur verordnet werden (Ausnahmen siehe ◘ Tab. 9.3 und ◘ Tab. 9.4).

Überdies erzeugt die Salicylsäure in dem Vehikelsystem hydrophile Creme bzw. O/W-Creme einen pH von 2–3. In diesem Milieu wird das Erythromycin innerhalb von 3–4 Stunden zu unwirksamen Artefakten zersetzt. Wegen des extremen Stabilitätsoptimums im basischen Bereich sollte das Erythromycin aus der Rezeptur herausgenommen und in einer Extra-Zubereitung angeboten werden. Hierfür eignet sich insbesondere die NRF-Vorschrift **Hydrophile Erythromycin-Creme 0,5 %/1 %/2 %/4 % (NRF 11.77.)**.

In dieser standardisierten Formulierung stimmt sowohl das Stabilitätsoptimum als auch die mikrobielle Stabilität der hydrophilen Creme bzw. O/W-Cremegrundlage. Die obere Richtkonzentration von Clobetasol-17-propionat laut NRF „Tab. I.6.-1 Obere Richtkonzentrationen dermatologischer Wirkstoffe" beträgt 0,05 %. Es liegt demzufolge eine Überdosierung in fünffacher Höhe vor. In einem solchen Fall muss beim Arzt telefonisch nachgefragt werden, ob es sich um ein Versehen oder eventuell um Absicht handelt. Sollte Letzteres zutreffen, muss der Arzt bei einer Wiederholung der Verordnung ein Ausrufezeichen hinter die Menge setzen. Nur dann ist die Apotheke aus der Verantwortung genommen. Außerdem wäre es ratsam, sich eine Telefonnotiz anzufertigen und diese aufzubewahren, um eventuelle spätere Haftungsansprüche von Patienten abwehren zu können.

**Lösung:** Da der von der Salicylsäure erzeugte Säuregrad nicht mit dem Stabilitätsoptimum von Clobetasol-17-propionat harmoniert, sollte die Salicylsäure aus der Rezeptur eliminiert werden. Um eine vorzeitige Isomerisierung und Hydrolyse des Glucocorticoid-Esters zu unterdrücken, empfiehlt sich die Zugabe eines Citratpuffers. Um die Abwiegegenauigkeit des Glucocorticoids zu gewährleisten, wäre es vorteilhaft, auf ein Rezepturkonzentrat zurückzugreifen. Hierfür kommt die Clobetasolpropionat-Verreibung 0,5 % DAC oder das Clobetasol 0,5 % Cordes® RK (= Rezepturkonzentrat) der Ichthyol-Gesellschaft Cordes, Hermanni & Co, Hamburg in Frage.

**Rezepturbeispiel (optimiert)**

| | |
|---|---|
| Clobetasolpropionat-Verreibung 0,5% DAC oder | |
| Clobetasol 0,5% Cordes® RK | 4,0 g |
| Sol. acid. citric. 0,5% | 1,0 g |
| Sol. natr. citric. 0,5% | 1,0 g |
| Unguentum emulsific. aquosum | ad 40,0 g |

### Aufgabe 3

**Analyse:** Auch in dieser Rezeptur liegen wie in dem vorherigen Beispiel die pH-Stabilitätsoptima der Wirkstoffe weit auseinander (◘ Tab. 9.2):

- Harnstoff pH 6,2,
- Hydrocortisonacetat pH 4,5,
- Clotrimazol pH 7,0,
- Erythromycin pH 8,5.

Die Unguentum emulsificans aquosum DAB besitzt bei einer Vorkonservierung mit Sorbinsäure und Kaliumsorbat einen pH von 5,5. Tatsächlich konnten wir bei bestimmten Chargen auch pH-Werte von 6,3 messen. Die Base Erythromycin wird diesen Wert weiter ins Basische verschieben, so dass man in etwa das Stabilitätsoptimum von Erythromycin erreichen kann. In jedem Fall sollte der aktuelle pH-Wert mit pH-Stäbchen, pH-Bereich 7,5–9,5 nachgemessen werden. Da im Basischen die beiden Konservierungsstoffe unwirksam sind, muss mit Propylenglykol (20% der Wassermenge) nachkonserviert werden. Einfacher ist es, sofort auf die NRF-Vorschrift **Hydrophile Erythromycin-Creme 1% (NRF 11.77.)** umzusteigen.

Harnstoff erleidet in wässrigen Lösungen und wasserhaltigen Vehikelsystemen eine Zersetzung in seine Ausgangsstoffe. Dabei verschiebt sich der pH ins Basische und beschleunigt damit die weitere Zersetzung. Dieser Vorgang lässt sich weitgehend aufhalten, wenn man einen Puffer einsetzt. Das NRF benutzt in seinen Harnstoff-Monographien einen Lactatpuffer, der im leicht Sauren puffert. In diesem Milieu würde Clotrimazol einer Hydrolyse unterworfen und damit wirkungslos. Für dieses Problem gibt es folgende Lösungsmöglichkeit. Clotrimazol wird aus der Rezeptur herausgenommen und in einer Extra-Zubereitung verarbeitet.

**Rezepturbeispiel (optimiert)**

| | |
|---|---|
| Clotrimazol | 1% |
| Unguentum emulsificans aquosum DAB (pH > 5) | ad 30,0 g |

Hydrocortisonacetat und Urea pura können in der Originalrezeptur verbleiben, wobei der Harnstoff noch stabilisiert werden muss.

**Rezepturbeispiel (optimiert)**

| | |
|---|---|
| Urea pura | 0,9 g |
| Acidum lacticum | 0,3 g |
| Natrium lacticum 50% | 1,2 g |
| Hydrocortisonacetat | 0,3 g |
| Unguentum emulsificans aquosum DAB | ad 30,0 g |

Die Herstellung läuft in folgenden Schritten ab. Hydrocortisonacetat wird mit wenig flüssigem Paraffin angerieben und in der Grundlage aufgenommen. Anschließend wird der Harnstoff auf die Oberfläche der Creme aufgestreut und so lange gerührt, bis es in der Fantaschale nicht mehr knirscht. Urea löst sich dabei recht schnell in der hydrophilen Außenphase der hydrophilen Creme bzw. O/W-Creme. Zum Schluss fügt man die Milchsäure und die Natriumlactatlösung hinzu.

Die getrennten Zubereitungen sollten vom Patienten in sinnvoller Weise alternierend und in einem großen zeitlichen Abstand appliziert werden, z.B. morgens, mittags, abends. Auch diese Rezeptur verstößt gegen die Regeln, welche die DDG in ihrer Resolution Magistralrezepturen [21] von 1997 aufgestellt hat.

Pharmakologisch betrachtet erweckt die Rezeptur den Eindruck, als wenn die Nebenwirkungen des einen Wirkstoffs durch einen anderen aufgefangen werden sollen.

Durch die externe Anwendung von Glucocorticoiden kann die Immunabwehr der Haut an der Applikationsstelle unterdrückt werden. Bakterien und Pilze finden nun die Möglichkeit, sich dort leichter festzusetzen und zu vermehren. Dagegen sollen sich dann das Antibiotikum und das Antimykotikum richten. Eine solche Kombination von Wirkstoffen wird in Fachkreisen sehr kritisch gesehen. Wohlwollende Kritiker halten eine solche Verordnung nur in Ausnahmefällen für höchstens 2–3 Tage vertretbar.

# 10 Konservierung von Individualrezepturen

## 10.1 Einleitung

Das Thema Konservierung in Bezug auf Lebensmittel, Reinigungsmittel, Körperpflegeprodukte, Kosmetika und Arzneimittel wurde in den letzten Jahren zunehmend kontrovers diskutiert. Befürworter und Gegner stehen sich unversöhnlich gegenüber. Es erscheint daher notwendig, das Für und Wider von einer rationalen Ebene aus zu betrachten und adäquate Lösungen für die Apothekenpraxis zu finden.

Zu den Befürwortern einer Konservierung von pharmazeutischen Zubereitungen gehört das DAB, der DAC und die Ph. Eur., welche die Apotheken verpflichten, hydrophile Cremes bzw. O/W-Cremes und hydrophile Gele bzw. Hydrogele zu konservieren. Auch die an der Hochschule tätigen pharmazeutischen Technologen bejahen die Konservierung von wasserhaltigen Zubereitungen. Für den Bereich der Kosmetika schreibt die Kosmetik-Verordnung für Produkte eine Haltbarkeit von 30 Monaten vor. Diese Forderung glauben die meisten Hersteller nur durch die Konservierung ihrer kosmetischen Produkte erfüllen zu können.

Bedenken gegen eine Haltbarmachung durch Konservierungsstoffe bringen immer wieder die Verbraucherverbände, die Öko-Zeitschriften, die Kritiker der Kosmetik-Industrie und auch manche Dermatologen vor. Sie kritisieren den Einsatz gleich mehrerer Konservierungsmittel in einem Produkt, die Verwendung von formaldehydabspaltenden Konservierungsstoffen, die mögliche Zerstörung der natürlicherweise auf jeder Haut anzutreffenden Standflora und die mögliche Sensibilisierung und Allergisierung.

Als überflüssig bewerten die Anhänger der so genannten Naturkosmetik die Konservierung derartiger Produkte. Auf Konservierungsmittel verzichten zu können, glaubte vor Jahren die Fa. Drugofa, ein Tochterunternehmen der Fa. Bayer, als sie die Körperpflegeserie Satina ohne Konservierungsmittel mit großem Werbeaufwand anbot. Sie hatte dafür drei Jahre Forschungsarbeit aufgewandt.

Ähnliches hatte die Fa. Beiersdorf vor Jahren bei ihrer Produkt-Serie „pH-5 Eucerin®" versucht, musste jedoch schon nach relativ kurzer Zeit wieder zu ihren „alten" Formulierungen mit Konservierungsmitteln zurückkehren. Als Argument führte die Marketing-Abteilung des Unternehmens an, dass sehr viele Verwender der konservierungsmittelfreien pH-5-Eucerin®-Produkte über Unverträglichkeiten geklagt hätten.

Die meisten Dermatologen wünschen, dass in keinem der von ihnen verordneten Arzneimittel-Salben oder -Cremes oder -Lotionen irgendwelche Konservierungsmittel enthalten sind. Sie begründen diese Forderung mit zunehmenden Sensibilisierungsraten bei ihren Patienten.

Es hat den Anschein, dass hier ein Dilemma offen zu Tage tritt. Die Apotheker sind laut Arzneibüchern einerseits verpflichtet, wasserhaltige, kontaminationsanfällige Zubereitungen zu konservieren, die Dermatologen wollen gerade dies nicht. Andererseits kann man den Patienten nicht zumuten, dass sie kontaminierte O/W-Cremes oder schlimmer noch verschimmelte Cremes auf kranke Hautbezirke auftragen. Dabei muss auch erwähnt werden, dass die meisten Dermatika konserviert sind. Hiergegen müsste man sich von Dermatologen-Seite eigentlich in gleicher Weise wehren.

Leider wurde dieser Zielkonflikt zwischen den verordnenden Ärzten und den Apothekern und pharmazeutischen Technologen bislang nicht ausreichend diskutiert. Es wäre jedoch wünschenswert, wenn beide Berufsgruppen auch im Blick auf die Patienten zu vernünftigen Lösungen dieses Problems beitragen würden.

Auch auf dem Gebiet der individuell angefertigten Rezepturen muss eine gleichbleibende Arzneimittelqualität für die gesamte Anwendungsdauer gewährleistet sein. Die Voraussetzung hierfür bietet u. a. auch die Haltbarmachung von wasserhaltigen halbfesten und flüssigen Zubereitungen mit Konservierungsmitteln.

Das Wort Konservierung bedeutet im engeren Sinn die Erhaltung eines gegebenen Zustands. Um den mikrobiellen Verderb der jeweiligen Rezeptur zu vermeiden, brauchen nur solche Maßnahmen ergriffen zu werden, die das Wachstum und die Vermehrung von Mikroorganismen verhindern. Die in der Rezeptur angefertigten Arzneimittel dürfen auf keinen Fall zur Infektionsquelle für die Anwender werden. Auf der anderen Seite muss auch keine Sterilität während des Anwendungszeitraums garantiert werden.

## 10.2 Maßnahmen zur Verhinderung einer Kontamination

### 10.2.1 Während der Herstellung

Eine Kontamination mit Mikroben oder Schimmelpilzen kann grundsätzlich zu verschiedenen Zeiten und während unterschiedlicher Arbeitsschritte eintreten. Zunächst müssen die eingesetzten Wirk- und Hilfsstoffe möglichst keimfrei oder zumindest keimarm sein.

Das Wasser, welches in flüssigen oder halbfesten Zubereitungen eingesetzt werden soll, muss laut DAB und Ph. Eur. möglichst keimfrei sein. In vielen Apotheken wird in der Regel noch demineralisiertes Wasser in Ionenaustauschern gewonnen, die bei diskontinuierlichem Betrieb eine Verkeimung des eingeleiteten Leitungswassers fördern. Trinkwasser darf nach der Trinkwasser-Verordnung nicht mehr als 100 Keime pro ml enthalten. Das dem Demineralisator entnommene Wasser weist dagegen Keimzahlen von 100 000 bis 1 000 000 pro ml auf. Deshalb fordert der Kommentar zum DAB bzw. Ph. Eur. mit Recht, dass dieses Wasser vor einer weiteren Verwendung in Rezeptur-Mischungen mindestens fünf, besser noch 10 Minuten lang abgekocht werden muss.

Da Wasser grundsätzlich die Eintrittspforte für Keime ist, sollte in jeder Apotheke darüber nachgedacht werden, in welcher Form und auf welche Weise für eine keimfreie oder zumindest keimarme Wasserqualität gesorgt werden kann. Wenn in Apotheken mit wenig Rezepturanfall jeweils nur sehr kleine Mengen an reinem Wasser benötigt werden, so empfiehlt sich beispielsweise die Verwendung im Handel erhältlicher Kleinpackungen sterilisierten Wassers wie z. B. Ampuwa®.

Bei Bedarf etwas größerer Mengen Wasser kann durch den Einsatz einer Mikrowelle demineralisiertes Wasser in zwei Schritten entkeimt werden:

- Bei höchster Watt-Stufe zum Kochen bringen (ungefähre Richtgröße: 1 Min. für ca. 100 ml).
- Bei niedrigerer Watt-Stufe, z.B. 150 W 5–10 Min. gerade eben am Kochen halten.

Durch eine in der Mikrowelle eingebaute Memory-Schaltung lässt sich dies rasch und ohne ständige Aufsicht durchführen. Als Gefäß kann ein Becherglas mit aufgelegtem Uhrglas oder eine Flasche aus Duran-Glas dienen, die nach dem Abkochen mit einem Schraubverschluss verschlossen werden kann. Um beim Kochvorgang gefährliche Siedeverzüge zu vermeiden, sollten in jedem Fall ein bis zwei Siede- oder Glockenstäbe in das jeweilige Gefäß hineingestellt werden. Flüssige Präparate können durch eine Sterilfiltration über entsprechend kleinporige Filter entkeimt werden.

Die zur Herstellung erforderlichen Gerätschaften sollten natürlich ebenfalls in keimfreien oder keimarmen Zustand sein. Eine ausreichende Hygiene am Arbeitsplatz stellt eine weitere wichtige Maßnahme zur Verhinderung einer Kontamination dar. Eine regelmäßige Desinfizierung der Arbeitsflächen und benutzter Gegenstände, wie z.B. Waagen und Wasserbad, sollte in einem Hygieneplan festgelegt werden. Checklisten zur Selbstkontrolle können sowohl in den BAK-Leitlinien als auch in den Hygieneleitlinien der Gesellschaft für Dermopharmazie (GD, www.gd-online.de) nachgelesen werden.

Sofern möglich, sollte unter einem Laminar-Air-Flow-Gerät gearbeitet werden. Dies dürfte nur wenigen öffentlichen Apotheken, Krankenhausapotheken, Instituten der Pharmazeutischen Technologie und pharmazeutischen Herstellern möglich sein. Eine Sterilherstellung und Sterilabfüllung kann auf Grund des großen Aufwandes nur von Arzneimittelherstellern und von großen Klinikapotheken verwirklicht werden.

Nicht zuletzt der Mensch, d. h. das pharmazeutische Personal trägt einen wesentlichen Anteil zu einer Vermeidung einer Kontamination von Rezepturen während der Herstellung bei. Dazu gehört beispielsweise eine Händedesinfektion, das Tragen von Schutzhandschuhen und eventuell das Tragen einer Schutzmaske, deren technische Ausstattung sich nach den zu verarbeitenden Wirk- und Hilfsstoffen richten sollte.

Da der Mensch unbestritten die „größte Bakterienschleuder“ ist, sollte auch darauf geachtet werden, dass während der Rezeptur keine Gespräche mit Kollegen/innen quasi über der Fantaschale geführt werden. Ebenso selbstverständlich sollte es auch sein, dass keine erkrankten, z.B. erkälteten Personen in der Rezeptur arbeiten.

Jede Apotheke muss nach selbstkritischer Betrachtung die für sie geeignet erscheinenden Maßnahmen zur Keimverminderung ergreifen, die sich u. a. auch an den räumlichen Gegebenheiten und dem jeweiligen Rezepturanfall orientieren sollten.

### 10.2.2 Nach der Herstellung bzw. bei der Verwendung

Während eine Kontamination bei der Herstellung noch weitgehend kalkulierbar und durch verschiedene Vorsichtsmaßnahmen vermeidbar erscheint, lässt sich die Gefahr der Verkeimung nach der Übergabe des Rezepturarzneimittels an den Patienten weniger gut abschätzen. Viel hängt davon ab, wie hygienisch der Verwender mit der Zubereitung umgeht. Die Erfahrung aus der öffentlichen Apotheke lehrt, dass hier vieles möglich ist, was man sich normalerweise nicht vorstellen kann. Deshalb sollte man durch vorausschauendes Denken und Handeln das Risiko der Kontaminierung beim Patienten zu minimieren versuchen.

Besondere Aufmerksamkeit verdient in diesem Zusammenhang die Auswahl eines geeigneten Packmittels. Wasserhaltige halbfeste Zubereitungen, insbesondere hydrophile Cremes bzw. O/W-Cremes, lipophile Cremes bzw. W/O-Cremes und hydrophile Gele bzw. Hydrogele sollten grundsätzlich nur in Tuben oder Salbenspendern, die nach dem Hubkolbenprinzip arbeiten, abgefüllt werden. Hydrophile Lotionen bzw. O/W-Lotionen, Shampoo-Formulierungen oder Waschemulsionen gehören vorzugsweise in eine Quetschflasche mit Spritzeinsatz oder in so genannte Schüttelmixtur-Flaschen mit Klappscharnier-Verschluss oder in Gelflaschen.

Die Angabe einer Aufbrauchfrist auf dem Abgabegefäß schränkt wenigstens die Gefahr einer übermäßigen Keimvermehrung ab einem bestimmten Datum ein. Bei der Abgabe wird der/die Apotheker/in und das pharmazeutische Fachpersonal den Patienten darauf aufmerksam machen, dass nicht mehr gebrauchte Reste von Dermatika ordnungsgemäß vernichtet und nicht – wie immer noch üblich – im häuslichen Arzneischränkchen für spätere Fälle aufbewahrt werden sollen. Bisweilen erscheint eine Aufbewahrung unter 20 °C oder im Kühlschrank empfehlenswert, um die Vermehrung von Mikroorganismen zu verzögern.

## 10.3 Sinn der Konservierung

Die Konservierung einer Zubereitung soll diese vor Kontamination schützen und nach eventuell doch erfolgtem Mikrobenbefall die Vermehrung von Mikroorganismen in Grenzen halten oder verhindern. Vor allem für Patienten mit abgeschwächter Abwehrlage darf die Zubereitung keine Infektionsquelle darstellen.

Häufig führt die durch Mikroben verursachte Zersetzung von Hilfsstoffen zu Spaltprodukten, die für die Haut nicht verträglich sind. Die Stoffwechselprodukte der Mikroben können überdies die Haut reizen. Dieser Prozess gefährdet auch die Stabilität des Vehikels und der gesamten Zubereitung, wobei Hilfsstoffe und Wirkstoffe den Mikroben oft als Substrat dienen. Eine galenische Instabilität kann sich z.B. in einer Auftrennung einer Emulsion oder einer Verfärbung ausdrücken.

## 10.4 Anforderungen an Konservierungsmittel

Konservierungsmittel müssen verschiedenen Anforderungen genügen. Sie brauchen nicht mikrobizid zu wirken. Eine mikrobistatische Wirkung ist ausreichend, d. h. bakteriostatische und fungistatische Eigenschaften genügen. Konservierungsmittel sollen ein breites antimikrobielles Wirkungsspektrum besitzen. Sie müssen technologisch anwendbar, physiologisch verträglich sein und dürfen keine eigene pharmakodynamische Wirkung haben. Sie sollen gesundheitlich unbedenklich sein und keine Sensibilisierung auslösen. Innerhalb einer Rezeptur wird chemische und physikalisch-chemische Kompatibilität und Stabilität erwartet. Der jeweilige Konservierungsstoff soll in dem zu konservierenden Roh- und Hilfsstoff löslich sein.



Von der chemischen Struktur her muss das Konservierungsmittel einerseits so lipophil sein, dass es sich an die Bakterienzellwand anheften und/oder in die Bakterienzelle eindringen kann, andererseits muss es hydrophil genug sein, um sich in der wässrigen Phase lösen und dort mikrobistatisch wirken zu können. Mit anderen Worten, es sollte ambiphile Eigenschaften besitzen. Alle diese genannten Bedingungen werden von keinem Konservierungsmittel in idealer Weise erfüllt. Deshalb werden in Körperpflegemitteln und Kosmetika oft mehrere Konservierungsstoffe miteinander kombiniert.

## 10.5 Antimikrobieller Effekt

Die Wirkung von Konservierungsmitteln beruht auf ihrer Zellgiftigkeit. Entweder findet eine Adsorption an die Zellwand oder eine Diffusion über die Zytoplasmamembran ins Zellinnere statt. Konservierungsmittel vom Typ der Phenole oder Tenside führen zu Reaktionen mit Zellbestandteilen der Mikroben und damit zu deren irreversibler Schädigung. Schwermetallsalze und dehydratisierende Alkohole beispielsweise wirken auf Zelleiweiße, auch auf Enzyme, in der Weise, dass eine Lyse, Koagulation oder Strukturveränderungen eintreten.

## 10.6 Einteilung der Konservierungsmittel in chemische Klassen

Die Konservierungsmittel teilt man nach ihrer chemischen Struktur in die folgenden Gruppen ein:

- Phenole bzw. phenolartige Stoffe, z. B. p-Chlor-m-Kresol, p-Hydroxybenzoesäureester,
- Carbonsäuren, z. B. Benzoesäure, Sorbinsäure,
- Alkohole, z. B. Benzylalkohol, Chlorbutanol, Propylenglykol, Pentylenglykol, Ethanol, Isopropanol,
- Quecksilberverbindungen, z. B. Thiomersal,
- Organische Stickstoffverbindungen, z. B. Chlorhexidin, Polyhexanid, Benzalkoniumchlorid.

## 10.7 Gesetzliche Anforderungen

Der Einsatz von Konservierungsstoffen in Pharmazeutika, insbesondere in Dermatika, erfolgt nach anderen gesetzlichen Regeln als in Kosmetika. Während in kosmetischen Mitteln nur solche Konservierungsmittel erlaubt sind, die in einer Positivliste in Anhängen zur Kosmetik-Verordnung aufgeführt werden, dürfen in pharmazeutischen Präparaten allein diejenigen Konservierungsstoffe eingesetzt werden, die dem ehemaligen Bundesgesundheitsamt (BGA), jetzt **B**undesamt **f**ür **Ar**zneimittel und **M**edizinprodukte (BfArM), „amtsbekannt" sind. Wenn heutzutage ein pharmazeutischer Hersteller ein Dermatikum zur Zulassung einreicht, müssen neben den Wirkstoffen auch alle Hilfsstoffe angegeben werden. Konservierungsmittel gehören damit sinngemäß zum gesamten Zulassungsverfahren. Es werden im Allgemeinen nur solche Stoffe zugelassen, die bereits in anderen schon auf dem Markt befindlichen Präparaten angewandt werden und damit im Sinne des BfArM wissenschaftlich ausreichend bekannt sind.

Die Anzahl von Konservierungsmitteln, die in Dermatika vorkommen, ist deshalb beschränkt und nicht so umfangreich wie in Kosmetika. Wenn man Vergleiche mit der Roten Liste 1996 anstellt, so fällt auf, dass die Favoriten-Rollen gewechselt haben. Während 1996 der p-Hydroxy-benzoesäuremethylester (Nipagin® M) mit 24,4 % zusammen mit dem p-Hydroxy-benzoesäurepropylester (Nipasol®) mit 17,2 % noch eindeutig die Spitzenreiter waren, so steht im Jahr 2010 das Propylenglykol mit 20,1 % an erster Stelle. Das Nipagin® M gemeinsam mit seinem Natrium-Salz besetzen mit 13,2 % den zweiten Platz, dicht gefolgt auf dem dritten Platz von Benzylalkohol mit 12,5 %.

Der Grund in der Änderung der Reihenfolge liegt wohl in dem Umstand, dass Propylenglykol wegen seiner konservierenden Eigenschaften andere klassische Konservierungsstoffe ganz oder teilweise einsparen hilft. Andererseits hat sich wohl die Erkenntnis weiter durchgesetzt, dass die Parabene am häufigsten Allergien auslösen. Des Weiteren kommen dann noch die folgenden Konservierungsstoffe zum Einsatz (◘ Tab. 10.1).

◘ **Tab. 10.1** Statistische Häufigkeit der Konservierungsstoffe der Dermatika der Roten Liste 2010, 2004 und 1996

| Konservierungsstoffe | 2010 | 2004 | 1996 |
|---|---|---|---|
| Benzylalkohol | 12,5% | 8,3% | 10,9% |
| Phenoxyethanol | 11,6% | 7,6% | 9,7% |
| Ethanol | 4,7% | 7,2% | 2,6% |
| Nipasol® | 8,5% | 7,2% | 17,2% |
| Nipasol-Natrium | – | 0,31% | – |
| Isopropanol | 2,2% | 7,0% | – |
| Sorbinsäure | 6,3% | 4,3% | 11,2% |
| Chlorocresol | 5,3% | 4,0% | 5,8% |
| Kaliumsorbat | 5,0% | 2,3% | 3,8% |
| Benzoesäure | 1,3% | 1,4% | 1,1% |
| Imidazolidinylharnstoff | – | 1,1% | 1,1% |
| Benzalkoniumchlorid | 0,63% | 1,1% | 1,1% |
| 1,1'-Methylen-[3-(N-hydroxymethyl-2,5-dioxo-4-imidazolidinyl)harnstoff] | 0,94% | 1,1% | – |
| Ethyl-4-hydroxybenzoat | 0,31% | 0,9% | 1,5% |
| Butyl-4-hydroxybenzoat | 0,94% | 0,9% | 1,1% |
| 1-(3-Chlorallyl)-3,5,7-triaza-1-azonia-adamantanchlorid | 1,25% | 0,7% | 0,75% |
| α,α'-(Propylen-dinitrilo) (di-o-cresol) | – | 0,7% | – |
| 2,2-Methylen-bis-(6-tert.-butyl-p-cresol) | – | 0,5% | – |
| Salicylsäure | 0,63% | 0,5% | 0,8% |
| Phenol | – | 0,2% | – |
| Chlorhexidindigluconat | 0,63% | 0,2% | 1,1% |
| Natriumbenzoat | 0,94% | 0,2% | 0,8% |

**Tab. 10.1** Statistische Häufigkeit der Konservierungsstoffe der Dermatika der Roten Liste 2010, 2004 und 1996 (Fortsetzung)

| Konservierungsstoffe | 2010 | 2004 | 1996 |
|---|---|---|---|
| Chlorphenesin | – | 0,2% | – |
| Propyltrihydroxybenzoat | – | 0,2% | – |
| Triclosan | – | 0,2% | – |
| Cetylpyridiniumchlorid | 0,31% | 0,2% | – |
| 2-Chloracetamid-Na-benzoat | 0,31% | 0,2% | – |
| Pyrithion-Zink | 0,31% | 0,2% | – |
| Chlorobutanol | – | – | 1,1% |
| Bactericid MB | – | – | 0,4% |
| Bronopol | – | – | 0,4% |
| Chlorhexidin-2-HCl | – | – | 0,4% |
| Dragocid forte | – | – | 0,4% |
| Hexylenglykol | – | 0,94% | – |
| Pentylenglykol | – | 0,31% | – |
| Dequaliniumchlorid | – | 0,31% | – |
| Isobutyl-4-hydroxy-benzoat | – | 0,31% | – |
| Chlorallyl-methenamin-chlorid | – | 0,31% | – |

## 10.8 Einflussfaktoren für die Wirksamkeit von Konservierungsmitteln

### 10.8.1 Chemische Stabilität

Bestimmte Konservierungsmittel erleiden in entsprechenden Medien chemische Veränderungen. Chlorbutanol gilt nur bei pH-Werten zwischen 2 und 4 als stabil. Bei höheren pH-Werten wird dieser Konservierungsstoff hydrolytisch gespalten, ähnlich wie Chlorhexidin, das zu p-Chloranilin hydrolysiert wird. Ester wie die Parabene werden im schwach sauren Milieu langsam, im neutralen und insbesondere im basischen Milieu recht schnell in ihre Ausgangsstoffe zerlegt. Einige Konservierungsmittel werden bei entsprechend günstigen pH-Werten oxidiert. Beispielsweise entsteht aus Benzylalkohol das Oxidationsprodukt Benzaldehyd. Sorbinsäure, eine chemische Verbindung mit ungesättigten Doppelbindungen, wird unter Lichteinwirkung beschleunigt oxidiert. Thiomersal erleidet unter dem katalytischen Einfluss von Schwermetallen, wie Kupfer-, Eisen- oder Zinkionen eine schnellere Zersetzung. Unter dem Einfluss von Licht sinkt der mikrobiologisch bestimmte Gehalt auf weniger als 4% ab. Bei Dunkellagerung misst man nach dem gleichen Zeitraum immerhin noch 90% an wirksamer Substanz.

### 10.8.2 Chemische Inkompatibilitäten

Chemische Inkompatibilitäten treten beispielsweise auf, wenn Konservierungsstoffe in Form von Ionen mit anderen ionischen Rezepturbestandteilen zu schwer löslichen Salzen reagieren. Kationische Invertseifen bilden mit anionischen Tensiden, z.B. Seifen oder Fettalkoholsulfaten, neue Verbindungen, die keine konservierenden Eigenschaften mehr haben.

### 10.8.3 pH-Wert

Der in einem wässrigen Vehikelsystem herrschende pH-Wert beeinflusst nicht nur die chemische Stabilität, sondern auch die verfügbare Konzentration an antimikrobiell aktiver, undissoziierter Substanz bei dissoziierenden Verbindungen (○ Abb. 10.1). Von diesem Vorgang sind vor allem schwache organische Säuren betroffen, wie z.B. Benzoesäure, Sorbinsäure und Thiomersal. Benzoesäure liegt bei pH 4 noch zu 60% undissoziiert vor. Parabene, ebenso wie andere phenolische Konservierungsmittel, verhalten sich ganz ähnlich. Deren wirksamer Bereich liegt zwischen pH 6–8. Benzalkoniumchlorid und Chlorhexidin wirken am besten im schwach alkalischen Bereich. Durch die negative Aufladung der Bakterienoberfläche werden die Anlagerungsbedingungen verbessert.

### 10.8.4 Bindung an Tenside

Lipophile oder grenzflächenaktive Konservierungsmittel können sich an grenzflächenaktive Rezepturbestandteile wie Tenside bzw. Emulgatoren binden. Je nach chemischer Struktur kommt es zu einem Abwandern in das Innere einer Tensidmizelle, auch Solubilisation genannt, oder zur Ausbildung einer Mischmizelle. In beiden Fällen wird das Konservierungsmittel der wässrigen Phase entzogen und damit seine Wirkung erheblich vermindert oder ganz aufgehoben.

Das Phänomen der Solubilisation tritt vor allem bei phenolischen Konservierungsstoffen und weniger ausgeprägt bei organischen Säuren auf. Die Ursache für diesen Vorgang liegt in der besseren Löslichkeit und Verteilung derartiger lipophiler Verbindungen in den Tensidmizellen als im Wasser. Das Ausmaß der Solubilisation hängt zum einen von der Lipophilie des Konservierungsmittels und zum anderen von der Konzentration des Tensids bzw. des Emulgators ab. Nur zum Teil lässt sich diese Wanderungsbewegung bremsen, indem man die Lösungsbedingungen des Konservierungsstoffs in Wasser beispielsweise durch den Zusatz von Propylenglykol verbessert.

### 10.8.5 Wechselwirkung mit Phenolen

Eine weitere Wechselwirkung von Phenolen und phenolartigen Stoffen mit bestimmten Tensiden lässt sich damit erklären, dass der Wasserstoff der phenolischen Hydroxy-Gruppe mit dem Ethersauerstoff der Polyethylenglykolkette eines Emulgators oder einer entsprechenden Gruppierung in einem Hydrogel-Bildner vom Celluloseether-Typ einen schlecht wasserlöslichen Komplex bildet. Auch dieser Vorgang führt zu einer Wirkungsverminderung, die durch das schon beschriebene Phänomen der Solubilisation wesentlich verstärkt wird.

Ein Polyethylenglykol-Tensid in einer Konzentration von 5% kann reines Phenol zu 50% und Kresol zu 60% binden. Um eine gleiche antibakterielle Wirksamkeit aufrecht zu erhalten, müsste die Menge an Konservierungsmittel erheblich erhöht werden.

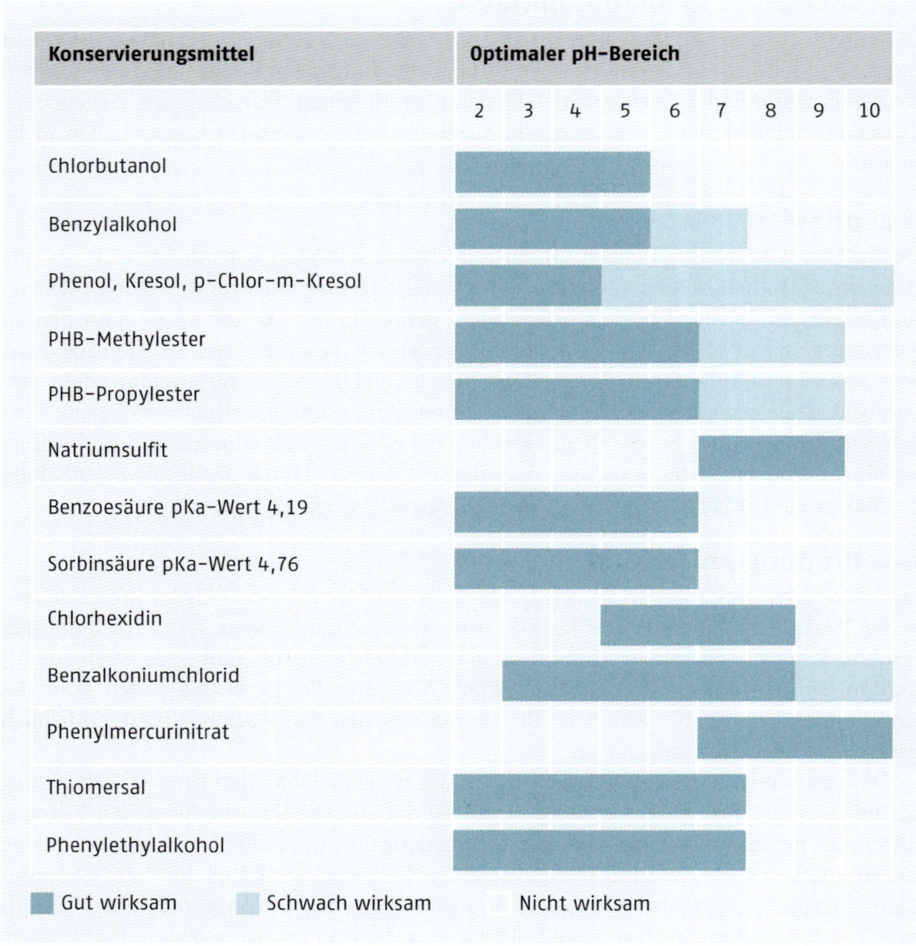


**Abb. 10.1** Abhängigkeit der konservierenden Aktivität vom pH-Wert. Aus [26]

## 10.8.6 Bindung an Makromoleküle

Eine Reihe von makromolekularen Hilfsstoffen können Konservierungsmittel an sich binden. Zu nennen sind hier Polysaccharid-Derivate (Alginate, Agar, Traganth), Cellulose-Derivate (Methylcellulose, Hydroxymethylcellulose, Carboxymethylcellulose) und synthetische Polymere (Polyacrylate, Polyvinylpyrrolidon).

## 10.8.7 Adsorption an Feststoffe

Grenzflächenaktive Konservierungsmittel, z.B. Invertseifen, können an Feststoffe mit großer Oberfläche adsorbiert werden, wie z.B. Bentonit (Veegum®), Titandioxid, Kaolin, Talkum, Zinkoxid, andere Pigmente, kolloidale Kieselsäure. Im Fall des Zusammentreffens von Bentonit und Invertseifen kommt es außerdem noch zu einem Ionenaustausch und einer irreversiblen Bindung an das Bentonit. 2,5% Bolus alba, ein Aluminiumsilikat, hebt die bakterizide Wirkung von Cetylpyridiniumchlorid auf.

### 10.8.8 Verteilung in lipophilen Phasen

Einige Konservierungsmittel, die nicht gut wasserlöslich sind, zeigen die Tendenz, in die lipophile Phase eines Mehrphasen-Systems, z.B. einer hydrophilen Emulsion bzw. O/W-Emulsion abzuwandern. Um das Ausmaß dieser Abwanderung von vornherein abschätzen zu können, muss man Kenntnisse über das Verteilungsverhalten zwischen Öl- und Wasserphase besitzen. Der Verteilungskoeffizient beispielsweise für Methylparaben in Rezepturbestandteilen zeigt Unterschiede in der Größenordnung von Zehnerpotenzen.

### 10.8.9 Bindung an Behältermaterial

Schlecht wasserlösliche und mizellbildende Konservierungsmittel adsorbieren leicht an bestimmte Behältermaterialien, an Elastomere wie Naturgummi, Butyl- oder Silikonkautschuk. Die Verteilungsgleichgewichte zwischen dem Inhalt des Behältnis und der Behälterwand sind zeit- und temperaturabhängig. Je nach Behältermaterial können zwischen 10% und 95% des Konservierungsmittels gebunden werden.

**Zusammenfassung**

Durch die Vielfalt der Einflussnahme auf die Wirksamkeit von Konservierungsmittel sind Kalkulationen und Vorausberechnungen solcher Wechselwirkungen einerseits schwierig, andererseits auch nützlich. Sie entheben aber den Planer und Hersteller einer Zubereitung nicht der Verpflichtung, die Richtigkeit seiner Voraussagen durch einen Konservierungsbelastungstest zu bestätigen. Dies wird in der Pharmazeutischen Industrie standardmäßig gemacht; in der Offizin-Apotheke dürften Konservierungsbelastungstests kaum machbar sein, auch schon aus dem Grund, dass man zum Umgang mit infektiösem Material, d. h. zum Inokulieren mit aktiven Bakterien- und Pilz-Stämmen eines besonderen Befähigungsnachweises und einer Erlaubnis bedarf.

## 10.9 Konservierungsstoffe aus ärztlicher Sicht

Immer wieder hört man die Meinung, dass Konservierungsstoffe in lipophilen wie hydrophilen Cremes die Standflora der Haut negativ beeinflussen. Je nach Wirkungsspektrum des Konservierungsmittels würden Teile aus dem Spektrum der Residentflora vernichtet und den übrig gebliebenen Mikroben würde die Chance gegeben, sich ungestört zu vermehren. Auf diese Weise können zunächst apathogene Vertreter eine solche Konzentration annehmen, dass sie plötzlich pathogene Reaktionen auslösen können. Diese Überlegungen sind rein theoretischer Natur. Klinisch relevante Untersuchungen und Beobachtungen liegen hierzu bislang nicht vor.

Anders sieht es mit den primär irritativen und allergischen Wirkungen von Konservierungsmitteln aus. Dazu muss nüchtern festgestellt werden, dass Kontaktallergien praktisch durch alle Konservierungsstoffe möglich sind. Entsprechende Statistiken in der Literatur beziehen sich in aller Regel auf Kosmetika, d. h. auf die Anwendung auf gesunder Haut. Untersuchungen und Berichte über die sensibilisierende Potenz eines Konservierungsmittels müssen unter den folgenden Gesichtspunkten betrachtet werden. Wenn ein Konservierungsstoff 10- oder 100-mal häufiger eingesetzt wird, selbst wenn seine sensibilisierende Potenz deutlich geringer ist als das weniger eingesetzte, so kann dennoch der Prozentsatz nachgewiesener Sensibilisierungen möglicherweise höher liegen.

Je höher die Kontakthäufigkeit, um so eher zeigen sich Sensibilisierungen und allergische Potenz. In den normalen Statistiken der Allergie-Abteilungen von Universitäts-Hautkliniken spielt auch die Häufigkeit der Testung eine wesentliche Rolle. Überdies wird oft die Konzentration der Konservierungsmittel-Testlösungen hoch gewählt, um eine schnelle Sensibilisierung zu provozieren. Auf diese Weise kam vor einigen Jahren der Konservierungsstoff Kathon® CG (Mischung von 5-Chlor-2-methyl-4-isothiazolin-3-on 1,15 %, 2-Methyl-4-isothiazolin-3-on 0,35 %, Magnesiumsalze ($Mg(NO_3)_2$ x $MgCl_2$) 23 %, Dichlor-N-methylacetamid, 3-Chlor-N-methylpropionamid und N-Methylacrylamid 0,08 % und Wasser ad 100,0) bzw. Euxyl® K 100 (Benzylalkohol-Lösung mit 0,7 % Aktivsubstanz: 0,51 % 5-Chlor-2-methyl-3-(2 H)-isothiazolon und 0,19 % 2-Methyl-3-(2 H)isothiazolon) in Verruf.

Die bisherige Erfahrung zeigt, dass, wenn ein bestimmtes Konservierungsmittel wegen sich häufender Sensibilisierungen und Allergien in das Kreuzfeuer der Kritik von Fachleuten gerät, die Hersteller sofort auf einen anderen Konservierungsstoff umsteigen. Wird dieser dann in sehr vielen Produkten eingesetzt und damit die Kontakthäufigkeit stark erhöht, steht man in einigen Jahren vor dem gleichen Problem. Zunehmende Allergisierung auch gegen diesen Hilfsstoff zwingt dann zu einem erneuten Wechsel. Somit stehen die Produzenten, die Verwender und schließlich die Fachleute alle Jahre wieder vor demselben Dilemma. Man muss zu der Erkenntnis kommen, dass es ein in dieser Hinsicht sicheres Konservierungsmittel nicht auf Dauer geben wird. Das grundsätzliche Problem verlagert sich nur von einem auf einen anderen Konservierungsstoff.

So wäre bei kritischer Sichtweise nicht auszuschließen, dass Propylenglykol gerade infolge seines zunehmenden Einsatzes eine weitere Sensibilisierung fördert, die schließlich eines Tages ähnlich wie in der Vergangenheit bei Formaldehyd und Kathon® CG oder Euxyl® K 100 zu einem Ausschluss führen könnte.

Ein durch einen Dermatologen nachgewiesener Fall einer Propylenglykol-Allergie im Kundenkreis des Autors weist in diese Richtung. Eine Kundin mit einer sehr empfindlichen Haut hatte jahrelang Kosmetika und Körperpflege-Cremes für empfindliche Haut benutzt und war mit diesem Problem bei verschiedenen Dermatologen zum größten Teil erfolglos in Behandlung gewesen. Der letzte Dermatologe war derart ratlos, dass er schließlich 10 g Basiscreme DAC auf Privat-Rezept verschrieb. Die Patientin bekam nach dem Auftragen umgehend eine starke Rötung mit Juckreiz, worauf der Dermatologe sich alle Bestandteile der Basiscreme DAC einzeln von der Apotheke aushändigen ließ, um damit entsprechende Hauttests durchzuführen. Dabei ergab sich allein eine Reaktion auf Propylenglykol. Daraufhin wurde der Patientin vom Dermatologen aufgetragen, künftig nur noch solche Rezeptur-Cremes anfertigen zu lassen und solche kosmetischen Cremes zu benutzen, die kein Propylenglykol enthielten.

Daraus lassen sich die folgenden Forderungen an Hersteller und Konsumenten ableiten:

- Alle Kosmetika und Körperpflegemittel müssen eine lückenlose Deklaration aufweisen.
- Die Konzentration an Konservierungsmitteln sollte so niedrig wie möglich gehalten werden.

## 10.10 Konsequenzen für die Rezepturanfertigung in der Apotheke

Für die Hersteller von Externa im Arzneimittelbereich ist es eine Selbstverständlichkeit, zwecks Optimierung des Konservierungsmittel-Einsatzes einen Konservierungsbelastungstest durchzuführen. Angesichts ad hoc herzustellender Rezepturarzneimittel in der Apotheke ist ein solcher Test schon aus Zeitgründen aber nicht möglich.

Als Richtschnur müssen zunächst die Forderungen des DAB, des DAC und der Ph. Eur. beachtet werden. Die beiden Vertreter aus der Gruppe der hydrophilen Cremes bzw. O/W-Cremes sollen mit 0,1 % Sorbinsäure oder, wenn Gründe dagegen sprechen, mit einem Gemisch von Nipagin® M und Nipasol® konserviert werden. Die monographierten hydrophilen Gele bzw. Hydrogele werden laut DAB mit einer Mischung von 0,1 % Sorbinsäure und 0,1 % Kaliumsorbat vor Mikrobenbefall geschützt.

Nürnberg und Müller [14] haben diese Forderung in einer Untersuchung an der **Nichtionischen hydrophilen Creme DAB** überprüft. Sie kamen zu dem Ergebnis, dass die Konservierung mit 0,1 % Sorbinsäure unter dem Aspekt der Haltbarmachung und der physiologischen Verträglichkeit nicht optimal ist. Die Autoren schlagen daher als Alternative die folgende Mischung vor.

**Konservierungsmittel-Gemisch**

| | |
|---|---|
| Sorbinsäure | 0,05 % |
| Kaliumsorbat | 0,07 % |
| EDTA | 0,05 % |

Mit diesem Konservierungsmittel-Gemisch jedoch ohne EDTA werden inzwischen nahezu alle hydrophilen Cremes bzw. O/W-Cremes und hydrophilen Gele bzw. Hydro-Gele über den pharmazeutischen Großhandel an die Apotheken geliefert.

Ob eine solche Konservierung in jedem Fall das Optimum darstellt, muss von Fall zu Fall auch vor dem Hintergrund von Kompatibilität und Stabilität bei den entsprechenden pH-Werten im Zusammenhang mit den anderen Bestandteilen der Rezeptur geprüft werden. Hier kann es immer wieder zu „Interessen-Kollisionen“ kommen. Auch bei Berücksichtigung aller Einflussgrößen kann die Auswahl eines entsprechend geeigneten Konservierungsmittels nur ein Kompromiss sein.

Dabei gilt es, wie auch bei den Fertigarzneimitteln, eine Haltbarkeitsfrist festzulegen. Derzeit existieren noch keine für alle möglichen Individualrezepturen durchgeführten Langzeit-Prüfungen bzw. bewiesene Haltbarkeitsfristen. Lediglich Anhaltspunkte liefern die „Liste über Aufbrauchfristen und Haltbarkeitsfristen der niederländischen Apotheker“ und eine vergleichbare Liste im NRF (Neues Rezeptur Formularium; ◘ Tab. 9.1).

Präzise, aktualisierte Angaben macht das NRF zu den einzelnen Monographien in der Tabelle I.4.–3. Aufbrauchfristen der NRF-Rezepturen und Haltbarkeitsfristen bei der Herstellung auf Vorrat, S. 11–45. Die angegebenen Richtwerte in beiden Listen gelten nur für stabile, dermatische Arzneimittel zur wiederholten Anwendung in Mehrdosen-Behältnissen. Bei instabilen Wirk- oder/und Hilfsstoffen kann diese Frist erheblich unterschritten werden. Der pharmazeutische Sachverstand und die Kenntnisse des Apothekenpersonals auf dem Rezeptur-Sektor sind in jedem Fall gefordert.

## 10.11 Empfehlungen zur Konservierung von Individualrezepturen

### 10.11.1 Verzicht auf Konservierungsmittel

Unter bestimmten Voraussetzungen kann auf eine Konservierung von Individualrezepturen verzichtet werden.

- Wasserfreie Zubereitungen, wie z.B. Öle, Kohlenwasserstoff- oder Lipogele, Lipophile Gele (Oleogele), Wasser aufnehmende Salben vom W/O-Typ oder O/W-Typ bzw. W/O- oder O/W-Absorptionssalben benötigen keine Konservierungsmittel, weil das Medium äußerst schlechte Bedingungen für ein Wachstum von Keimen bietet.
- Alkoholische Lösungen mit einem Gehalt an Ethanol oder 2-Propanol von 15%–20% wirken bereits selber antimikrobiell, so dass ein weiterer Zusatz von Konservierungsstoffen unnötig ist.
- Lipophile Cremes bzw. W/O-Cremes, lipophile W/O-Emulsionen oder W/O-Lotionen brauchen eigentlich nicht konserviert zu werden, wenn bei der Herstellung bestimmte Bedingungen eingehalten werden. Das DAB verlangt keine Konservierung für diesen Emulsionstyp. Das NRF konserviert dagegen alle seine lipophilen Creme- bzw. W/O-Creme-Grundlagen.

Da das Wasser die Haupteintrittspforte für Mikroben in Emulsionssystemen darstellt, muss es möglichst keimfrei in die Zubereitung eingearbeitet werden. Dazu verlangt der Kommentar des DAB das mindestens fünfminütige Abkochen des zuvor entmineralisierten Wassers.

Frisch destilliertes Wasser erfüllt die gleiche Bedingung. Da zur Vermehrung von Keimen ausreichende Wassermengen vorhanden sein müssen, muss bei der Emulgierung einer lipophilen Emulsion bzw. W/O-Emulsion für eine optimale Dispergierung gesorgt werden. Im Idealfall sollten die Wassertröpfchen der inneren Phase derart klein sein, dass sie einer Vermehrung von Keimen keine ausreichenden Voraussetzungen liefern können. Der Hersteller einer bekannten Körperpflegemarke hat die Homogenisierung seiner lipophilen Creme bzw. W/O-Creme so weit getrieben, dass der Durchmesser jedes Wassertröpfchens vergleichbar demjenigen eines Bakteriums ist. Deshalb brauchte eine zusätzliche Konservierung nicht vorgenommen werden.

Unter bestimmten Voraussetzungen kann auch auf eine Konservierung verzichtet werden, wenn nur kleinste Mengen Cremes zum Verbrauch innerhalb von 1–2 Wochen verordnet werden. Diese Mengen sollten 20 g nicht übersteigen, auf jeden Fall in einer Tube abgefüllt und im Kühlschrank aufbewahrt werden. Wenn Einwände gegen „klassische“ Konservierungsmittel bestehen, so kann man auf Hilfsstoffe mit konservierenden Eigenschaften ausweichen. Damit ist Propylenglykol in einer Konzentration von 20% bezogen auf die Wassermenge und Ethanol in einer Konzentration von 10–15% bezogen auf die gesamte Zubereitung gemeint. Der Einsatz von Ethanol verbietet sich natürlich dann, wenn eine verletzte Haut vorliegt, die durch den Ethanol gereizt werden kann. Bei Propylenglykol-Mengen von 20% und mehr bezogen auf die gesamte Zubereitung berichtet die Literatur von Sensibilisierungen. Diese Literaturstellen führen bei Dermatologen oft zu einer pauschalen Ablehnung von Propylenglykol, die jedoch nicht gerechtfertigt erscheint, da hier von unterschiedlichen Konzentrationen, einerseits von 20% der vorhandenen Wassermenge im Vehikel und andererseits von 20% bezogen auf die Gesamtmenge der Zubereitung, die Rede ist.

Für die Zubereitung einer möglichst keimarmen, halbfesten Zubereitung auf dem Gebiet der ambiphilen oder hydrophilen Cremes bzw. O/W-Cremes bietet sich auch folgende Vorgehensweise an. Man stellt sich eine wasserfreie Basiscreme DAC her und vermischt sie erst bei aktuellem Bedarf mit einem entsprechenden Wasser/Propylenglykol-Gemisch.

## 10.11.2 Kein Verzicht auf Konservierungsmittel

### Hydrophile Gele bzw. Hydrogele

Auf Grund des hohen Wassergehaltes der im DAB enthaltenen hydrophilen Gele bzw. Hydrogele kann auf eine Konservierung nicht verzichtet werden. Für die hydrophilen Gele bzw. Hydrogele

- Wasserhaltiges Carbomergel DAB,
- Carmellose-Natrium-Gel DAB,
- Hydroxyethylcellulose-Gel DAB

verlangt das DAB eine Konservierung mit 0,1 % Sorbinsäure und 0,1 % Kaliumsorbat. Realität ist jedoch, dass alle fertig über die pharmazeutischen Großhandlungen gelieferten Hydrogel-Chargen mit der von Nürnberg und Müller [14] empfohlenen Mischung den Apotheken geliefert werden. Die Konservierungsmittel-Mischung von 0,05 % Sorbinsäure und 0.07 % Kaliumsorbat besitzt ihr Wirkungsoptimum bei pH 4–6. Hier muss auf deren Kompatibilität mit eingesetzten Wirk- oder/und Hilfsstoffen geachtet werden. Das **2-Propanolhaltige Carbomer-Gel DAB** braucht nicht zusätzlich konserviert zu werden, da es bereits 25 % Isopropanol enthält.

### Hydrophile Cremes bzw. O/W-Cremes

Auch die beiden im DAB enthaltenen hydrophilen Cremes bzw. O/W-Cremes

- Wasserhaltige hydrophile Salbe DAB,
- Nichtionische hydrophile Creme DAB

müssen wegen ihres relativ hohen Wassergehalts konserviert werden. Wie Nürnberg et al. [14] festgestellt haben, ist die vorgeschriebene Konservierung mit 0,1 % Sorbinsäure nicht optimal. Die Mischung von 0,05 % Sorbinsäure und 0,07 % Kaliumsorbat (und 0,05 % Na-EDTA) bewegt sich in dem optimalen pH-Wirkbereich und in einer für den Applikationsort Haut besser verträglichen pH-Zone.

Auch die aus den SR-Vorschriften neu ins NRF aufgenommenen hydrophilen Cremes bzw. O/W-Grundlagen sollen konserviert werden, und zwar mit 0,15 % Methyl-4-hydroxybenzoat und 0,05 % Propyl-4-hydroxybenzoat:

- Anionische hydrophile Creme SR DAC (NRF S. 27.),
- Nichtionische hydrophile Creme SR DAC (NRF S. 26.),
- Wasserhaltiges Liniment SR DAC (NRF S. 40.),
- Nichtionisches wasserhaltiges Liniment DAC (NRF S. 39.).

Auch diese Vehikel-Systeme werden inzwischen nur noch mit der Mischung von 0,05 % Sorbinsäure und 0,07 % Kaliumsorbat vorkonserviert den Apotheken ausgeliefert.

### Hydrophile O/W-Lotionen

Auch die hydrophilen Lotionen bzw. O/W-Lotionen stellen wasserreiche Vehikelsysteme dar, so dass man an einer Konservierung nicht vorbeikommt. Die **Hydrophile Basisemul-**

**sion (NRF S. 25.)** kann wahlweise mit den folgenden Konservierungsmitteln konserviert werden:

- 0,14% Kaliumsorbat + 0,07% wasserfreie Citronensäure,
- 0,15% Natriumbenzoat + 0,07% wasserfreie Citronensäure,
- 0,075% Methyl-4-hydroxybenzoat + 0,025% Propyl-4-hydroxybenzoat + 0,05% wasserfreie Citronensäure,
- 0,09% Methyl-4-hydroxybenzoat-Natrium + 0,03% Propylhydroxybenzoat-Natrium + 0,08% wasserfreie Citronensäure.

Diese hydrophile Emulsion bzw. O/W-Lotion wird in der Regel mit der Mischung von Kaliumsorbat und wasserfreier Citronensäure vorkonserviert den Apotheken geliefert.

### Aufgaben

Mit welchen Konservierungsmitteln würden Sie die genannten Zubereitungen unter Berücksichtigung der pH-Stabilitätsoptima der Wirkstoffe konservieren?

#### Aufgabe 1

| | |
|---|---|
| Harnstoff | 5,0 g |
| Acidum lacticum | 1,0 g |
| Natrium lacticum 50% | 4,0 g |
| Nichtionische hydrophile Creme DAB | ad 100,0 g |

#### Aufgabe 2

| | |
|---|---|
| Erythromycin | 2,0 g |
| Trometamol | q. sat. |
| Wasserhaltige hydrophile Salbe DAB | ad 100,0 g |

### Antwort zu Aufgabe 1

**Analyse:** Hydrophile Cremes bzw. O/W-Cremes sind wegen des Wassergehalts in der äußeren Phase kontaminationsanfällig. Deshalb müssen sie, um die mikrobiologische Stabilität zu garantieren, konserviert werden. Fertige hydrophile Cremes bzw. O/W-Cremegrundlagen werden den Apotheken vom pharmazeutischen Großhandel in der Regel vorkonserviert mit der Mischung von 0,05% Sorbinsäure und 0,07% Kaliumsorbat angeliefert. Die mit Sorbinsäure/Kaliumsorbat-Gemisch konservierten Chargen haben einen pH zwischen 5,0 und 6.

**Lösung:** Diese pH-Werte sollten mit den Stabilitätsoptima der einzuarbeitenden Wirkstoffe harmonieren. Stark abweichende Werte führen zwangsläufig zu einer Instabilität des jeweiligen Wirkstoffs oder zur Wirkungslosigkeit der Konservierungsstoffe. In der angegebenen Rezeptur wird der Harnstoff durch einen Lactatpuffer vor Zersetzung geschützt. Sein pH-Wert liegt bei 4,2. Hiermit harmonieren in erster Linie Sorbinsäure/Kaliumsorbat-Gemische. Sofern die verwendete **Nichtionische hydrophile Creme DAB** nicht derartig vorkonserviert oder selbst in der Apotheke frisch hergestellt wurde, sollte man der Formulierung 0,14% Kaliumsorbat hinzufügen. Durch den sauren pH des Lactatpuffers wird aus dem Kaliumsorbat ein Teil freier Sorbinsäure entstehen, die dann mit dem Rest Kaliumsorbat als Gemisch vorliegt.

## Antwort zu Aufgabe 2

**Analyse:** Erythromycin ist eine säurelabile Substanz. Sein Stabilitätsoptimum liegt bei pH 8,5. Bei pH-Werten von 7 und kleiner wird Erythromycin innerhalb weniger Stunden zu unwirksamen Artefakten zersetzt. Die **Wasserhaltige hydrophile Salbe DAB** wird den Apotheken in der Regel vorkonserviert geliefert, häufig mit einem Sorbinsäure/ Kaliumsorbat-Gemisch, das einen pH von etwa 5–6 erzeugt.

**Lösung:** Nach Zugabe des Erythromycins und nicht vollständiger Ergänzung mit der Grundlage bis zum Endgewicht sollte der aktuelle pH mittels pH-Stäbchen, pH-Bereich 7,5–9,5 ermittelt werden. Die Base Erythromycin wird den ursprünglich sauren pH je nach Einsatzkonzentration ins leicht Basische verschieben. Sofern dadurch das Stabilitätsoptimum von pH 8,5 noch nicht erreicht wurde, muss eventuell noch mit kleinsten Mengen Trometamol unter pH-Kontrolle nachgebessert werden. Bei diesem pH wirken jedoch die Konservierungsmittel Sorbinsäure/Kaliumsorbat nicht mehr. Die nunmehr kontaminationsanfällige, hydrophile Creme bzw. O/W-Creme muss daher nachkonserviert werden. Dies geschieht am besten mit 20% Propylenglykol bezogen auf die Wassermenge in der Unguentum emulsificans aquosum, da dieser Hilfsstoff pH-unabhängig konservierend wirkt.

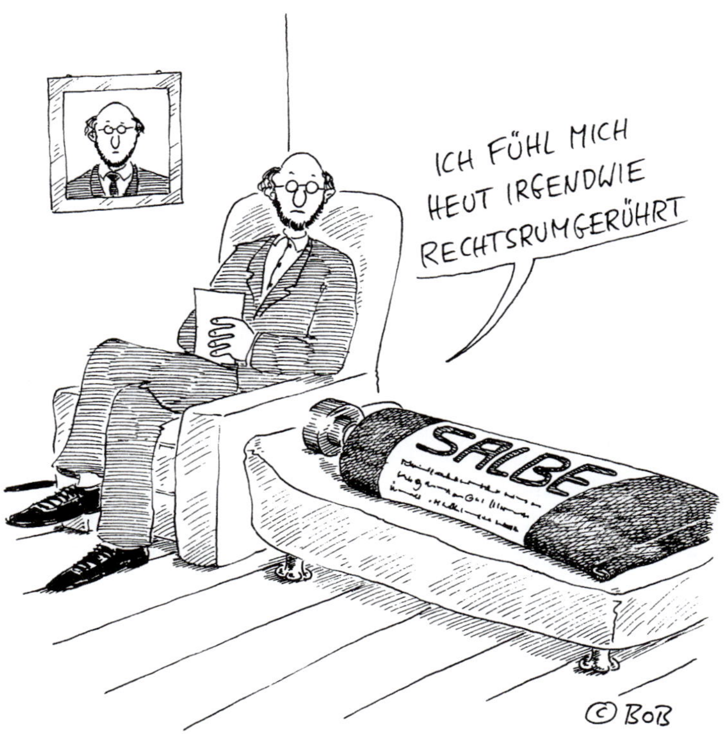


10

# 11 Rezepturbeispiele aus der Fax-Hotline

Die Qualität einer Individual- bzw. Magistralrezeptur wird sowohl durch die Konzeptionsqualität als auch durch die Herstellungsqualität bestimmt. Beides muss in der Apotheke zu einer Einheit zusammengeführt werden. Wenn die Verordnung einer Rezeptur gravierende Mängel aufweist, so können selbst die größten Anstrengungen bei der Herstellung in der Apotheke zu keinem qualitativ hochwertigen Arzneimittel führen. Ursachen und Quellen für fehlerhafte Individualrezepturen [15] müssen deshalb durch verstärkte Anstrengungen auf dem Gebiet der Aus-, Fort- und Weiterbildung von Dermatologen, Apothekern, Pharmazie-Ingenieuren und PTA rasch beseitigt werden.

Nach einer Pilotphase im Juli 1997 wurde in Zusammenarbeit mit der Landesapothekerkammer Rheinland-Pfalz die Rezeptur-Fax-Hotline zu einer feststehenden Einrichtung. Jede rheinland-pfälzische Apotheke kann per Fax ihr Rezeptur-Problem schildern und erhält in einem vorgegebenen Zeitraum, den die anfragende Apotheke vorgibt (eilt oder eilt nicht), eine Analyse der jeweiligen Problemrezeptur und einen Optimierungsvorschlag. Im März 1999 hatte sich die Apothekerkammer Nordrhein der Rezeptur-Fax-Hotline für die Dauer von drei Jahren angeschlossen. Die nachfolgenden Rezeptur-Beispiele entstammen ausschließlich den Fax-Anfragen von Apotheken in Rheinland-Pfalz und im Kammerbezirk Nordrhein.

## 11.1 Aluminiumchlorid

Aluminiumchloridhexahydrat wird bei Hyperhidrosis eingesetzt. Seine Wirkung ist gut untersucht. Es kommt dabei zu einer tiefgehenden Pfropfbildung in den Ausführungsgängen der Schweißdrüsen. Es wird vorzugsweise in wässrigen oder wässrig-alkoholischen Lösungen und in hydrophilen Gelen bzw. Hydrogelen verarbeitet. Folgende Beispiele aus der Fax-Hotline zeigen grundsätzliche Probleme auf.

**Rezepturbeispiel**

| | |
|---|---|
| Aluminiumchlorid | 10,0 g |
| Tylopur MH 300 | 1,0 g |
| Propylenglycol | 5,0 g |
| Aqua purificata | ad 50,0 g |

Bestimmte Hydrogel-Bildner vom Cellulose-Typ sind mit Elektrolyten inkompatibel. Dazu gehört auch Methylhydroxycellulose, die unter dem Warenzeichennamen Tylopur MH 300 im Handel ist. Elektrolyte in höherer Konzentration wie hier Aluminiumchlorid-Hexahydrat stören die Gelstruktur und führen zu einer spontanen Verflüssigung.

Außerdem kommt es in der angegebenen Konzentration von nur 1 % nicht zu einer Konsistenz, die mit der Beschaffenheit einer Creme vergleichbar ist. Allenfalls dürfte es zu einer leichten geringen Viskositätserhöhung des Wassers kommen.

Zur Optimierung hinsichtlich eines streichfähigen Gels muss Tylopur MH 300 gegen Hydroxyethylcellulose (HEC) 300 oder 400 (Tylose H 300, seit kurzem nicht mehr erhältlich, oder Natrosol 250 G Pharm) ausgetauscht und in einer Konzentration von 5 % eingesetzt werden. Wenn die Formulierung jedoch mit einem Deo-Roller appliziert werden soll, darf die Konzentration von HEC nur zwischen 1 % und 2,5 % liegen. Eine entsprechende standardisierte Formulierung wurde ins NRF aufgenommen: **Viskose Aluminiumchlorid-Hexahydrat-Lösung 15 %/20 % (NRF 11.132.)**.

Hydrophile Gele bzw. Hydrogele müssen auf Grund des hohen Wassergehalts konserviert werden. Da Aluminumchlorid-Hexahydrat einen pH von 1–2 erzeugt, kann hier auf eine Konservierung verzichtet werden. In diesem Milieu können Bakterien und Pilze nicht überleben. Selbst das Wasser braucht vorher nicht abgekocht zu werden.

**Rezepturbeispiel (optimiert)**

| | |
|---|---|
| Aluminiumchlorid-Hexahydrat | 10,0 g |
| Hydroxyethylcellulose 300 oder 400 (Natrosol 250 G Pharm) | 2,5 g |
| Propylenglycol | 5,0 g |
| Gereinigtes Wasser | ad 50,0 g |

## 11.2 Amphetaminsulfat

**Rezepturbeispiel 1**

| | |
|---|---|
| DL-Amphetaminsulfat | 0,2 g |
| Acidum citricum | 0,36 g |
| Acidum benzoicum | 0,17 g |
| Sirupus rubi idaei | 60,0 ml |
| Aqua dest. | ad 200,0 ml |

Diese Lösung zum Einnehmen dient der Behandlung von hyperaktiven Kindern. Um die Dosiergenauigkeit mit Dosierlöffeln, Einnehme-Gläsern o. Ä. zu gewährleisten, darf die Rezeptur nicht in Gramm abgewogen, sondern die flüssigen Bestandteile müssen in Milliliter in einem Messzylinder abgemessen werden.

**Rezepturbeispiel 2**

| | |
|---|---|
| DL-Amphetaminsulfat | 0,2 g |
| Sorbit liquid. | 50,0 ml |
| Acidum citricum | 0,2 g |
| Aqua dest. | ad 100,0 ml |

Als Sorbit liquid. sollte nicht kristallisierende Sorbit-Lösung 70% genommen werden. Zur Konservierung der kontaminationsanfälligen Lösung empfiehlt sich der Zusatz von 0,14% Kaliumsorbat, das vor der Zugabe der Citronensäure im Wasser gelöst werden sollte. Die Aufbrauchfrist beträgt dann sechs Monate.

**Rezepturbeispiel 2 (optimiert)**

| | |
|---|---|
| DL-Amphetaminsulfat | 0,2 g |
| Sorbit-Lsg. 70% (nicht kristallisierend) | 50,0 ml |
| Kaliumsorbat | 0,14 g |
| Citronensäure, wasserfrei | 0,07 g |
| Gereinigtes Wasser | ad 100,0 ml |

Mit der 17. Ergänzung 2000 wurde in das NRF eine standardisierte Amphetamin-Zubereitung unter der folgenden Bezeichnung aufgenommen: **Amfetaminsulfat-Saft 2 mg/ml (NRF 22.4.).**

## 11.3 Betamethason-17-valerat

Betamethanson-17-valerat wird in der Konzentration von 0,05% zu der Wirkstoffklasse II (mittelstark), in der Konzentration von 0,1% zu der Wirkstoffklasse III (stark) der topisch eingesetzten Glucocorticoide gezählt [27, 28].

**Rezepturbeispiel 1**

| | |
|---|---|
| Betamethason-17-valerat | 0,06 g |
| Polyacrylsäure | 0,04 g |
| Sol. NaOH | q. sat. |
| Alcohol isopropylicus | 17,5 g |
| Aqua dest. | ad 50,0 ml |
| Kopftinktur in Pipettenflasche | |

Um ihr Arzneimittel-Budget nicht zu überschreiten, versuchen viele Ärzte, Dermatika per Individualrezeptur zu kopieren. Solche Imitationen erreichen nicht immer die Qualität des Originals, weil die Hersteller der Originalpräparate die Konzentrationen der Hilfsstoffe als Betriebsgeheimnis ansehen und sie daher nicht preisgeben. Die angegebene Rezeptur stellt eine Kopie der Betnesol-V-Crinale®-Lösung dar. Es kann nicht der Sinn der Individualrezeptur sein, Original-Arzneimittel nachzuempfinden, zumal die Rezeptur-Arbeitspreise in der Regel nicht kostendeckend sind. Die Apotheken-Rezeptur sollte vorzugsweise therapeutische Nischen besetzen.

In dem o. a. Rezepturbeispiel wird das Betamethason-17-valerat nicht gegen Isomerisierung geschützt, und zwar durch das Einstellen des Stabilitätsoptimums von pH 3,5.

Das NRF sieht hierfür den Einsatz eines Citratpuffers, bestehend aus gleichen Teilen einer 0,5%igen Citronensäure- und einer 0,5%igen Natriumcitrat-Lösung vor. Diese Mischung erzeugt einen pH von 4,2. Dadurch entsteht die freie Polyacrylsäure und somit kann in diesem Milieu das hydrophile Gel bzw. Hydrogel Polyacrylat-Gel nicht entstehen. Erst bei pH 5–6 ist es stabil. Aus diesem Grund muss ein anderer, säurestabiler Hydrogel-Bildner wie Hydroxypropylcellulose 400 ausgewählt werden. Die Konzentration sollte für eine Viskositätserhöhung der wässrig-alkoholischen Lösung den Wert von 2,5%

nicht überschreiten, da sie sonst nicht mehr mit der Pipette aufgesogen werden kann. Die Rezeptur muss folgendermaßen umformuliert werden:

**Rezepturbeispiel 1 (optimiert)**

| | |
|---|---|
| Betamethason-17-valerat | 0,06 g |
| Acidum citricum | 0,01 g |
| Natr. citric. | 0,01 g |
| Alcohol isopropylicus | 17,5 g |
| Hydroxypropylcellulose 400 | 0,5 g |
| Aqua dest. | ad 50,0 g |

Man löst zunächst das Betamethason-17-valerat im Isopropanol. Dann stellt man die Lösung von Citronensäure und Natriumcitrat in Wasser her und vereint sie unter Rühren mit der alkoholischen Lösung. Zum Schluss streut man die Hydroxypropylcellulose 400 von einem Kartenblatt auf die Oberfläche und rührt so lange (Magnetrührer), bis eine knötchenfreie, homogene Mischung entstanden ist. Auf Grund des extremen Stabilitätsoptimums von Betamethason-17-valerat sollten keine weiteren Wirkstoffe hinzu verordnet werden, da diese wiederum eigene Stabilitätsoptima besitzen, die sich mit demjenigen des Corticoids nicht vereinbaren lassen. Ein solches Negativbeispiel stellt die folgende Rezeptur dar.

**Rezepturbeispiel 2**

| | |
|---|---|
| Betamethasonvalerat | 0,1 g |
| Clotrimazol | 1,0 g |
| Sulf. praecipitatum | 1,0 g |
| Acidum salicylicum | 10,0 g |
| Unguentum emulsific. aquosum | ad 100,0 g |
| M. D. S.: „Kopfsalbe" | |

Die Salicylsäure erzeugt in diesem wasserhaltigen Vehikelsystem einer hydrophilen Creme bzw. O/W-Creme einen pH von ca. 2. Dieses Milieu führt zu einer Isomerisierung des Betamethason-17-valerats zu dem C-21-Derivat, das nur noch 15 % der Wirkung des Ausgangsprodukts besitzt. Da Salicylsäure auch noch mit Clotrimazol inkompatibel ist und dieses zerstören hilft, muss die Rezeptur ganz neu konzipiert werden. Betamethason-17-valerat sollte auf jeden Fall als Mono-Rezeptur verordnet werden (Ausnahmen siehe ◘ Tab. 9.3 und ◘ Tab. 9.4). Als standardisierte Rezeptur empfiehlt sich die Formulierung aus dem NRF: **Hydrophile Betamethasonvalerat-Creme 0,025/0,05** oder **0,1 % (NRF 11.37.)**. Clotrimazol und Sulfur praecipitatum können in der Original-Rezeptur verbleiben, Salicylsäure muss eliminiert und eventuell in einer Extra-Zubereitung angeboten werden.

### Rezepturbeispiel 2 (optimiert)

**I. Hydrophile Betamethasonvalerat-Creme 0,025/0,05 oder 0,1% (NRF 11.37.)**

| | |
|---|---|
| Betamethansonvalerat | 0,025/0,05/0,1 g |
| Mittelkettige Triglyceride | 0,5/0,5/0,5 g |
| Citronensäure-Lsg. 0,5% | 2,5/2,5/2,5 g |
| Natriumcitrat-Lsg. 0,5% | 2,5/2,5/2,5 g |
| Basiscreme DAC | ad 100,0/100,0/100,0 g |

**II.**

| | |
|---|---|
| Clotrimazol | 1,0 g |
| Sulfur praecipitatum | 1,0 g |
| Unguentum emulsific. aquosum DAB (pH > 5) | ad 100,0 g |

**III.**

| | |
|---|---|
| Acidum salicylicum | 10,0 g |
| Unguentum emulsific. aquosum DAB | ad 100,0 g |

### Rezepturbeispiel 3

| | |
|---|---|
| Betamethason | 0,05 g |
| Thesit | 10,0 g |
| Erythromycin | 4,0 g |
| Acidum salicylicum | 10,0 g |
| Unguentum emulsific. aquosum | ad 100,0 g |

Wenn Betamethason wie hier in einem Externum verordnet wird, so ist dies eine Unklarheit im Sinne der ApBetrO, die vor der Herstellung geklärt werden muss. Es könnten Betamethason-17-valerat oder Betamethasondipropionat gemeint sein. Denn nur diese Ester besitzen eine ausreichende Wirkung in Topika. Die Wirkung steigt dadurch um das 300fache. Diese Rezeptur stellt ein recht extremes Beispiel für die Unvereinbarkeit weit auseinander liegender Stabilitätsoptima dar, betrachtet man die pH-Werte des Glucocorticoids und des Antibiotikums:

- Betamethason-17-valerat pH 3,5,
- Betamethasondipropionat pH 4
- Erythromycin pH 8,5.

Deshalb sollten beide Wirkstoffe in getrennten Zubereitungen angeboten werden. Als standardisierte Vorschriften kommen im NRF in Frage:

- **Hydrophile Betamethasonvalerat-Creme 0,05% (NRF 11.37.),**
- **Hydrophile Erythromycin-Creme 4% (NRF 11.77.).**

### Rezepturbeispiel 3 (optimiert)

| | |
|---|---|
| Thesit® | 10,0 g |
| Hydrophile Betamethasonvalerat-Creme 0,05% (NRF 11.37.) | ad 100,0 g |

Das Thesit® kann der Glucocorticoid-Creme hinzugefügt werden. Die Zubereitungen sollten auf jeden Fall in einem ausreichenden Zeitabstand alternierend aufgetragen werden. Eine Verarbeitung von Betamethason-17-valerat in wasserfreien Vehikeln wie Vaseline, Wasser aufnehmenden Salben vom O/W- oder W/O-Typ, bereitet unter Stabilitätsaspekten keine Probleme.

Die Salicylsäure kann – wenn ausdrücklich vom Verordner gewünscht – in einer separaten Rezeptur angeboten und in einem großen zeitlichen Abstand zu den beiden anderen Zubereitungen aufgetragen werden.

**Rezepturbeispiel 4**

| | |
|---|---|
| Betamethason-17-valerat | 0,1 g |
| Abwaschbares Salicylsäure-Öl 5 % (NRF 11.85.) | ad 100,0 g |

In dieser Rezeptur kann das Corticoid in den öligen Vehikel-Bestandteilen nur suspendiert werden. Deshalb muss mit einem relativ schnellen Absetzen des Wirkstoffs am Boden des Abgabegefäßes gerechnet werden. Der Patient muss vor dem Gebrauch diese kleine Menge Wirkstoff in einer großen Menge viskosen Öls durch Aufschütteln quantitativ verteilen. Dies dürfte ihm als Laie kaum ganz optimal gelingen. Eine ungenaue Dosierung ist damit vorprogrammiert. Besser wäre es, das Glucocorticoid in gelöster Form auf die Kopfhaut zu bringen. Dies gelingt in Anlehnung an eine österreichische Vorschrift.

**Rezepturbeispiel 4 (optimiert)**

| | |
|---|---|
| Betamethason-17-valerat | 0,1 g |
| Acidum salicylicum | 10,0 g |
| Ethanol 96 % | 10,0 g |
| Macrogol-8-stearat | 10,0 g |
| Isopropylicum myristicum | 35,0 g |
| Oleum Arachidis | ad 100,0 g |

Die Herstellung läuft in folgenden Schritten ab. Salicylsäure und Betamethason-17-valerat werden im Ethanol gelöst. Macrogol-8-stearat, Isopropylmyristat und Erdnussöl werden auf dem Wasserbad zusammen geschmolzen. Man lässt die Schmelze ein wenig abkühlen und fügt dann die ethanolische Lösung zu. Bei einer auftretenden Trübung muss bis zu deren Verschwinden noch einmal auf dem Wasserbad erwärmt werden. Nach dem Erreichen der Raumtemperatur ergänzt man den verdunsteten Ethanol. Man füllt die ölige Zubereitung in eine Quetschflasche mit einem Spritzeinsatz ab.

**Rezepturbeispiel 5**

| | |
|---|---|
| Linolacort® Beta Creme | 13,5 g |
| Tween® 80 | 2,0 g |
| Isopropylalkohol 40 % | ad 20,0 g |

Verdünnungsrezepturen müssen grundsätzlich kritisch gesehen werden. Zum einen wird der Wirkstoff oft derart stark verdünnt, dass keine ausreichende Wirkung mehr zu erwarten ist. Zum anderen entstehen recht häufig Kompatibilitätsprobleme mit dem Verdünnungsmittel. Die o. a. Rezeptur stellt ein typisches Beispiel dafür dar. Die Linolacort® Beta benutzt als Vehikelsystem eine hydrophile Creme bzw. O/W-Creme, die mit Tween® 80 und Wasser mischbar ist. Der Zusatz von Isopropanol führt zur Trennung der Phasen. Wenn man das Prinzip der Zubereitung betrachtet, so resultiert aus der Mischung eine alkoholhaltige, hydrophile Lotion bzw. O/W-Lotion mit leicht rückfettender Wirkung. Dies könnte man auch mit einer O/W-Lotion mit wenig Fett erreichen. Eine standardisierte Formulierung nach diesem Muster findet man im NRF: **Hydrophile Betamethasonvalerat-**

**Emulsion 0,025/0,05** oder **0,1 %** **(NRF 11.47.)**. Als Basis fungiert die **Hydrophile Basisemulsion (NRF S. 25.)**, eine hydrophile Lotion bzw. O/W-Lotion mit nur 5 % Fettgehalt. Aus diesem Grund eignet sie sich auch für die Anwendung in behaarten Bereichen.

**Rezepturbeispiel 6**

| | |
|---|---|
| Gentamicin RK Cordes® | 50,0 g |
| Betamethason RK Cordes® | 50,0 g |
| Basiscreme DAC | ad 500,0 g |

Rezeptur-Konzentrate (RK) mit dem zehnfachen Gehalt der Normal-Konzentration bestimmter Wirkstoffe stellt die Fa. Ichthyol-Gesellschaft her, die dann mit einer eigens dafür geschaffenen Basis Cordes® RK-Creme um das Zehnfache entsprechend verdünnt werden. Es können auf diesem Wege lipophile Cremes bzw. W/O-Cremes, durch Zugabe von Wasser hydrophile Cremes bzw. O/W-Cremes oder hydrophile Lotionen bzw. O/W-Lotionen gewonnen werden.

In der aufgeführten Rezeptur wurden Konzentrate jedoch mit zwei verschiedenen Wirkstoffen kombiniert, die ganz unterschiedliche Stabilitäts- bzw. Wirkoptima besitzen:

- Gentamicinsulfat pH 7,8,
- Betamethason-17-valerat pH 3,5.

Grundsätzlich sollten solche Wirkstoffe, die weit auseinander liegende pH-Optima haben, nicht in einer Rezeptur verordnet werden. Besser wäre es, zwei getrennte Zubereitungen herzustellen und sie vom Patienten alternierend auftragen zu lassen (Ausnahmen siehe Tab. 9.3 und Tab. 9.4).

**Rezepturbeispiel 6 (optimiert)**

| | |
|---|---|
| **I.** Hydrophile Betamethasonvalerat-Creme 0,1 % (NRF 11.37) | 500,0 g |
| **II.** Gentamicinsulfat RK Cordes® | 50,0 g |
| Natriumhydrogencarbonat-Lösung 4,2 % | q. sat. pH 7,8 |
| Basiscreme DAC | ad 500,0 g |

**Rezepturbeispiel 7**

| | |
|---|---|
| Betamethason-17-valerat | 0,01 g |
| Vitamin-A-Säure | 0,01 g |
| Haftgrundlage | ad 20,0 g |

Auch in dieser Rezeptur liegen die Stabilitätsoptima der Wirksubstanzen recht weit auseinander. Da es sich hier um eine wasserfreie Haftpaste handelt, spielen pH-Optima keine Rolle. Außerdem ist Tretinoin sehr oxidationsempfindlich und photoinstabil. Deshalb muss unbedingt ein Antioxidans wie BHT (0,04 %) zugesetzt werden. Als Vehikelsystem empfiehlt sich die **Hypromellose-Haftpaste 40 %** **(NRF 7.8.)**.

**Rezepturbeispiel 7 (optimiert)**

| | |
|---|---|
| Betamethason-17-valerat | 0,01 g |
| Butylhydroxytoluol-Stammlösung 2% (NRF S.35.) | 0,4 g |
| Tretinoin, mikronisiert | 0,01 g |
| Hypromellose-Haftpaste 40% (NRF 7.8.) | ad 20,0 g |

Sollte dagegen eine wasserhaltige Grundlage, also ein hydrophiles Gel bzw. Hydrogel, vom Verordner gewünscht sein, wird man die Rezeptur in zwei getrennte Zubereitungen aufteilen müssen, da dann die pH-Stabilitätsoptima nicht miteinander vereinbar sind.

**Rezepturbeispiel 7 (optimiert)**
**I. Hydrophiles Tretinoin-Gel 0,025/0,05 oder 0,1% (NRF 11.124.)**

| | |
|---|---|
| **II.** Betamethason-17-valerat | 0,01 g |
| Citronensäure-Lösung 0,5% | 0,5 g |
| Natriumcitrat-Lösung 0,5% | 0,5 g |
| Hydroxyethylcelluloe-Gel DAB | ad 20,0 g |

**Rezepturbeispiel 8**

| | |
|---|---|
| Leukichthol® (a. H.) | 5,0 g |
| Betamethasonvalerat | 0,1 g |
| Acidum salicyl. | 1,2 g |
| Neo PCL | 8,0 g |
| Isopropanol 70% | ad 100,0 g |
| M. f. Haarwasser | |

In dieser Haarwasser-Rezeptur erzeugt die Salicylsäure einen beachtlich sauren pH. In diesem Milieu wird das Betamethason-17-valerat vorzugsweise isomerisiert. Diese Reaktion dürfte durch die Gegenwart von Isopropanol im Vergleich zu einem rein wässrigen Medium gebremst werden. Eine weitere Inkompatibilität zwischen dem Leukichthol und der Salicylsäure legt die Konsequenz nahe, letztere aus der Rezeptur zu eliminieren.

Vor kurzem wurde Leukichthol® von der Fa. Ichthyolgesellschaft aus dem Handel genommen. Ersatz-Rezepturen mit Fertig-Dermatika wie Leukichthan®-Gel oder Ichtholan® T Gel können auf der Internet-Seite der Firma (www.ichthyol.de) eingesehen werden.

Neo-PCL wasserlöslich N (INCI: Trideceth-9) stellt ein flüssiges Gemisch eines Fettsäure-polyglykolesters und eines Fettalkoholpolyglykolethers dar, das hier als hydrophiles Emollient, als Rückfetter eingesetzt wird. Da es ein kosmetischer Rohstoff ist und keine pharmazeutische Qualität besitzt, sollte der Verordner gebeten werden, einen anderen, offizinell monographierten Rückfetter wie z. B. Octyldodecanol (Eutanol® G) zu verordnen. Dies kann in Analogie zur standardisierten Vorschrift im NRF **„Fettender Salicylsäure-Hautspiritus (NRF 11.45.)“** erfolgen.



**Rezepturbeispiel 8 (optimiert)**

| | |
|---|---|
| Leukichthan®-Gel | 50,0 g |
| Betamethasonvalerat | 0,1 g |
| Octyldodecanol | 8,0 g |
| Isopropanol 70% | ad 100,0 g |

Vor dem Gebrauch umschütteln! Haltbarkeitsfrist: 12 Wochen

Wenn ein Arzt Betamethason-17-valerat regelmäßig in unterschiedlichen Konzentrationen in Rezepturen verordnet, kann es vorteilhaft sein, sich ein Konzentrat herzustellen und vorrätig zu halten. Derartige Rezeptur-Konzentrate werden den Apotheken von der Firma Ichthyol-Gesellschaft angeboten, z. B. Betamethason-V 1,22 % Cordes® RK. Sie basieren auf einer der Basiscreme DAC vergleichbaren Grundlage. Verdünnt werden die Rezeptur-Konzentrate mit einer eigens dafür angebotenen Basis Cordes® RK-Creme, die durch den Gehalt von nur 14 % Wasser eine lipophile Creme bzw. eine W/O-Creme darstellt. Durch die Zugabe von Wasser gelangt man zu hydrophilen Cremes bzw. O/W-Cremes oder O/W-Lotionen.

Man kann sich solche Konzentrate auch in der Apotheke selbst herstellen, und zwar in Anlehnung an die Monographie im DAC: Clobetasolpropionat-Verreibung 0,5 %. Um eine einheitliche Teilchengröße und adäquate Homogenität zu gewährleisten, sollte die Verreibung auf jeden Fall 1–2-mal über den Dreiwalzenstuhl (Salbenmühle) geschickt werden. Die DAC-Monographie benutzt die Basiscreme DAC als Grundlage, so dass sich infolge der Gegenwart von genügend Propylenglycol eine zusätzliche Konservierung erübrigt.

### Rezepturbeispiel 9

| | |
|---|---|
| Urea pura | 2,0 g |
| Polidocanol | 5,0 g |
| Clotrimazol | 1,0 g |
| Betamethasonvalerat | 0,1 g |
| Cold cream® Roche-Posay | ad 100,0 g |

Die Rezeptur entspricht nicht der „Resolution der DDG-Kommission „Magistrale Rezepturen“ vom 24.03.1997 [21], die Empfehlungen zur Verordnung von Magistralrezepturen für alle Dermatologen enthält. Darin wird u. a. gefordert, dass in einer Rezeptur nicht mehr als zwei, in Ausnahmefällen höchstens drei Wirkstoffe verordnet werden sollen. In dieser Rezeptur fallen sowohl Inkompatibilitäten als auch Instabilitäten auf. Polidocanol stört als grenzflächenaktiver Wirkstoff die Stabilität der Quasi-W/O-Creme Cold Cream® Roche-Posay. Der Harnstoff ist nicht gegen Zersetzung geschützt. Das Stabilitätsoptimum von Betamethason-17-valerat von pH 3,5 wird nicht gewährleistet. Dieses Glucocorticoid sollte daher nicht mit anderen Wirkstoffen kombiniert, sondern nur in Form einer Mono-Rezeptur verordnet werden. Die optimierte Formulierung bezogen auf das Betamethason-17-valerat sieht folgendermaßen aus.

### Rezepturbeispiel 9 (optimiert)

| | |
|---|---|
| Betamethason-17-valerat | 0,1 g |
| Sol. acid. citric. 0,5 % | 2,5 g |
| Sol. natr. citric. 0,5 % | 2,5 g |
| Cold cream® Roche-Posay | ad 100,0 g |

Harnstoff und Clotrimazol können in der Restrezeptur verbleiben. Dabei muss jedoch der Harnstoff mit einem Puffer vor Zersetzung geschützt werden, der die Stabilität von Clotrimazol nicht gefährdet. Der Lactat-Puffer mit einem pH von 4,2 käme daher nicht in Betracht.

**Rezepturbeispiel 9 (optimiert)**

| | |
|---|---|
| Urea pura | 2,0 g |
| Clotrimazol | 1,0 g |
| Phosphat-Puffer pH 6 R | 5,0 g |
| Cold cream® Roche-Posay | ad 100,0 g |

Cold Cream® Roche-Posay stellt vom Status her kein Arzneimittel, sondern eine Körperpflegecreme dar. In Individual-Rezepturen dürfen nach AMG nur Wirk- und Hilfsstoffe mit so genannter pharmazeutischer Qualität verwendet werden. Können als Beleg hierfür keine Analysenzertifikate beigebracht werden und wurde keine Identitätsreaktion durchgeführt, dürfen derartige Grundlagen nicht in Rezepturen eingesetzt werden. Eine entsprechende Empfehlung der Fachgruppe Magistralrezepturen in der Gesellschaft für Dermopharmazie (GD) lautet daher auch: möglichst nur offizinelle Grundlagen des DAB, DAC und NRF einsetzen.

## 11.4 Chloramphenicol

Chloramphenicol wird als Antibiotikum immer noch bzw. wieder bei der Behandlung der Akne in Individualrezepturen eingesetzt. Kritisch gesehen wird seine allergene Potenz und das zumindest theoretische Risiko u. a. einer aplastischen Anämie. Chloramphenicol besitzt eine Säureamid-Struktur, die im Sauren hydrolytisch gespalten werden kann.

**Rezepturbeispiel 1**

| | |
|---|---|
| Chloramphenicol | 1,0 g |
| Isopropylmyristat | 6,0 g |
| Betnesol®-V-crinale | ad 100,0 g |

Die Kombination eines Antibiotikums mit einem Glucocorticoid wird von Experten nur in sehr wenigen Fällen als für sinnvoll erachtet. Das Stabilitätsoptimum von Chloramphenicol liegt bei pH 7,4–7,8, dasjenige von Betamethason-17-valerat in der Betnesol®-V-crinale-Lösung bei pH 3,5. Wirkstoffe mit so weit auseinander liegenden pH-Optima sollten grundsätzlich nicht in einer Rezeptur zusammen verordnet werden (Ausnahmen siehe ◘ Tab. 9.3 und ◘ Tab. 9.4).

Der pH in der Betnesol®-V-crinale-Lösung beträgt 4–5. In diesem Milieu wird die Hydrolyse von Chloramphenicol begünstigt. Die Haltbarkeit beschränkt sich daher auf 30 Tage. Bei einer länger geplanten Anwendungsdauer müsste die Rezeptur in zwei Formulierungen aufgeteilt werden: eine Chloramphenicol-Lösung und die Original-Betnesol®-V-crinale-Lösung. Das als Rückfetter eingesetzte Isopropylmyristat dürfte sich in dieser Menge nicht in Betnesol®-V-crinale lösen. Hier sollte der Chloramphenicol-Lösung nur so viel hinzugegeben werden, bis eine aufgetretene Trübung gerade eben wieder verschwindet.

Die Verordnung von Fertig-Dermatika in Individual-Rezepturen wirkt grundsätzlich bei der Berechnung mittels der „Hilfstaxe für Apotheken" preistreibend. Durch die Einarbeitung von Wirkstoffen in Form der Reinsubstanz in offizinellen Grundlagen aus DAB, DAC und NRF lassen sich z. T. nennenswerte Einsparungen bis zu 30 % erzielen.

**Rezepturbeispiel 1 (optimiert)**

| | |
|---|---|
| Chloramphenicol | 1,0 g |
| Isopropylmyristat | q. sat. |
| Isopropanol 70 % | ad 100,0 g |

**Rezepturbeispiel 2**

| | |
|---|---|
| Chloramphenicol | 0,5 g |
| Triclosan | 2,0 g |
| Isopropanol 40 % | ad 100,0 g |

Lipophile Substanzen lassen sich auch nur in ausreichend lipophilen Lösungsmitteln, d. h. in hoch konzentrierten, alkoholischen Lösungen dauerhaft lösen. In diesem Fall kommt es auf Grund eines zu hohen wässrigen Anteils zu einer trüben Lösung. Der Isopropanol-Gehalt sollte deshalb auf 70 % erhöht und die beiden Wirkstoffe eventuell unter leichtem Erwärmen darin gelöst werden. Pharmakologisch wenig sinnhaft erscheint an dieser Rezeptur die Kombination eines Antibiotikums mit einem Antiseptikum.

Die zusätzliche Verordnung von Isopropylmyristat im Rezepturbeispiel 1 und die niedrige Alkohol-Konzentration im Rezepturbeispiel 2 deuten darauf hin, dass der Arzt eine zu starke Austrocknung an der Applikationsstelle durch die alkoholische Lösung vermeiden wollte. Als rückfettende Komponente eignet sich für diesen Zweck eher Octyldodecanol, chemisch betrachtet ein Alkohol mit fettenden Eigenschaften, der sich außerdem problemloser mit alkoholischen Lösungen mischen lässt.

**Rezepturbeispiel 2 (optimiert)**

| | |
|---|---|
| Chloramphenicol | 0,5 g |
| Triclosan | 2,0 g |
| Octyldodecanol | q. sat. |
| Isopropanol 70 % | ad 100,0 g |

Eine andere Alternative zu einer aufgefetteten Lösung besteht in einer O/W-Lotion mit wenig Fett (**Hydrophile Basisemulsion**, früher: Hydrophile Hautemulsionsgrundlage, **NRF S. 25.**). Eine standardisierte Vorschrift findet man im NRF unter dem Titel: **Hydrophile Betamethasonvalerat-Emulsion 0,025/0,05** oder **0,1 %** (**NRF 11.47.**).

## 11.5 Clotrimazol

Clotrimazol gehört zur Gruppe der Azol-Antimykotika. Es kommt recht häufig in Individualrezepturen vor.

**Rezepturbeispiel 1**

| | |
|---|---|
| Betamethason-17-valerat | 0,1 g |
| Clotrimazol | 1,0 g |
| Sulfur praecipitatum | 1,0 g |
| Acidum salicylicum | 10,0 g |
| Unguentum emulsific. aquosum | ad 100,0 g |

M.D.S. Kopfsalbe

Die Salicylsäure erzeugt in der hydrophilen Creme bzw. O/W-Creme einen pH von etwa 2–3. In diesem Milieu wird das Clotrimazol hydrolytisch gespalten. Es gibt zwei denkbare Lösungen für dieses Problem.

Entweder nimmt man das Clotrimazol heraus und bietet es in einer Extra-Zubereitung an oder man eliminiert die Salicylsäure. Dann müsste man jedoch das Betamethason-17-valerat mittels eines Citratpuffers stabilisieren, der mit seinem pH von 4,2 wiederum die Hydrolyse des Clotrimazols fördern würde. Bevorzugt man die erste Lösung, dann würde der durch die Salicylsäure erzeugte pH die Isomerisierung des Betamethason-17-valerat zum C-21-Derivat beschleunigen. Auf Grund seines extremen Stabilitätsoptimums sollte man dieses Glucocorticoid in einer gesonderten Zubereitung, nämlich der **Hydrophilen Betamethasonvalerat-Creme 0,1 % (NRF 11.37.)** anbieten. Das Clotrimazol kann zusammen mit dem Schwefel in der ursprünglichen Formulierung verbleiben, sofern der pH der mit einer Mischung aus Sorbinsäure und Kaliumsorbat vorkonservierten hydrophilen Creme über 5 liegt.

**Rezepturbeispiel 1 (optimiert)**

| | | |
|---|---|---|
| **I.** | Clotrimazol | 1,0 g |
| | Sulfur praecipitatum | 1,0 g |
| | Unguentum emulsific. aquosum DAB | ad 100,0 g |

**II.** Hydrophile Betamethasonvalerat-Creme 0,1 % (NRF 11.37.) 100,0 g

Eine weitere Optimierungsmöglichkeit besteht darin, das säurelabile Clotrimazol gegen ein säurestabiles Antimykotikum auszutauschen (siehe auch ◘ Tab. 9.3 und ◘ Tab. 9.4). Hierfür kommt Miconazolnitrat oder Bifonazol in Frage. Seine normale Einsatzkonzentration beträgt 2 % bzw. 1 %.

Die theoretisch kationischen Eigenschaften von Miconazolnitrat kommen hier nicht zum Tragen, da der Wirkstoff in Wasser wegen sehr schlechter Löslichkeit nicht dissoziiert.

**Rezepturbeispiel 1 (optimiert)**

| | | |
|---|---|---|
| Betamethason-17-valerat | 0,1 g | |
| Sol. acid. citric 0,5 % | 2,5 g | |
| Sol. natr. citric. 0,5 % | 2,5 g | |
| Miconazolnitrat oder Bifonazol | 2,0 g | oder 1,0 g |
| Sulfur praecipitatum | 1,0 g | |
| Unguentum emulsific. aquosum DAB | ad 100,0 g | |

**Rezepturbeispiel 2**

| | |
|---|---|
| Acidum salicylicum | 2,0 g |
| Clotrimazol | 1,0 g |
| Unguentum emulsific. aquosum | ad 100,0 g |



Auch hier handelt es sich um das gleiche Problem. Die Salicylsäure ruft in der hydrophilen Phase der O/W-Creme einen pH von 2–3 hervor und liefert damit günstige Voraussetzungen für die Hydrolyse des Clotrimazol. Die Lösung muss gleichfalls lauten: Salicylsäure herausnehmen und wenn gewünscht in einer Extra-Zubereitung verarbeiten oder Miconazolnitrat (bezüglich kationischer Eigenschaften siehe unter Rezeptur-Beispiel 1) oder Bifonazol als Tauschpartner einführen.

### Rezepturbeispiel 2 (optimiert)

| | | |
|---|---|---|
| I. | Clotrimazol | 1,0 g |
| | Unguentum emulsific. aquosum DAB | ad 100,0 g |
| II. | Acidum salicylicum | 2,0 g |
| | Miconazolnitrat oder Bifonazol | 1,0–2,0 g |
| | Unguentum emulsific. aquosum DAB | ad 100,0 g |

Sicherheitshalber sollten die den Apotheken angelieferten Unguentum-emulsificans-aquosum-Chargen bei der Eingangskontrolle auf den pH-Wert hin überprüft werden. Auf Grund der Konservierung mit Kaliumsorbat und Sorbinsäure müsste ein pH von 5–6 herrschen. Praktische Erfahrungen in der Apotheke haben jedoch gezeigt, dass dieser Wert schwanken kann.

### Rezepturbeispiel 3

| | |
|---|---|
| Clobetasol-17-propionat | 0,05 g |
| Clotrimazol | 1,0 g |
| Acidum salicylicum | 3,0 g |
| Sebexol® Lotio | ad 100,0 g |

Auch in dieser Rezeptur sorgt der durch die Salicylsäure erzeugte saure pH für eine rasche Hydrolyse des Clotrimazols. Bereits der in der Sebexol® Lotio vorherrschende pH von 5 ist für die Stabilität des Clotrimazols ungünstig. Die Salicylsäure liefert zudem gute Bedingungen für eine saure Hydrolyse des Glucocorticoid-Esters. Es ist daher erforderlich, die Rezeptur ganz neu zu formulieren. Clotrimazol und Clobetasolpropionat sollten jeweils getrennt in der **Hydrophilen Basisemulsion (NRF S. 25.)** verarbeitet und alternierend aufgetragen werden.

Die Verordnung von Fertig-Dermatika in Individual-Rezepturen wirkt grundsätzlich bei der Berechnung mittels der „Hilfstaxe für Apotheken" preistreibend. Durch die Einarbeitung von Wirkstoffen in Form der Reinsubstanz in offizinellen Grundlagen aus DAB, DAC und NRF lassen sich z. T. nennenswerte Einsparungen bis zu 30 % erzielen.

Sebexol® Lotio besitzt nicht die Zulassung als Arzneimittel und dürfte daher nicht ohne weiteres in Individual- oder Magistral-Rezepturen verwendet werden, da es gemäß AMG keine pharmazeutische Qualität besitzt. Nur wenn für diese Lotion-Grundlage ein valides Analysenzertifikat vorgelegt und eine Identitätsreaktion durchgeführt würde, wäre eine Verarbeitung möglich.

### Rezepturbeispiel 3 (optimiert)

| | | |
|---|---|---|
| I. | Clobetasol-17-propionat | 0,05 g |
| | Citronensäure-Lösung 0,5 % | 2,5 g |
| | Natriumcitrat-Lösung 0,5 % | 2,5 g |
| | Hydrophile Basisemulsion (NRF S. 25.) | ad 100,0 g |
| II. | Clotrimazol | 1,0 g |
| | Hydrophile Basisemulsion (NRF S. 25.) (pH > 5) | ad 100,0 g |

**Rezepturbeispiel 4**

| | |
|---|---|
| Clotrimazol | 0,5 g |
| Acidum salicylicum | 1,5 g |
| Alfason® Crelo | ad 50,0 g |

Auch in dieser Rezeptur sorgt die Salicylsäure für das saure Milieu, in dem Clotrimazol hydrolytisch gespalten wird. Außerdem liegt das pH-Milieu zu weit entfernt vom Stabilitätsoptimum von Hydrocortison-17-butyrat, dem Glucocorticoid in Alfason® Crelo (pH 4). Es wäre daher sinnvoll, das säurelabile Clotrimazol gegen das säurestabile Miconazolnitrat oder Bifonazol (siehe auch ◘ Tab. 9.3 und ◘ Tab. 9.4) und die Salicylsäure gegen Harnstoff auszutauschen.

**Rezepturbeispiel 4 (optimiert)**

| | |
|---|---|
| Miconazolnitrat oder Bifonazol | 1,0 g |
| Harnstoff | 1,5 g |
| Alfason® Crelo | ad 50,0 g |

Eine Stabilisierung des Harnstoffs mittels eines Lactat-Puffers ist hier nicht erforderlich, da in Alfason® Crelo bereits ein Citrat-Puffer enthalten ist.

**Rezepturbeispiel 5**

| | |
|---|---|
| Acidum salicylicum | 3 % |
| Clotrimazol | 1 % |
| Physiogel® | ad 1 OP |

Unter der Bezeichnung Physiogel® der Fa. Stiefel/GSK existieren sowohl eine Creme sowie eine Lotion auf DMS®-Basis als auch eine Shampoo-Formulierung. Welche Darreichungsform hier vom Verordner gemeint sein soll, muss in einem Telefongespräch vor der Herstellung geklärt werden. Vom Konzept her dürfte sehr wahrscheinlich die Creme gemeint sein.

Die Salicylsäure zeigt in dieser Rezeptur sowohl eine Inkompatibilität mit Clotrimazol als auch mit den Hilfsstoffen in der Physiogel®-Creme. Der von der Salicylsäure erzeugte saure pH-Wert wird das Clotrimazol hydrolytisch spalten und damit unwirksam machen. Des Weiteren stört die Salicylsäure die Stabilität des in der Physiogel®-Creme enthaltenen Carbomer-Gels, dessen Stabilitätsoptimum sich zwischen pH 6 und 10 befindet. Die naheliegende Optimierungsmöglichkeit besteht in der Eliminierung der Salicylsäure.

Physiogel ist ein Körperpflegemittel und dürfte erst dann in Rezepturen verwendet werden, wenn ein valides chargenspezifisches Analysenzertifikat vorliegt und eine Identitätsreaktion in der Apotheke durchgeführt würde. Einen adäquaten Ersatz für diese DMS®-Creme gibt es nicht.

11

**Rezepturbeispiel 5 (optimiert)**

| | |
|---|---|
| Clotrimazol | 1 % |
| Physiogel® Creme | ad 1 OP |

**Rezepturbeispiel 6**

| | |
|---|---|
| Clotrimazol | 1,0 g |
| Acidum salicylicum | 2,0 g |
| Alcohol. isopropylicus 35 % | ad 100,0 g |

In dieser Rezeptur liegt das gleiche Problem vor. Auch hier muss die Empfehlung lauten, die Salicylsäure zu eliminieren, in einer getrennten Zubereitung anzubieten und ebenfalls alternierend aufzutragen, z.B. abends die Salicylsäure-Lösung und morgens die Clotrimazol-haltige Lösung. Zudem ist der Wassergehalt im Isopropanol zu hoch, um derart lipophile Wirkstoffe wie Salicylsäure und/oder Clotrimazol gut lösen zu können. Ein weißer ungelöster Bodensatz spricht für diesen Umstand. Die Isopropanol-Konzentration sollte daher auf 50% erhöht werden.

**Rezepturbeispiel 6 (optimiert)**

| | |
|---|---|
| **I.** Clotrimazol | 1,0 g |
| Alcohol. isopropylicus 50% | ad 100,0 g |
| | |
| **II.** Acidum salicylicum | 2,0 g |
| Alcohol. isopropylicus 50% | ad 100,0 g |

Vielleicht hat der Verordner durch die starke Verdünnung des Isopropanols mit Wasser erreichen wollen, dass die Haut an der Applikationsstelle nicht so stark entfettet und ausgetrocknet wird. Dadurch wurde jedoch die Lipophilie des Isopropanol derart vermindert, dass sich nun die beiden lipophilen Wirkstoffe nicht mehr klar lösen lassen. Wenn der Verordner wirklich dieses Ziel vor Augen hatte, so hat er galenisch die falsche Maßnahme ergriffen. Sinnvoller wäre es gewesen, der alkoholischen Lösung einen Rückfetter hinzuzusetzen, z.B. Octyldodecanol. Octyldodecanol ist chemisch gesehen ein Alkohol, der jedoch fettende Eigenschaften besitzt. Diese Kombination wurde in der NRF-Vorschrift 11.45. **Fettender Salicylsäure-Hautspiritus** verwirklicht.

**Rezepturbeispiel 7**

| | |
|---|---|
| Clobetasol-17-propionat | 0,05 g |
| Clotrimazol | 2,0 g |
| Glycerin | 10,0 g |
| Isopropanol 50% | ad 100,0 g |

Zur Lösung lipophiler Wirkstoffe wie Steroide zusammen mit in Wasser unlöslichen Antimykotika wie Clotrimazol bedarf es höherprozentiger Alkohole (> 50%). Es kann daher nicht verwundern, dass in dieser Lösung die Substanzen wieder ausfallen. Der Gehalt an Isopropanol muss unbedingt auf 70% erhöht werden. Eventuell empfiehlt es sich, die beiden Wirkstoffe zunächst in Isopropanol 100% zu lösen und das Wasser erst danach unter Rühren hinzuzugeben.

**Rezepturbeispiel 7 (optimiert)**

| | |
|---|---|
| Clobetasol-17-propionat | 0,05 g |
| Clotrimazol | 2,0 g |
| Glycerin | 10,0 g |
| Isopropanol 70% | ad 100,0 g |

Oft steht hinter der vom Arzt verordneten, niedrigen Isopropanol-Konzentration der Gedanke, dass das Lösungsmittel Alkohol die Haut zu stark austrocknen könne. Auch in diesem Fall ist es sinnvoller, der alkoholischen Lösung einen Rückfetter wie Octyldodecanol hinzuzugeben. Hierfür kommt Octyldodecanol, chemisch betrachtet ein fettender Alkohol, in einer Konzentration von 10–18 % in Frage (siehe NRF-Rezeptur 11.45.).

Die Verordnung von Glycerin erscheint nicht plausibel. Wenn der Isopropanol verdunstet sein wird, bleibt Glycerin zusammen mit dem Restwasser auf der Kopfhaut in einer solchen Konzentration zurück, dass seine hygroskopischen Eigenschaften zum Tragen kommen. Glycerin wird dann der Haut Wasser entziehen. Aus diesem Grund sollte Glycerin eigentlich aus der Rezeptur eliminiert werden.

**Rezepturbeispiel 8**

| | |
|---|---|
| Urea pura | |
| Acidum salicylicum | $\overline{\text{aa}}$ 5,0 g |
| Clotrimazol | 0,5 g |
| Oleum Ricini | ad 50,0 g |

Diese Rezeptur folgt dem Prinzip der Polypragmasie. Hier wurde ein Salicylsäure-Kopföl mit zwei weiteren Wirkstoffen angereichert. Harnstoff und Clotrimazol sind in Rizinusöl nicht löslich und werden daher sedimentieren. Sie müssten von dem Patienten vor dem Gebrauch durch Schütteln wieder homogen verteilt werden. Ein Kopföl mit Rizinusöl lässt sich erfahrungsgemäß nur mit großen Mengen von Shampoo aus den Haaren auswaschen. Deshalb wäre es patientenfreundlicher, ein leichteres, auswaschbares Öl auszuwählen, das man mit warmem Wasser ausspülen kann. Eine solche Rezeptur führt eine österreichische Formelsammlung (NFA) auf. Darin lässt sich außerdem auch das Clotrimazol lösen, nicht jedoch der Harnstoff. Da sowohl Salicylsäure als auch Harnstoff in bestimmten Konzentrationen keratoplastisch oder keratolytisch wirken, dürfte sicher ein Wirkstoff aus diesem Indikationsbereich ausreichend sein. Überdies bilden Harnstoff und Salicylsäure einen instabilen Komplex, der schnell zerfällt.

**Rezepturbeispiel 8 (optimiert)**

| | |
|---|---|
| Acidum salicylicum | 5,0 g |
| Clotrimazol | 0,5 g |
| Ethanol 96 % | 5,0 g |
| Macrogol-8-stearat | 5,0 g |
| Isopropylicum myristicum | 17,5 g |
| Oleum Ricini | ad 50,0 g |

Die Herstellung läuft in folgender Reihenfolge ab. Zunächst werden Macrogol-8-stearat, Isopropylmyristat und Erdnussöl zusammen auf dem Wasserbad geschmolzen. Dann gibt man die ethanolische Lösung von Salicylsäure und Clotrimazol hinzu. Anschließend rührt man bis zum Erkalten der Mischung. Tritt dabei eine Trübung auf, muss noch einmal auf dem Wasserbad erwärmt werden, bis die Mischung wieder klar ist. Zum Schluss wird der verdunstete Ethanol ergänzt. Die fertige Zubereitung füllt man vorzugsweise in eine Quetschflasche mit einem Spritzeinsatz, der ein kleines Loch besitzt. Nach der Applikation auf der Kopfhaut kann dieses dünnflüssige Öl auf Grund der Gegenwart des O/W-Emulgators größtenteils mit warmem Wasser ausgewaschen werden. Eine theoretisch denkbare Hydrolyse von Clotrimazol ausgelöst durch die Salicylsäure dürfte in dem reinen Ethanol 96 % kaum ablaufen.

## 11.6 Dithranol

Dithranol wird zur topischen Behandlung der Psoriasis eingesetzt, die als eine der wenigen Methoden zu einer vollkommenen Heilung führt. Dithranol ist eine oxidationsempfindliche Substanz, die auch in wasserhaltigen Vehikelsystemen zu 1,8-Hydroxyanthrachinon oder Danthron oxidiert wird. Dabei wechselt die Farbe von Zitronengelb über Bernsteingelb, Ocker bis zu Hellbraun. Diese Reaktion kann man auch beobachten, wenn man eine Kunststoff-Reibschale nach der Verarbeitung einer Rezeptur mit Dithranol einige Zeit am Tageslicht stehen lässt. An der Gefäßwand zeigen sich alsbald braune Schleifspuren, die nur schlecht wieder zu entfernen sind. Dies kann man vermeiden, wenn die benutzten Geräte sofort nach dem Gebrauch gespült werden.

**Rezepturbeispiel 1**

| | |
|---|---|
| Acidum salicylicum | 2,0 g |
| Liquor carbon. det. | 3,0 g |
| Dithranol | 0,2 g |
| Oleum Ricini | 0,5 g |
| Alcohol. propylicus | 15,0 g |
| Aqua purific. | ad 100,0 g |

In dieser Rezeptur gibt es Löslichkeitsprobleme mit dem Dithranol. Dies ist auch nicht anders zu erwarten, da der Wirkstoff bereits in Ethanol 96 % nur schwer löslich ist und hier noch 79,3 % Wasser zugegen sind. Dithranol löst sich nur in stärker lipophilen Lösungsmitteln, die jedoch eigentlich für die Haut nicht zuträglich sind. In diesem Fall müsste das Dithranol in Isopropanol 100 % und/oder Propylalkohol 100 % eventuell unter Erwärmen gelöst werden.

Wegen der Oxidationsempfindlichkeit des Dithranols sollte das Wasser dann ganz herausgenommen werden. Nach Abkühlen der alkoholischen Lösung können dann Salicylsäure und die Steinkohlenteer-Lösung hinzugegeben werden. Zum Schluss fügt man das Rizinusöl hinzu.

**Rezepturbeispiel 1 (optimiert)**

| | |
|---|---|
| Acidum salicylicum | 2,0 g |
| Liquor carbon. det. | 3,0 g |
| Dithranol | 0,2 g |
| Oleum Ricini | 0,5 g |
| Isopropanol 100 % | ad 100,0 g |

Grundsätzlich wäre auch zu überlegen, ob man nicht eine der im NRF angegebenen Dithranol-Rezepturen auswählen sollte, die für jeden Anwendungszweck das entsprechende Vehikelsystem beinhalten:

- **Dithranol-Vaselin 0,05/0,1/0,25/0,5/1 oder 2 % ohne oder mit 2 % Salicylsäure (NRF 11.51.),**
  - Vehikel-Typ: Hydrophobe Salbe (Kohlenwasserstoff-Gel),
- **Abwaschbare Dithranol-Salbe 0,05/0,1/0,25/0,5/1 oder 2 % ohne oder mit 2 % Salicylsäure (NRF 11.52.),**
  - Vehikel-Typ: wasseraufnehmende Salbe vom O/W-Typ bzw. O/W-Absorptionssalbe,

- **Dithranol-Macrogolsalbe 0,25/0,5/1, 2% oder 3% (NRF 11.53.),**
  - Vehikel-Typ: hydrophile Salbe (PEG- Salbe),
- **Weiche Dithranol-Zinkpaste 0,05/0,1/0,25/0,5/1 oder 2% (NRF 11.56.),**
  - Vehikel-Typ: Hydrophobe Salbe (Kohlenwasserstoff-Gel).

**Rezepturbeispiel 2**

| | |
|---|---|
| Cignolin® | 1,0 g |
| de-squaman® N Hermal Creme | ad 100,0 g |

Diese Rezeptur zeigt nach einem Tag bereits eine braune Verfärbung an der Oberfläche. Dies deutet auf eine Oxidation des Dithranols zum Danthron hin. Diese Reaktion dürfte einerseits auf den Wassergehalt der de-squaman® N Hermal Creme und andererseits auf den mangelnden Oxidationsschutz zurückzuführen sein. Daher muss man das ausgewählte Vehikelsystem als ungeeignet bezeichnen. Die entsprechenden standardisierten Vorschriften im NRF mit Dithranol, vor allem in einer abwaschbaren Formulierung, müssen daher als stabiler und somit als besser angesehen werden. In-vivo-Untersuchungen [29] ergaben, dass Dithranol am besten aus Vaseline freigesetzt wird.

## 11.7 Erythromycin

Erythromycin wird in überwiegendem Maße bei Akne eingesetzt, die sich in der Regel auf einer fetten Haut manifestiert. Deshalb werden vorwiegend hydrophile Cremes bzw. O/W-Cremes und hydrophile Gele bzw. Hydrogele als Vehikelsysteme eingesetzt.

**Rezepturbeispiel 1**

| | |
|---|---|
| Erythromycin | 1,2 g |
| Hydranorme® Roche-Posay | ad 40,0 g |

In dieser Rezeptur wurde mit der Hydranorme-Creme von der Fa. La Roche-Posay eine lipophile Creme bzw. W/O-Creme verordnet. Sofern hydrophile Cremes bzw. O/W-Cremes als Grundlagen zum Einsatz kommen, wird zur Suspendierung des Erythromycins häufig eine 10%ige wässrige Tween®20-Lösung empfohlen. Bei einer lipophilen Creme bzw. W/O-Creme würde dieses Vorgehen eine Inkompatibilität auslösen. Daher kann in diesem Fall das Erythromycin mit Paraffinum liquidum oder Miglyol® 812 (syn.: Oleum neutrale, mittelkettige Triglyceride) angerieben werden.

Zur Gewährleistung des Stabilitätsoptimums von pH 8,5 empfiehlt es sich, sofern durch die Zugabe des Erythromycins allein nicht bereits ein annähernder pH erreicht wird, der Zubereitung eine 4,2%ige oder 8,4%ige wässrige Natriumhydrogencarbonat-Lösung bis zum Erreichen des gewünschten pH zuzusetzen. Misst man jedoch einen pH jenseits von 8,5, dann muss durch kleine Zugaben von Citronensäure das Optimum eingestellt werden. Zur Kontrolle wird jeweils eine kleine Creme-Probe unter festem Druck auf einem Universalindikatorstäbchen, z.B. pH-Stäbchen pH 7,5–9,5 ausgestrichen.

Die Fa. Roche Posay gehört zu den bekannten apothekenexklusiven Kosmetik-Firmen. Das Produkt Hydranorme stellt demzufolge auch eine pflegende, typische Kosmetik-Creme dar. Laut AMG dürfen in Rezepturen nur solche Wirk- und Hilfsstoffe Verwendung finden, die im Sinne des AMG pharmazeutische Qualität besitzen. Zum Beweis dieses Status muss ein valides, chargenspezifisches Analysenzertifikat beigefügt sein. Außerdem muss eine Identitätsreaktion in der Apotheke durchgeführt werden. Können beide Bedingungen nicht erfüllt werden, darf dieser Stoff bzw. dieses Produkt nicht in eine Rezeptur eingearbeitet werden. Ansonsten würde ein bedenkliches Arzneimittel in den Verkehr gebracht. Diese gesetzliche Anforderung sollte die Apotheke dem Verordner nahe bringen und ihn bitten, künftig eine offizinelle lipophile Creme wie z.B. die **Hydrophobe Basiscreme DAC (NRF S. 41.)** ohne saure Konservierungsmittel statt der Hydranorme-Creme aufzuschreiben.

**Rezepturbeispiel 1 (optimiert)**

| | |
|---|---|
| Erythromycin | 1,2 g |
| Paraffinum liquidum | q. sat. |
| Hydrophobe Basiscreme DAC (NRF S.41.) [auf pH 8,5 eingestellt] | ad 40,0 g |

**Rezepturbeispiel 2**

| | |
|---|---|
| Erythromycin | 2,0 g |
| Metronidazol | 1,0 g |
| Asche Basis® Creme | ad 100,0 g |

Wirkstoffe mit weit auseinander liegenden Stabilitätsoptima sollten grundsätzlich nicht in einer Rezeptur kombiniert werden. Das Stabilitätsoptimum für Erythromycin liegt bei pH 8,5, dasjenige von Metronidazol bei pH 5. Aus diesem Grund sollte das Erythromycin aus der o. a. Rezeptur herausgenommen und in einer Mono-Formulierung angeboten werden, wie z.B. **Hydrophile Erythromycin-Creme 0,5/1/2** oder **4% (NRF 11.77.)**.

Das Metronidazol kann mit der Asche Basis® Creme verarbeitet werden, da deren pH im leicht sauren Bereich liegt und so mit dem Stabilitätsoptimum von Metronidazol harmoniert. Bei der Beschaffung von Metronidazol sollte darauf geachtet werden, dass nur mikronisierte Ware bestellt wird.

Trotz der unterschiedlichen Stabilitätsoptima beider Wirkstoffe und entgegen der Auffassung vieler Dermatologen, beide getrennt bei der Indikation Rosacea einzusetzen, wurde kürzlich eine standardisierte Kombinationsrezeptur von Erythromycin mit Metronidazol neu ins NRF eingeführt (**Hydrophile Erythromycin-Creme 2% mit Metronidazol 1%, NRF 11.138.**). Die Aufbrauchfrist wurde auf vier Wochen bei Aufbewahrung im Kühlschrank beschränkt.

Asche Basiscreme ist kein Arzneimittel und darf demzufolge nur dann in der Rezeptur eingesetzt werden, wenn ein valides, chargenspezifisches Analysenzertifikat vorliegt und von der Apotheke eine Identitätsreaktion durchgeführt wurde. Ansonsten muss eine vergleichbare, offizinelle, hydrophile Creme bzw. O/W-Creme verwendet werden.

**Rezepturbeispiel 2 (optimiert)**

| | | |
|---|---|---|
| **I.** | Metronidazol, mikronisiert | 1,0 g |
| | Asche Basis® Creme | ad 100,0 g |
| | Aufbrauchfrist: 6 Monate (Tube, Spenderdose) | |
| **II.** | Hydrophile Erythromycin-Creme 2% (NRF 11.77.) | 100,0 g |
| | Aufbrauchfrist: 2 Monate (Tube, Spenderdose) | |

**Rezepturbeispiel 3**

| | |
|---|---|
| Erythromycin | 2,0 g |
| Isopropylmyristat | 6,0 g |
| Betnesol®-V-crinale | ad 100,0 g |

Auch in dieser Rezeptur liegen die Stabilitätsoptima der Wirkstoffe Erythromycin und Betamethason-17-valerat (in der Betnesol®-V-crinale-Lösung) noch weiter auseinander als in der vorherigen Verordnung:

- Betamethason-17-valerat pH 3,5,
- Erythromycin pH 8,5.

Bei der Herstellung der Rezeptur in dieser Form fällt außerdem eine spontane Viskositätserhöhung in Form einer Gelierung auf. Erythromycin erzeugt in wasserhaltigen Systemen einen basischen pH-Wert, weil es chemisch betrachtet eine Base darstellt. Das Ausmaß hängt von der jeweiligen Konzentration ab. Da der Hersteller in seinem Produkt Betnesol®-V-crinale einen leicht sauren pH-Wert eingestellt und zusätzlich Polyacrylsäure als Hilfsstoff eingeführt hat, kommt es durch die Base Erythromycin zu einer vollständigen Neutralisierung des Carbopols und damit zur Ausbildung eines hydrophilen Gels bzw. Hydrogels.

Durch den Anstieg des pH-Werts bis hin zum leicht Basischen nimmt auch die Neigung zur Isomerisierung des Glucocorticoids und zur hydrolytischen Spaltung des Esters zu. Allein die Isomerisierung zum C-21-Ester hat einen Wirkungsverlust in Höhe von 85% zur Folge. Wirkstoffe mit derart extremen Stabilitätsoptima sollten niemals in einer Rezeptur kombiniert, sondern stets allein in Rezepturen eingesetzt werden. Folgende standardisierte Formulierungen aus dem NRF sind empfehlenswert:

- **Ethanolhaltige Erythromycin-Lösung 0,5/1/2 oder 4% (NRF 11.78.),**
- **Hydrophile Betamethasonvalerat-Emulsion 0,025/0,05 oder 0,1% (NRF 11.47.).**

Bei der letzteren Monographie handelt es sich vom Vehikelsystem her um eine O/W-Lotion mit nur 5% Fettanteil. Dieser Umstand trägt auch dem rückfettenden Zusatz in Form des Isopropylmyristats in der Originalrezeptur Rechnung. Außerdem lässt sich die O/W-Lotion leicht aus behaarten Regionen auswaschen.

**Rezepturbeispiel 4**

| | |
|---|---|
| Urea pura | 0,9 g |
| Hydrocortisonacetat | 0,3 g |
| Clotrimazol | 0,3 g |
| Erythromycin | 0,3 g |
| Unguentum emulsific. aquosum | ad 30,0 g |



Auch in dieser Rezeptur liegen die Stabilitätsoptima der Kombinationspartner so weit weg von demjenigen des Erythromycins, dass es nur eine einzige sinnvolle Problemlösung geben kann: das Erythromycin aus der Rezeptur herausnehmen und in einer Extra-Zubereitung anbieten, wie z.B. der **Hydrophilen Erythromycin-Creme (NRF 11.77.)**. Die übrigen Wirkstoffe können in der Originalrezeptur verbleiben, wobei lediglich der Harnstoff noch stabilisiert werden müsste (▶Kap. 11.10). Durch die Zugabe eines speziellen

Puffers wird zum einen der Harnstoff vor Zersetzung geschützt, zum anderen Clotrimazol in seiner Stabilität nicht tangiert.

**Rezepturbeispiel 4 (optimiert)**

| | |
|---|---|
| Urea pura | 0,9 g |
| Phosphat-Puffer pH 6 R | 1,5 g |
| Hydrocortisonacetat | 0,3 g |
| Clotrimazol | 0,3 g |
| Unguentum emulsific. aquosum DAB | ad 30,0 g |

Im Übrigen widerspricht die Verordnung von vier Wirkstoffen den Grundsätzen der Resolution der DDG „Magistrale Rezepturen“ [21].

**Rezepturbeispiel 5**

| | |
|---|---|
| Erythromycin | 0,3 g |
| Linola®-H N Creme | ad 30,0 g |

Das Stabilitätsoptimum für Prednisolon, dem Wirkstoff in der Linola® H N Creme, liegt im leicht sauren Bereich. Von daher harmoniert das Stabilitätsoptimum von Prednisolon nicht mit dem des Erythromycins. Dies gilt auch für viele andere Glucocorticoide. Auch hier sollten beide Wirkstoffe in getrennten Grundlagen angeboten werden. Für das Erythromycin bietet sich die standardisierte Vorschrift **Hydrophile Erythromycin-Creme 0,5/1/2** oder **4% (NRF 11.77.)** an. Die Linola® H N Creme sollte vom Patienten alternierend mit der Erythromycin-Creme, vielleicht morgens und abends, appliziert werden.

**Rezepturbeispiel 6**

| | |
|---|---|
| Clobetasol | 0,1 g |
| Erythromycin | 0,1 g |
| Acidum salicylicum | 0,1 g |
| Unguentum emulsific. aquosum | ad 40,0 g |

Zunächst fällt an dieser Rezeptur auf, dass Clobetasol über- und Erythromycin unterdosiert ist (◘ Tab. 11.1 bzw. Tab. I.6.1., NRF, Allgemeine Hinweise). Diese Unklarheit im Sinne der ApBetrO muss vor einer Optimierung mit dem Arzt abgeklärt werden. Die Salicylsäure erzeugt in der hydrophilen Phase der O/W-Creme einen pH von 2–3. In diesem Milieu wird das Erythromycin innerhalb von 3–4 Stunden zu unwirksamen Artefakten zersetzt. Das Clobetasol – eine Ungenauigkeit in der Verordnung, gemeint ist wohl das Clobetasol-17-propionat – besitzt sein Stabilitätsoptimum zwischen pH 3,5 und 4,2. Bei höheren Werten unterliegen Glucocorticoide einer beschleunigten Oxidation an der α-Ketol-Seitenkette und insbesondere C-17-Ester einer Isomerisierung, die einen großen Wirkungsverlust nach sich zieht.

Als rationale Lösung kommt nur in Frage, Erythromycin und Clobetasol-17-propionat getrennt in Mono-Rezepturen zu verarbeiten, wie **Hydrophile Erythromycin-Creme 0,5% (NRF 11.77.)** und **Hydrophile Clobetasolpropionat-Creme 0,05%** (**NRF 11.76.**). Um eine Stabilitätsbeeinträchtigung bei gleichzeitigem oder zeitlich nah aufeinander folgendem Auftragen auf die Haut zu vermeiden, muss auch hier darauf geachtet werden, dass die Zubereitungen alternierend und in einem großen zeitlichen Abstand appliziert werden.

**Tab. 11.1** Obere Richtkonzentrationen dermatologischer Wirkstoffe (NRF)

| Wirkstoff | Konzentration |
|---|---|
| Betamethasondipropionat | 0,1% |
| Betamethasonvalerat | 0,15% |
| Capsacin (auch als Capsaicinoide in Form von Cayennepfeffer-Extrakt) bei Erstverordnung zu Therapiebeginn | 0,05% |
| Capsacin im Verlauf der Behandlung | 1,0% |
| Clioquinol (kleinflächig) | 2,0% |
| Clobetasolpropionat | 0,05% |
| Dexamethason oder Dexamethasonacetat | 0,1% |
| Dithranol (bei Erstverordnung zum Therapiebeginn) | 0,1% |
| Dithranol (Weiterbehandlung während der Therapie) | 3,0% |
| Estradiol oder Estradiolbenzoat<br>zur äußerlichen Behandlung im weiblichen Genitalbereich<br>zur Behandlung der Kopfhaut bei erwachsenen Frauen | <br>0,01%<br>0,05% |
| Estriol | 0,1% |
| Fuchsin (großflächig auf stark geschädigter Haut) | 0,1% |
| Fuchsin (kleinflächig) | 0,5% |
| Gentamicinsulfat[1] | 0,2% |
| Hydrochinon | 3,0% |
| Kaliumpermanganat (anwendungsfertige Lösung) | 0,001% |
| Methoxsalen | 0,005% |
| Methylrosaniliniumchlorid (großflächig auf stark geschädigter Haut) | 0,1% |
| Methylrosaniliniumchlorid (kleinflächig) | 0,5% |
| Metronidazol | 3,0% |
| Minoxidil | 5,0% |
| Mometasonfuroat | 0,1% |
| Podophyllin | 15,0% |
| Salicylsäure (großflächig) | 3,0% |

**Tab. 11.1** Obere Richtkonzentrationen dermatologischer Wirkstoffe (NRF, Fortsetzung)

| Wirkstoff | Konzentration |
|---|---|
| Steinkohlenteer | 10,0% |
| Steinkohlenteer-Lösung | 20,0% |
| Testosteron oder Testosteronpropionat | 2,0% |
| Tretinoin | 0,1% |
| Triamcinolonacetonid | 0,2% |
| Triclosan | 3,0% |

[1] Gentamicin ist ein Reserveantibiotikum für die systemische Anwendung und wird nicht für Rezepturen zur kutanen Anwendung empfohlen. Das NRF enthält deshalb keine Vorschriften für Gentamicin-haltige Externa.

Die Salicylsäure bleibt noch zum Schluss in der Original-Rezeptur. Wegen der geringen Konzentrationsmenge könnte eventuell auf sie auch verzichtet werden.

### Rezepturbeispiel 7

| | |
|---|---|
| Vitamin-A-Säure | 0,02 g |
| Erythromycin | 0,4 g |
| Linola® Emulsion | ad 20,0 g |

Unter Stabilitätsgesichtspunkten stellt auch diese Rezeptur eine unsinnige Kombinationsrezeptur dar, obwohl die Kombination eine verbesserte Wirkung bei Akne erwarten lässt. Allerdings verringert sich die Tretinoin-Wirkung [30]. Die Vitamin-A-Säure hat ihr Wirk- und Stabilitätsoptimum bei pH 5 und ist außerdem sehr licht- und oxidationsempfindlich. Erythromycin erzeugt in der Linola®-Creme in Zusammenarbeit mit dem darin schon enthaltenen Trometamol einen pH von etwa 8. In diesem Milieu büßt die Vitamin-A-Säure den größten Teil ihrer Wirkung ein. Die Lösung lautet daher, das Erythromycin zu eliminieren und in einer „Mono"-Rezeptur zu verarbeiten. Vitamin-A-Säure kann in der Originalverordnung verbleiben, müsste jedoch noch mit einem Antioxidans versehen werden.

### Rezepturbeispiel 7 (optimiert)

| | |
|---|---|
| **I.** Vitamin-A-Säure | 0,02 g |
| BHT (Butylhydroxytoluol) | 0,01 g |
| Linola® Emulsion | ad 20,0 g |
| Aufbrauchfrist: 3 Monate | |
| | |
| **II.** Erythromycin | 0,40 g |
| Tween®20-Lösung 10% | 1,0 g |
| Linola® Emulsion | ad 20,0 g |
| Aufbrauchfrist: 2 Monate | |

**Rezepturbeispiel 8**

| | |
|---|---|
| Erythromycin | 1,25 g |
| Estriol | 0,15 g |
| Tretinoin | 0,01 g |
| Linola® Fett N | ad 50,0 g |

In dieser Rezeptur trifft das Gleiche zu wie in der vorherigen. Auch Estriol hat ein eigenes Stabilitätsoptimum im leicht sauren Bereich. Außerdem wurde gemäß der Tabelle I.6.-1 Obere Richtkonzentrationen dermatologischer Wirkstoffe im NRF Estriol (= 0,1 %) erheblich überdosiert. Im Sinne der Apothekenbetriebsordnung (ApBetrO) handelt es sich demgemäß um eine Unklarheit in der Verordnung, die vor der Anfertigung zusammen mit dem Verordner geklärt werden muss. Beharrt er auf der Überdosierung, so muss er zukünftig hinter der Menge ein Ausrufezeichen setzen, um der Apotheke zu signalisieren, dass es sich hier um Absicht und nicht um ein Versehen handelt. Auch hier gibt es nur eine rationale Lösung: Erythromycin eliminieren, in einer Extra-Zubereitung einarbeiten und alternierend mit der Rest-Rezeptur auftragen. Da nach der Einarbeitung von Erythromycin in Linola® Fett-Creme nur ein pH von 7 resultiert, wird man mit $NaHCO_3$-Lösung auf das Optimum einstellen. Außerdem müsste das Tretinoin noch unbedingt mit einem Antioxidans versehen werden.

**Rezepturbeispiel 8 (optimiert)**

| | | |
|---|---|---|
| **I.** | Erythromycin | 1,25 g |
| | $NaHCO_3$-Lösung 4,2 % | q. sat. pH 8,5 |
| | Linola® Fett N | ad 50,0 g |
| | Aufbrauchfrist: 2 Monate | |
| **II.** | Estriol | 0,15 g |
| | Tretinoin | 0,01 g |
| | BHT | 0,025 g |
| | Linola® Fett | ad 50,0 g |
| | Aufbrauchfrist: 1 Jahr unter 8 °C (Tube) | |

**Rezepturbeispiel 9**

| | |
|---|---|
| Erythromycin | 1,0 g |
| Trometamol | 12,0 g |
| Linoladiol® N | 98,8 g |

Um das Stabilitätsoptimum von Erythromycin in hydrophilen Cremes bzw. O/W-Cremes einzustellen, bedient man sich des organischen Amins Trometamol. Mengen um die 0,2 % oder etwas mehr reichen dazu in der Regel aus. 12 g wie in dieser Rezeptur dürften sicher ein Irrtum sein. Der dadurch erzeugte stark basische pH würde das Erythromycin ebenfalls in kürzester Zeit zerstören. Außerdem verlöre das Konservierungsmittel, der Benzylalkohol, seine Wirkung.

Das in der Linoladiol® N Creme enthaltene Estradiol hat sein Stabilitätsoptimum im leicht sauren Bereich. Es harmoniert also nicht mit demjenigen des Erythromycins. Auch für diese Rezeptur gilt die einzig sinnvolle Forderung: Erythromycin in einer Extra-Zubereitung mit optimalem pH anbieten, z. B. die NRF-Rezeptur 11.77. und alternierend mit der Linoladiol® N Creme auftragen.

Die Fa. Dr. A. Wolff, Bielefeld empfiehlt in ihren „Hinweisen zu Rezepturen mit Wolff®-Dermatika (2012)“ folgende Formulierung:

| | | |
|---|---|---|
| Erythromycin | 0,46 g | 0,92 g |
| Trometamol | 0,04 g | 0,09 g |
| Linoladiol-N-Creme | ad 23,0 g | ad 46,0 g |

**Rezepturbeispiel 10**

| | |
|---|---|
| Acidum salicylicum | 2,0 g |
| Urea | 2,0 g |
| Erythromycin | 4,0 g |
| Eucerinum®cum aqua | ad 40,0 g |

In dieser Rezeptur liegen allein zwei Inkompatibilitätsprobleme vor, zum einen zwischen Salicylsäure und Harnstoff und zum anderen zwischen Salicylsäure und Erythromycin. Die Salicylsäure-Zugabe führt zu einem sauren pH in der wässrigen Phase der lipophilen Creme bzw. W/O-Creme und damit zur raschen Zerstörung des Erythromycins. Deshalb muss es aus der Rezeptur herausgenommen und in einer getrennten Zubereitung allein verarbeitet werden.

Erythromycin wurde überdies erheblich überdosiert. Die höchste im NRF übliche Konzentration liegt bei 4%. In dieser Rezeptur wurde 10% verordnet. Auch diese Unklarheit im Sinne der ApBetrO muss beseitigt werden. Wenn wiederum Eucerinum® cum aqua benutzt wird, muss nach dem Zugeben von Erythromycin zuerst der pH gemessen werden, z.B. mit pH-Stäbchen, pH 7,5–9,5. Da er bei pH 9 liegt, muss mit Citronensäure bzw. Citronensäure-Lösung auf das Optimum eingestellt werden.

Auch der Harnstoff darf nicht zusammen mit Salicylsäure verarbeitet werden, da es zur Komplexierung und dessen Inaktivierung führt. Deshalb muss man auch Urea allein unter Zusatz eines Lactatpuffers in die Eucerinum® cum aqua integrieren. Sinnigerweise sollten die getrennten Zubereitungen alternierend in einem ausreichend großen zeitlichen Abstand appliziert werden.

**Rezepturbeispiel 10 (optimiert)**

| | | |
|---|---|---|
| **I.** | Erythromycin | 1,6 g |
| | Paraffinum liquidum | q. sat. |
| | Citronensäure-Lsg 0,25% | q. sat. pH 8,5 |
| | Eucerinum® cum aqua | ad 40,0 g |
| **II.** | Urea | 2,0 g |
| | Acidum lacticum | 0,4 g |
| | Natrium lacticum 50% | 1,6 g |
| | Aqua dest. | 2,0 g |
| | Eucerinum® cum aqua | ad 40,0 g |

Eucerinum® cum aqua wird den Apotheken über den pharmazeutischen Großhandel unkonserviert geliefert. Gemäß NRF ist eine solche lipophile Creme bzw. W/O-Creme in einer Tube nur 4 Wochen haltbar. Sollte die Creme über diesen Zeitrahmen hinaus benutzt werden, so muss an eine Nachkonservierung gedacht werden. Empfehlenswert wäre der Zusatz von Propylenglykol (20% von der Wassermenge).

**Rezepturbeispiel 11**

| | |
|---|---|
| Erythromycin | 4,00 % |
| Zinkacetat | 1,20 % |
| Vitamin-A-Säure | 0,05 % |
| Wolff® Basiscreme | ad 20,0 g |

Die Stabilitätsoptima von Erythromycin (pH 8,5) und Vitamin-A-Säure (pH 5) liegen derart weit auseinander, dass beide Wirkstoffe in getrennten Zubereitungen angeboten werden sollten. Die einzige sinnvolle Lösung sieht im Einzelnen so aus:

- Erythromycin aus der Rezeptur nehmen, in einer standardisierten Extra-Zubereitung anbieten, z. B. **Hydrophile Erythromycin-Creme 4% (NRF 11.77.)** und mit Zinkacetat kombinieren. pH kontrollieren!
- Wegen Oxidationsanfälligkeit Vitamin-A-Säure aus der Rezeptur nehmen und in einer standardisierten Extra-Zubereitung anbieten, z. B. **Hydrophile Tretinoin-Creme 0,05% (NRF 11.100.)**.
- Zubereitungen alternierend in einem angemessenen zeitlichen Abstand vom Patienten auftragen lassen.

**Rezepturbeispiel 11 (optimiert)**

| | |
|---|---|
| **I.** Zinkacetat | 1,2% |
| Hydrophile Erythromycin-Creme 4% (NRF 11.77.) | ad 20,0 g |
| pH 8,5 kontrollieren! | |
| | |
| **II.** Hydrophile Tretinoin-Creme 0,05% (NRF 11.100.) | 20,0 g |

**Rezepturbeispiel 12**

| | |
|---|---|
| Erythromycin | 1,0 g |
| Nystatin | 1,0 g |
| Dexpanthenol | 5,0 g |
| Dermapharm®-Basissalbe | ad 100,0 g |

Auch in dieser Rezeptur hat man es mit der gleichen Problematik wie in den vorherigen Beispielen zu tun. Wenn man jedoch das Erythromycin allein mit der Dermapharm®-Basissalbe (= W/O-Creme) verarbeiten wollte, ergäbe sich ein neues Problem. Die Grundlage wurde vom Hersteller mit einem Citratpuffer auf einen pH von 5 eingestellt. Eine Anpassung des pH-Optimums von Erythromycin bei pH 8,5 mittels Trometamol würde daher misslingen. Daher bleibt kein anderer Ausweg, als eine andere W/O-Creme-Grundlage wie Eucerinum® cum aqua auszuwählen. Nystatin wird wegen Photoinstabilität und Oxidationsempfindlichkeit am besten in einer wasserfreien Grundlage verarbeitet (▶ Kap. 11.15).

**Rezepturbeispiel 12 (optimiert)**

| | |
|---|---|
| **I.** Erythromycin | 1,0 g |
| Citronensäure-Lösung 0,25% | q. sat. pH 8,5 (sofern pH höher als 8,5 gemessen wird) |
| Eucerinum® cum aqua | ad 100,0 g |
| Aufbrauchfrist: 4 Wochen (Tube) | |

| | |
|---|---|
| **II.** Nystatin | 10 Mio I. E. |
| Dexpanthenol | 5,0 g |
| Propylenglykol | 5,0 g |
| Eucerinum® anhydricum | ad 100,0 g |
| Aufbrauchfrist: 6 Monate (Tube) | |

**Rezepturbeispiel 13**

| | |
|---|---|
| Erythromycin | 1,0 g |
| Basiscreme DAC oder | |
| Unguentum emulsificans aquosum | ad 100,0 g |

**Rezepturbeispiel 14**

| | |
|---|---|
| Erythromycin | 1,0–2,0 g |
| Ethanol 70% oder | |
| Isopropanol 70% | ad 100,0 g |

Selbst bei der Verarbeitung von Erythromycin in zunächst unverdächtig erscheinenden Grundlagen muss auf den pH geachtet werden. Schon bei pH 7 verliert der Wirkstoff innerhalb von 24 Stunden 14% seines Gehalts. Im Fall der Basiscreme DAC und der Unguentum emulsificans aquosum ergeben Messungen, z. B. mit pH-Stäbchen pH 7,5–9,2, pH-Werte von 8–8,5.

Dies lässt sich mit der Basizität von Erythromycin erklären. Eine weitere Optimierung ist in dieser Hinsicht nicht erforderlich. Um die Wirksamkeit des Konservierungsmittels braucht man sich im Fall der Basiscreme DAC keine Gedanken machen, da das bereits vorhandene Propylenglykol bei unterschiedlichen pH-Werten konservierend wirkt.

Bei dem Stabilitätsoptimum von 8,5 verliert die Sorbinsäure/Kaliumsorbat-Mischung in der Unguentum emulsificans aquosum ihre Wirksamkeit. Ähnlich verhält es sich bei den Parabenen, die als Ester ab pH 8 hydrolytisch gespalten und damit auch unwirksam werden. In beiden Fällen muss die Zubereitung nachkonserviert werden. Dies kann theoretisch mit Chlorhexidindigluconat geschehen, weil dieser Konservierungsstoff bei pH 8 sein Wirkungsoptimum hat. Oberhalb von pH 8 kann jedoch schon das Chlorhexidin als freie Base ausfallen.

Aus den genannten Gründen eignet sich eher das Propylenglykol (20% bezogen auf die Wassermenge), welches pH-unabhängig konservierend wirkt. Wenn Unguentum emulsificans aquosum auf Vorrat hergestellt werden soll, wäre dem Propylenglykol der Vorzug zu geben, weil Chlorhexidindigluconat als kationischer Hilfsstoff Ionenreaktionen mit dem anionischen Natriumcetylstearylsulfat, dem wichtigsten Bestandteil des Emulgierenden Cetylstearylalkohols (Typ A), eingeht.

Inzwischen wird über den Großhandel eine fertige, mit Propylenglycol konservierte, Ungt. emulsific. aquos. angeboten.

**Rezepturbeispiel 13 (optimiert)**

| | |
|---|---|
| Erythromycin | 1,0 g |
| Propylenglykol | 13,86 g |
| Unguentum emulsific. aquosum DAB | ad 100,0 g |

Im Fall der ethanolischen bzw. isopropanolischen Lösung (Rezepturbeispiel 14) erzeugt das Erythromycin selbst einen basischen pH, der in Abhängigkeit von der jeweiligen Konzentration des Erythromycins auch Werte über 8 annehmen kann. Hier muss ähnlich wie in der NRF-Vorschrift 11.78. **Ethanolhaltige Erythromycin-Lösung 0,5/1/2** oder **4%** durch die Zugabe kleiner Mengen Citronensäure wieder auf das pH-Optimum zurückgeführt werden.

**Rezepturbeispiel 14 (optimiert)**

| | |
|---|---|
| Erythromycin | 1,0–2,0 g |
| Citronensäure | q. sat. pH 8,5 |
| Ethanol 70% oder | |
| Isopropanol 70% | ad 100,0 g |

## 11.8 17-α-Estradiol

Estradiol wird topisch zur Behandlung der androgenetischen Alopezie angewandt. Dabei weist das α-Estradiol weniger negative systemische Wirkungen auf als β-Estradiol.

**Rezepturbeispiel 1**

| | |
|---|---|
| 17-α-Estradiol | 0,05 g |
| Alcohol. isopropylicus | 60,0 g |
| Aqua purificata | ad 200,0 g |

Das Estradiol stellt von der Molekülstruktur her einen lipophilen Stoff dar. Deshalb kann es auch nur in organischen Lösungsmitteln wie Ethanol oder Aceton gut gelöst werden. In dieser Rezeptur wurde der Wasseranteil so hoch gewählt, dass der Wirkstoff zwangsläufig ausfallen muss. Der Alkoholgehalt muss auf jeden Fall auf 70% angehoben werden. Selbst dann wird man das Steroid nur unter Erwärmen vollständig lösen können.

Der verordnende Arzt wird den Isopropanolgehalt wahrscheinlich deshalb so niedrig gewählt haben, um ein Austrocknen der Haut an der Applikationsstelle zu vermeiden. Dies kann auch dadurch vermieden werden, dass man eine rückfettende Substanz hinzufügt. Hierfür kommt Octyldodecanol (Eutanol® G), chemisch betrachtet ein Alkohol mit fettenden Eigenschaften, in einer Konzentration von 10%–18% in Frage (vgl. „**Fettender Salicylsäure-Hautspiritus 1% bis 5% (NRF 11.45)**").

**Rezepturbeispiel 1 (optimiert)**

| | |
|---|---|
| 17-α-Estradiol | 0,05 g |
| Octyldodecanol | max. 36,0 g |
| Alcohol. isopropylicus | 133,0 g |
| Aqua dest. | ad 200,0 g |

**Rezepturbeispiel 2**

| | |
|---|---|
| 17-α-Estradiol | 0,005 g |
| Acidum salicylicum | 2,5 g |
| Propylenglykol | 20,0 g |
| Spir. dil. 70% | ad 100,0 g |

In dieser Rezeptur wurde bereits eine ausreichende Ethanol-Konzentration gewählt. Allerdings ist die Löslichkeit von 17-α-Estradiol hierin nicht allzu gut. Zudem muss noch ein weiterer Wirkstoff, nämlich die Salicylsäure, im Spir. dil. 70% gelöst werden. In einem solchen Fall sollte zunächst der schlechter lösliche Wirkstoff allein in einer ausreichenden Menge Lösungsmittel und wenn nötig unter Erwärmen gelöst werden. Anschließend gibt man den Rest hinzu und löst darin den besser löslichen Wirkstoff.

Eine andere Vorgehensweise besteht darin, die Wirkstoffe zunächst in dem nicht verdünnten Alkohol, hier Spiritus 96%, zu lösen und anschließend unter ständigem Rühren das Wasser hinzuzugeben. Die Menge an Propylenglykol bewegt sich an einer Grenze, wo die Literatur von Sensibilisierungen und Allergien berichtet. Es wäre daher empfehlenswert, die Konzentration auf 20% des Wassergehalts zu senken.

Wenn der verordnende Arzt das Propylenglykol eventuell zur Abmilderung des austrocknenden Effekts des Ethanols verordnet hat, so muss dem entgegen gehalten werden, dass dieser Alkohol – chemisch betrachtet – keine rückfettenden Eigenschaften besitzt. Octyldodecanol würde hier wesentlich bessere Dienste leisten können, und zwar in einem Einsatzbereich von 10%–18% (vgl. **„Fettender Salicylsäure-Hautspiritus 1 % bis 5 %, NRF 11.45.“**).

**Rezepturbeispiel 2 (optimiert)**

| | |
|---|---|
| 17-α-Estradiol | 0,005 g |
| Acidum salicylicum | 2,5 g |
| Octyldodecanol | q. sat. |
| Spir. dil. 70% | ad 100,0 g |

**Rezepturbeispiel 3 (Haartinktur)**

| | |
|---|---|
| 17-α-Estradiol | 0,015 g |
| Minoxidil | 2,0 g |
| Ethanol | 95,5 g |
| Isopropylmyristat | ad 100,0 g |

Zu dem lipophilen Estradiol wurde in dieser Rezeptur ein weiterer, schwer löslicher Wirkstoff, das Minoxidil, verordnet. Für diesen Stoff muss ein besonderes Lösungsmittel-Gemisch ausgewählt werden. Bewährt hat sich ein bestimmtes Mischungsverhältnis von Propylenglykol und Ethanol 96%. Die Rezeptur sollte daher in folgender Weise optimiert werden.

**Rezepturbeispiel 3 (optimiert)**

| | |
|---|---|
| 17-α-Estradiol | 0,015 g |
| Minoxidil | 2,0 g |
| Propylenglykol | |
| Aqua dest. | āā 15,0 g |
| Isopropylmyristat | |
| oder Octyldodecanol | q. sat. |
| Spiritus 96% | ad 100,0 g |

Die Lösung wird in einer bestimmten Reihenfolge hergestellt. Das Estradiol und das Minoxidil werden zunächst in dem Gemisch aus Propylenglykol und Spiritus 96% eventuell unter Zufuhr von Wärme gelöst. Dann wird das Wasser hinzugefügt. Zur Rückfettung kann das Isopropylmyristat (IPM) eingesetzt werden. Sollte vor Erreichen des Endgewichts eine Trübung auftreten, wird die Zugabe unterbrochen und mit Spiritus 96% ad 100,0 aufgefüllt. Statt des IPM kann hier auch das Octyldodecanol eingeführt werden.

**Rezepturbeispiel 4**

| | |
|---|---|
| 17-α-Estradiol | 0,015 g |
| Minoxidil | 2,0 g |
| Isopropylmyristat | ad 100,0 g |

Auch diese Rezeptur scheint aus der gleichen Quelle zu stammen wie die vorhergehende. Allerdings wurde hier wohl der Ethanol vergessen. Überdies lassen sich die beiden Wirkstoffe kaum in Isopropylmyristat lösen. Eine optimierte Formulierung müsste wie bei dem vorangegangenen Beispiel aussehen.

## 11.9 17-β-Estradiol

**Rezepturbeispiel 1**

| | |
|---|---|
| Progynova® | 0,00025 g |
| Sesamöl | 10,0 g |

In den Progynova®-Tropfen (inzwischen nicht mehr im Handel) ist Estradiolvalerat in einer Mischung von Ethanol und Propylenglykol gelöst. Diese hydrophilen Lösungsmittel vertragen sich nicht mit dem fetten Öl. Die äußerst niedrige Konzentrationsmenge lässt sich kaum abwiegen und macht auch keinen Sinn. Diese Rezeptur ist ein prägnantes Beispiel dafür, wie eine zunächst richtige Formulierung durch die Weitergabe völlig sinnentleert wird. Die Originalrezeptur hat die folgende Zusammensetzung:

**Originalrezeptur Augentropfen**

| | |
|---|---|
| 17-β-Estradiol | 0,00025 g |
| Oleum Sesami | ad 10,0 g |

Diese Augentropfen-Rezeptur stammt ursprünglich aus der Uni-Frauenklinik (Dir. Prof. Huber) in Wien in Österreich und wurde dort Frauen in der Menopause zur Behandlung des „trockenen Auges“ empfohlen. Sie wurde dann in einer englischen Fachzeitschrift für Gynäkologen publiziert, wobei leider die Angabe von Gramm und Milligramm vertauscht wurde. Seitdem taucht diese Rezeptur auch in den Apotheken der BRD auf. Immer wieder stellen die damit befassten Kollegen und Kolleginnen die Frage, wie man diese öligen Augentropfen herstellen soll. Hierzu erschien von Dr. H. Reimann, Leiter des NRF-Labors in Eschborn, ein Artikel in der Pharm. Ztg. Nr. 2 vom 14.1.1999, in dem ausführlich auf die Gesamtproblematik dieser Augentropfen eingegangen wird. Die dort beschriebene Herstellungsweise ist jedoch recht zeitaufwendig und umständlich. Ein anderes Vorgehen führt u. E. jedoch zu dem gleichen qualitativen Ergebnis. Dazu sterilisiert man zunächst das Sesamöl während zwei Stunden bei 160 °C im Trockenschrank und eventuell das Steroid während drei Stunden bei 150 °C. Dann lässt man das Sesamöl abkühlen und löst darin bei etwa 60 °C das 17-β-Estradiol. Die fertige Lösung wird in eine vorsterilisierte Augentropfflasche aus Polyethylen gefüllt.

## 11.10 Harnstoff

Auf Grund vielfältiger Wirkungen wird Harnstoff heutzutage in Rezepturen eingesetzt. Insbesondere die Hydratation und die Penetrationsförderung für Glucocorticoide werden dabei ausgenutzt. In Rezepturen mit Harnstoff tauchen immer wieder die gleichen Probleme auf: die chemische Stabilität und die galenische Verarbeitung.

Harnstoff gehört zu den nicht verschreibungspflichtigen Wirkstoffen in Rezepturen. Es wurde neben Salicylsäure in den Ausnahmekatalog der erstattungsfähigen Wirkstoffe (mindestens 5% bei gesicherter Diagnose Ichthyosis) aufgenommen.

Aus dem Kreis der Dermatologen wird regelmäßig die Kritik laut, dass Apotheken häufig Harnstoff-Rezepturen in „Sandpapier-Qualität" an die Patienten abgeben. Daraus lässt sich nur schließen, dass das mit der Herstellung befasste pharmazeutische Personal der Teilchengröße von Harnstoff nicht genügend Aufmerksamkeit geschenkt hat. Deshalb sei an dieser Stelle noch einmal auf die unterschiedliche Herstellungsweise von Harnstoff-Rezepturen in Abhängigkeit von dem jeweiligen Vehikeltyp eingegangen.

### 11.10.1 Allgemeine Rezepturrichtlinien für Harnstoff

#### Wasserfreie Vehikel-Systeme

**Kohlenwasserstoff- oder lipophile Gele (Oleo-Gele), Wasser aufnehmende Salben vom W/O- oder O/W-Typ bzw. W/O-Absorptions- oder O/W-Absorptionssalben:** Der kristalline Harnstoff wird in kleinen Portionen in einem rauen Porzellanmörser sorgfältig pulverisiert. Dann siebt man das Pulver durch Sieb 180 und reibt den gesiebten Anteil mit wenig flüssigem Paraffin an. Dann ergänzt man mit der Grundlage in adäquaten Schritten bis zum Endgewicht. Die fertige Zubereitung wird anschließend 1–2-mal über die Salbenmühle geschickt, wobei die vorderen Walzen bei dem letzten Durchgang auf engsten Spalt eingestellt sein müssen. Wenn mit Hilfe einer Pulvermühle mit Schlagmessereinsatz oder mit einer Kugelmühle pulverisiert worden ist, so muss in gleicher Weise gesiebt werden, um eine einheitliche vorläufige Teilchengröße zu erhalten. Der Einsatz eines Unguator®- oder eines Topitec®-Rührgerätes wäre nicht angebracht, da diese Geräte lediglich mischen, aber nicht Teilchen zerkleinern können.

#### Wasserhaltige Vehikel-Systeme

**Lipophile Creme bzw. W/O-Creme oder W/O-Lotion:** Bekanntlich liegt in lipophilen Cremes bzw. W/O-Cremes das Wasser dispers in der inneren Phase vor. Theoretisch ließe sich der Harnstoff darin lösen, praktisch jedoch stellt dieses Vorhaben ein schwieriges Unterfangen dar. Wenn man den Harnstoff in kristalliner Form in eine solche W/O-Creme oder in eine W/O-Lotion einbrächte, würde es bei der Herstellung in der Reibschale mit Pistill viel zu lange dauern, bis er sich quantitativ in den kleinen Wasserkügelchen der inneren Phase gelöst hätte.

Vorteilhafter und eleganter ist es, den Harnstoff zunächst in der gleichen oder der doppelten Menge Wasser zu lösen und diese Lösung in kleinen Portionen auf kaltem Wege in die W/O-Creme bzw. -Lotion einzuarbeiten. Dies geht nicht nur schneller, sondern bietet auch für die homogene Verteilung optimalere Voraussetzungen. Mit schnelldrehenden Rührmaschinen, die allerdings keine Reibungswärme erzeugen dürfen, wie z.B.

Kenwood® Chef oder Kitchen Aid® (beide mit Planetenrührwerk), kann der Harnstoff in kristalliner Form auch ohne vorherige Lösung in der inneren Phase der lipophilen Creme bzw. W/O-Creme bzw. -Lotion gelöst werden.

**Hydrophile Creme bzw. O/W-Creme oder O/W-Lotion:** Soll der Harnstoff in eine hydrophile Creme bzw. O/W-Creme oder eine O/W-Lotion eingearbeitet werden, so legt man die Grundlage zunächst in der Reibschale vor. Dann streut man den kristallinen Harnstoff auf die Oberfläche der Creme bzw. Lotion und rührt so lange, bis es nicht mehr knirscht. Der gut wasserlösliche Harnstoff löst sich dabei recht schnell in der äußeren hydrophilen Phase.

Die fertige Zubereitung sollte in einem dicht schließenden Packmittel, das eine Verdunstung des Wassers gänzlich verhindert, abgefüllt werden. Eine optimale Wahl stellt eine Aponorm-Aluminiumtube dar. Würde das Wasser während der Lagerung oder der Anwendungsfrist langsam verdunsten, käme es zu einer Übersättigung der Lösung, aus welcher der Harnstoff auskristallisieren würde. Allen wasserhaltigen Harnstoff-Zubereitungen sollte zwecks chemischer Stabilisierung ein Lactatpuffer, bestehend aus 1 % Milchsäure und 4 % Natriumlactat-Lösung 50 %, bezogen auf die gesamte Zubereitung, hinzugefügt werden.

## 11.10.2 Spezielle Rezepturen

**Rezepturbeispiel 1**

| | |
|---|---|
| Liquor carb. det. | 5,0 g |
| Urea pura | 5,0 g |
| Dermatop® Fettsalbe | 28,0 g |
| Dermatop® Basisfettsalbe | ad 90,0 g |

Dermatop® Fettsalbe und Dermatop® Basisfettsalbe stellen vom Vehikeltyp her beide eine Wasser aufnehmende Salbe vom W/O-Typ bzw. eine W/O-Absorptionssalbe dar. Der Harnstoff muss daher in pulverisierter Form in der Grundlage suspendiert werden. Die richtige Vorgehensweise wurde bereits in ▸ Kapitel 11.10 beschrieben.

**Rezepturbeispiel 2**

| | |
|---|---|
| Urea pura | 5,0 g |
| Acidum lacticum | 0,5 g |
| Silikonöl MG 350 | 10,0 g |
| Protegin® | 30,0 g |
| Aqua purificata | ad 100,0 g |

Protegin® stellt ein Gemisch aus Paraffinöl, Vaseline, Ozokerit, Glycerinmonooleat und Wollwachsalkoholen dar, mit dem sich lipophile Cremes bzw. W/O-Cremes herstellen lassen. Der Harnstoff sollte deshalb in einem Teil der angegebenen Wassermenge gelöst und dann in die fertige W/O-Creme auf kaltem Wege eingearbeitet werden (▸ Kap. 11.10.1). Der alleinige Zusatz von Milchsäure garantiert allerdings keine Stabilisierung des Harnstoffs, sondern fördert auf Grund der sauren Reaktion seine vorzeitige Zersetzung. Deshalb muss noch 4 % Natriumlactat-Lösung 50 % hinzugegeben und die Milchsäuremenge auf 1 % erhöht werden.

Protegin® ist kein Arzneimittel und wird in Körperpflegecremes als Emulgatorgemisch eingesetzt. Gemäß neuer ApBetrO darf Protegin® nicht ohne weiteres in Rezepturen eingesetzt werden. Als offizinelle, in etwa vergleichbare Alternative kommt die „Wollwachsalkoholsalbe SR DAC" in Frage. Ein valides, d. h. auf Arzneibuch-Monographien sich stützendes, chargenspezifisches Analysenzertifikat und eine in der Apotheke durchgeführte Identitätsreaktion sind hierfür Voraussetzung.

**Rezepturbeispiel 2 (optimiert)**

| | |
|---|---|
| Urea pura | 5,0 g |
| Acidum lacticum | 1,0 g |
| Natrium lacticum 50 % | 4,0 g |
| Dimeticon 350 | 10,0 g |
| Protegin® | 30,0 g |
| bew. Wollwachsalkohol-Salbe SR DAC | 50,0 g |
| Aqua purificata | ad 100,0 g |

Aufbrauchfrist: 4 Wochen (Tube, Spenderdose [da nicht konserviert])

**Rezepturbeispiel 3**

| | |
|---|---|
| Urea pura | 40,0 g |
| Lanolin | 20,0 g |
| Paraffinum subliquidum | 35,0 g |
| Paraffinum solidum | 5,0 g |

Die Rezeptur mit ihrer hohen Konzentration an Harnstoff dient offensichtlich zur chemischen Nagelablösung. Da eine vorherige Lösung des Harnstoffs in Wasser nicht möglich und nicht sinnvoll ist, muss der Wirkstoff in pulverisierter Form in das Grundlagengemisch eingearbeitet werden (genaue Vorgehensweise s. ▸Kap. 11.10.1). Das wenig Wasser enthaltende Lanolin sollte gegen das wasserfreie Wollwachs ausgetauscht werden. Zwecks einfacherer Verarbeitung sollte außerdem das hoch schmelzende Paraffinum solidum durch das niedrig schmelzende Paraffinum durum ersetzt werden.

**Rezepturbeispiel 3 (optimiert)**

| | |
|---|---|
| Urea pura pulv. subtilis | 40,0 g |
| Adeps lanae anhydricus | 20,0 g |
| Paraffinum subliquidum | 35,0 g |
| Paraffinum durum | 5,0 g |

**Rezepturbeispiel 4**

| | |
|---|---|
| Urea pura | 10,0 g |
| Unguentum molle | ad 100,0 g |

Die **Weiche Salbe DAC**, früher Unguentum molle DAB 6, besteht zu gleichen Teilen aus gelber Vaseline und Lanolin. Letzteres stellt vom Vehikeltyp her eine lipophile Creme oder W/O-Creme dar, die noch weitere Mengen Wasser aufnehmen kann. Daher liegt es nahe, den Harnstoff in Wasser zu lösen und auf kaltem Wege in die Unguentum molle einzuarbeiten, selbstverständlich unter Zusatz des Lactatpuffers (▸Kap. 11.10.1).

**Rezepturbeispiel 4 (optimiert)**

| | |
|---|---|
| Urea pura | 10,0 g |
| Acidum lacticum | 1,0 g |
| Natrium lacticum 50 % | 4,0 g |
| Aqua purificata | 15,0 g |
| Unguentum molle | ad 100,0 g |

Aufbrauchfrist: 4 Wochen (Tube, Spenderdose [da nicht konserviert])

**Rezepturbeispiel 5**

| | |
|---|---|
| Acidum salicylicum | 2,0 g |
| Urea pura | 2,0 g |
| Erythromycin | 0,4 g |
| Eucerinum® cum aqua | ad 40,0 g |

In dieser Rezeptur erzeugt die Salicylsäure in der inneren, hydrophilen Phase einen sauren pH, bei dem sowohl das Erythromycin innerhalb von 3–4 Stunden, als auch der Harnstoff zerstört werden. Das Stabilitätsoptimum von Urea liegt bei pH 6,2. Zur Optimierung muss die Salicylsäure aus dieser Rezeptur eliminiert und das Erythromycin in einer Extra-Zubereitung angeboten werden. Der Harnstoff kann in der Originalrezeptur verbleiben, muss in Wasser gelöst, mit dem stabilisierenden Lactatpuffer (1 % Milchsäure und 4 % Natriumlactat-Lösung (50 %)) versehen und dann auf kaltem Wege in die Eucerinum® cum aqua eingearbeitet werden (genaue Vorgehensweise ▸ Kap. 11.10.1).

**Rezepturbeispiel 5 (optimiert)**

| | | |
|---|---|---|
| **I.** | Urea pura | 2,0 g |
| | Acidum lacticum | 0,4 g |
| | Natrium lacticum 50 % | 1,6 g |
| | Aqua purificata | 2,0 g |
| | Eucerinum® cum aqua | ad 40,0 g |

Aufbrauchfrist: 4 Wochen (Tube, Spenderdose [da nicht konserviert])

| | | |
|---|---|---|
| **II.** | Erythromycin | 0,4 g |
| | Citronensäure-Lösung 0,25 % | q. sat. pH 8,5 (sofern der pH höher als 8,5 liegt) |
| | Eucerinum® cum aqua | ad 40,0 g |

Aufbrauchfrist: 4 Wochen (Tube, Spenderdose [da nicht konserviert])

**Rezepturbeispiel 6**

| | |
|---|---|
| Clotrimazol | 3,6 g |
| Clobetasol-17-propionat | 0,09 g |
| Urea pura | 5,4 g |
| Excipial® U Lipolotio | ad 180,0 g |



Excipial® U Lipolotio ist vom Vehikeltyp her eine lipophile Lotion bzw. W/O-Lotion. Wie schon weiter oben beschrieben, sollte in solchen Fällen der Harnstoff zunächst in Wasser gelöst werden. Der Zusatz eines Lactat-Pufers ist hier nicht notwendig, da Excipial® U Lipolotio bereits 4 % Harnstoff und einen entsprechenden Puffer enthält. Wenn wie hier weitere Wirkstoffe in der Rezeptur vorkommen, so muss deren Kompatibilität und Stabilität mit dem pH dieses Puffers überprüft werden.

Clotrimazol besitzt sein Stabilitätsoptimum bei pH 7–8, Clobetasol-17-propionat bei pH 4–6. Wirkstoffe mit so weit auseinander liegenden Optima sollten grundsätzlich nicht in einer Rezeptur kombiniert werden. In diesem Fall empfiehlt es sich, den Glucocorticoid-Ester aus der Rezeptur herauszunehmen und in einer gesonderten Zubereitung anzubieten. Das Clotrimazol sollte ebenfalls in einer anderen Lotio verarbeitet werden, da pH 5 in der Excipial® U Lipolotio die kritische Grenze für die Hydrolyse des Antimykotikums darstellt. Des Weiteren kann überlegt werden, ob man das säurelabile Clotrimazol gegen das säurestabile Miconazolnitrat oder Bifonazol austauscht (Normkonzentration 1–2%).

Excipial® U Lipolotio ist ein Körperpflegemittel, das in Rezepturen nur dann eingesetzt werden darf, wenn ein valides, chargenspezifisches Analysenzertifikat vorliegt und von der Apotheke eine Identitätsreaktion durchgeführt wurde. Der Hersteller, die Fa. Spirig, hat derartige Analysenzertifikate ins Internet gestellt. Vorschläge für Identitätsreaktionen will die Firma in Kürze nachliefern.

**Rezepturbeispiel 6 (optimiert)**

| | |
|---|---|
| Miconazolnitrat | 3,6 g |
| Clobetasolpropionat | 0,09 g |
| Urea pura | 5,4 g |
| Aqua purificata | 10,8 g |
| Excipial® U Lipolotio | ad 180,0 g |

**Rezepturbeispiel 7**

| | |
|---|---|
| NaCl | 5,0 g |
| Glycerin | 10,0 g |
| Urea pura | 10,0 g |
| Aqua dest. | 10,0 g |
| Eucerinum® anhydricum | ad 100,0 g |

In der Rezeptur wurde die Menge Wasser, in der die beiden Feststoffe gelöst werden sollen, zu niedrig gewählt. Außerdem ist der Harnstoff nicht vor Zersetzung geschützt worden. Die Formulierung müsste in folgender Weise optimiert werden.

**Rezepturbeispiel 7 (optimiert)**

| | |
|---|---|
| NaCl | 5,0 g |
| Glycerin | 10,0 g |
| Urea pura | 10,0 g |
| Acidum lacticum | 1,0 g |
| Natrium lacticum 50% | 4,0 g |
| Kal. sorbic. | 0,14 g |
| Aqua purificata | 30,0 g |
| Eucerinum® anhydricum | ad 100,0 g |

Aufbrauchfrist: 6 Monate (Tube, Spenderdose)

Die Herstellung muss in folgender Reihenfolge ablaufen: Kochsalz, Harnstoff und Kaliumsorbat werden in dem Wasser gelöst, anschließend Natriumlactatlösung hinzugefügt und zum Schluss erst unter ständigem Rühren die Milchsäure hinzugegeben. Nach der Zugabe des Glycerins wird die Mischung auf kaltem Wege in kleinen Portionen in Eucerinum® anhydricum einemulgiert.

**Rezepturbeispiel 8**
**Nagelsalbe**

| | |
|---|---|
| Tylose H 300 | 2,0 g |
| Urea pura | 20,0 g |
| Clotrigalen® Creme | ad 50,0 g |

Das Besondere an dieser Rezeptur ist der Umstand, dass eine große Menge Harnstoff in eine hydrophile Creme bzw. O/W-Creme eingearbeitet werden muss. Es stellt sich die Frage, ob die hydrophile Phase in der Lage ist, eine so große Menge Feststoff überhaupt zu lösen. Theoretisch sollte dies hier möglich sein. Lediglich der Lösungsvorgang wird einige Zeit dauern. Angesichts der großen Menge Harnstoff und der relativ langsamen Zersetzungsgeschwindigkeit erscheint eine Stabilisierung mit dem Lactatpuffer nicht unbedingt erforderlich. Man legt die Clotrigalen® Creme vor, streut den Harnstoff auf die Oberfläche und rührt so lange, bis es in der Reibschale nicht mehr knirscht. Hat der Harnstoff sich schließlich gelöst, wird die Hydroxyethylcellulose (Natrosol 250 G pharm) in die Creme eingearbeitet. Man lässt den Ansatz etwa eine Stunde stehen und rührt in dieser Zeit die Creme ab und zu durch. Sind danach die durch die Quellung zwangsläufig entstandenen Knötchen noch nicht verschwunden, kann die Zubereitung zum Ausquellen am besten über Nacht in den Kühlschrank gestellt werden. Wenn man jedoch in Zeitnot ist, sollte die Zubereitung 1–2-mal über den Dreiwalzenstuhl gegeben werden.

## 11.11 Hydrochinon

Hydrochinon wird zur Depigmentation fleckförmiger Pigmentierungen in der Haut von Vitiligopatienten angewendet. Hydrochinon ist eine oxidationsempfindliche Substanz. Sie muss daher zusammen mit einem Antioxidans verarbeitet werden. Das Stabilitätsoptimum von Hydrochinon liegt im sauren Bereich. Immer wieder trifft man Rezepturen an, in denen Hydrochinon mit Vitamin-A-Säure und einem Glucocorticoid zusammen verordnet wird (Rezeptur nach Kligman). Unter Stabilitätsaspekten muss eine solche Kombination als wenig sinnhaft angesehen werden. Es ist auf jeden Fall besser, oxidationsempfindliche Wirkstoffe in „Mono"-Rezepturen zu verordnen und herzustellen. Nur dann kann die Stabilität der jeweiligen Wirksubstanz durch den Einsatz eines speziellen Antioxidans optimal gewährleistet werden. Eine von mir für einen Dermatologen entwickelte Formulierung soll dafür beispielhaft stehen:

**Rezepturbeispiel 1 (Hydrochinon-Creme 2%)**

| | |
|---|---|
| Hydrochinon | 0,5 g |
| Acidum citricum | 0,05 g |
| Acidum ascorbicum | 0,125 g |
| Solve in Aqua dest. (30 °C) | 8,25 g |
| Emulgade® 1000 Ni | 2,4 g |
| Octyldodecanol | 1,6 g |
| Propylenglykol | 3,75 g |
| Aqua dest. | ad 25,0 g |

Die einzelnen Herstellungsschritte laufen in folgender Reihenfolge ab. Zunächst wird das Hydrochinon im Wasser unter leichtem Erwärmen gelöst. Citronensäure und Ascorbinsäure werden auf einem Kartenblatt abgewogen. Emulgade® 1000 Ni und das Octyldodecanol werden auf dem Wasserbad geschmolzen, das Propylenglykol und das restliche, zuvor abgekochte Wasser auf 80 °C erhitzt, mit der lipophilen Phase vereint und anschließend kalt gerührt. Bei größeren Ansätzen empfiehlt sich hierzu der Einsatz eines schnelllaufenden Rührwerks wie ESGE-Zauberstab® oder ESGE-Biohomogenizer® mit vorgeschaltetem Leistungsregler oder ein Ultra-Turrax-Rührgerät. Geräte wie Unguator® oder Topitec® eignen sich hierzu weniger gut.

Die beiden Säuren werden der erkalteten hydrophilen Creme bzw. O/W-Creme hinzugefügt. Sie erzeugen den notwendigen stark sauren pH, in dem das Hydrochinon seine Ketonstruktur behält. Die Ascorbinsäure fungiert zusätzlich als Antioxidans. Zum Schluss wird die wässrige Hydrochinon-Lösung in 2–3 Portionen eingearbeitet. Die fertige Zubereitung füllt man in eine Aluminiumtube. Die Hydrochinoncreme sollte im Kühlschrank aufbewahrt werden. Die Aufbrauchfrist beträgt sechs Monate.

Die Auswahl der Bestandteile für die hydrophile Creme bzw. O/W-Creme-Grundlage beruht auf den im Folgenden beschriebenen Überlegungen. Zur Gewährleistung der chemischen Stabilität von Hydrochinon muss im sauren Milieu gearbeitet werden. In diesem Medium können auch Hydrolyse-Vorgänge ablaufen, so dass darauf zu achten ist, dass möglichst keine Hilfsstoffe mit Ester-Struktur in die Rezeptur-Formulierung eingeführt werden. Deshalb muss hier ein O/W-Emulgator ausgewählt werden, der nicht aus der Gruppe der Macrogol-Ester stammt, sondern Etherstruktur besitzt. Emulgade® 1000 Ni ist ein Komplex- bzw. Mischemulgator, der eine kolloiddisperse Mischung von 80 % Cetylstearylalkohol und 20 % Macrogol-1000-monocetylether (Cetomacrogol 1000®) darstellt.

Die eingesetzte lipophile Komponente, das Octyldodecanol, ist rein chemisch betrachtet kein Fett, sondern ein Alkohol, der fettende Eigenschaften besitzt. Als Konservierungsmittel dürfen ebenfalls keine Substanzen mit Esterstruktur, sondern nur solche ausgewählt werden, die auch bei diesen stark sauren pH-Werten volle Wirksamkeit zeigen. Als pH-unabhängiges Konservans wurde hier Propylenglykol ausgewählt.

## 11.12 8-Methoxypsoralen

8-Methoxypsoralen (8-MOP, 8-Methoxsalen) gilt in der Dermatologie als anerkannte Wirksubstanz zur Behandlung der Psoriasis vulgaris in Form der so genannten PUVA-Therapie. Durch Untersuchungen von Stege et al. [16] an der Universitätshautklinik Düsseldorf hat die externe, lokale Therapie mittels Salben Eingang in die dermatologischen Praxen gefunden. Die Zusammensetzung der sich im Laufe der experimentellen Studien am wirksamsten erwiesenen Salbe lautet folgendermaßen:

**Rezepturbeispiel 1**

| | | |
|---|---|---|
| 8-Methoxsalen | 0,0006 | g |
| Aqua dest. | 30,0 | g |
| Unguentum Cordes® | ad 100,0 | g |

Die gewählte Grundlage stellt vom Vehikeltyp her eine lipophile Creme bzw. W/O-Creme dar. Die fertige Zubereitung sollte im Kühlschrank aufbewahrt werden und besitzt eine Aufbrauchfrist von sechs Monaten. Kommt diese Rezeptur in Apotheken häufiger vor, so kann die Grundlage auch auf Vorrat hergestellt werden. Dazu wäre es aus mikrobiellen Stabilitätsgründen auf jeden Fall sinnvoll, zu konservieren. Dabei sollten nur solche

Konservierungsstoffe ausgewählt werden, die sich durch die UV-Bestrahlung nicht chemisch verändern können. In Frage kommt z. B. Propylenglykol in einer Konzentration von 20% bezogen auf die Wassermenge.

**Rezepturbeispiel 1 (optimiert)**

| | | |
|---|---|---|
| 8-Methoxsalen | 0,0006 | g |
| Propylenglykol | 6,0 | g |
| Aqua purificata | 24,0 | g |
| Unguentum Cordes® | ad 100,0 | g |

In das NRF wurde eine ähnliche Vorschrift auf der Basis einer hydrophilen Creme bzw. O/W-Creme aufgenommen: **Hydrophile Methoxsalen-Creme 0,0006% (NRF 11.96.)**. Auf Grund der photosensibilisierenden, potentiell kanzerogenen und toxischen Eigenschaften von 8-MOP müssen bei seiner Verarbeitung verschiedene Vorsichtsmaßnahmen getroffen werden (s. a. Erläuterungen zu den NRF-Vorschriften 11.83., 11.96.).

Wenn eben möglich, empfiehlt es sich, auf Methoxsalen-Lösungen oder halbfeste Rezeptur-Konzentrate zurückzugreifen, wie z. B. Meladinine®-Konzentrat-Lösung 0,3%, Methoxsalen 0,006% Cordes® RK. Da die Konzentration in der Meladinine®-Lösung auf m/V beruht, darf die entsprechende Lösungsmenge nicht abgewogen, sondern muss mit einer Stechpipette abgemessen werden.

## 11.13 Metronidazol

Metronidazol dient in erster Linie zur Behandlung der Rosacea. Metronidazol wird in Rezeptur-Verordnungen sehr oft mit Erythromycin kombiniert, wie das folgende Beispiel stellvertretend für viele andere zeigt:

**Rezepturbeispiel 1**

| | | |
|---|---|---|
| Metronidazol | 1,0 | g |
| Erythromycin | 1,0 | g |
| Asche Basis®-Creme | ad 50,0 | g |

Metronidazol stellt chemisch betrachtet ein Nitroimidazol-Derivat dar. Es hydrolysiert im neutralen und basischen Milieu zu primären und sekundären Aminen. Des Weiteren können bei diesem Vorgang eine phenolische Verbindung und Nitritionen entstehen. Erythromycin erzeugt abhängig von der Konzentration in wasserhaltigen Vehikelsystemen wie in der O/W-Creme Asche Basis®-Creme neutrale bis leicht basische pH-Werte, welche die Hydrolyse des Metronidazol fördern. Wenn in dieser Situation außerdem mit sekundären Aminen verunreinigte Hilfsstoffe, z. B. in Form gewisser Kosmetika, hinzutreten, besteht die Gefahr der Bildung kanzerogener Nitrosamine.

Daher ist es wichtig, das Stabilitätsoptimum von Metronidazol bei pH 5 einzuhalten. Eine weitere Maßnahme zur physikalischen Stabilisierung (Teilchenwachstum des suspendierten Arzneistoffanteils) von 1%igen Creme-Zubereitungen stellt die Herstellung ohne Wärmeentwicklung, am besten von Hand, dar. Die konsequente Optimierung für Rezepturbeispiel 1 besteht darin, dass das Erythromycin unbedingt aus der Formulierung herausgenommen und in einer Extra-Zubereitung wie der **Hydrophilen Erythromycin-**

**Creme 0,5/1/2** oder **4% (NRF 11.77.)** angeboten werden muss. Eine alternierende Auftrageweise der beiden Zubereitungen versteht sich von selbst.

Asche Basis® Creme ist kein Arzneimittel und darf deshalb nicht ohne weiteres in Rezepturen verwendet werden. Voraussetzungen hierfür sind

a) ein valides, chargenspezifisches Analysenzertifikat und
b) eine in der Apotheke durchgeführte Identitätsreaktion.

Können diese Bedingungen nicht erfüllt werden, muss gegen eine offizinelle Grundlage ausgetauscht werden.

**Rezepturbeispiel 1 (optimiert)**

| | |
|---|---|
| **I.** Hydrophile Erythromycin-Creme 2% (NRF 11.77.) | 50,0 g |
| Aufbrauchfrist: 2 Monate (Tube, Spenderdose) | |
| | |
| **II.** Metronidazol | 1,0 g |
| Asche Basis®-Creme | ad 50,0 g |
| Aufbrauchfrist: 6 Monate | |

Obwohl die Stabilitätsoptima von Erythromycin und Metronidazol weit auseinander liegen, hat das NRF kürzlich eine standardisierte Vorschrift mit beiden Wirkstoffen zusammen eingeführt: **Hydrophile Erythromycin-Creme 2% mit Metronidazol 1% (NRF 11.138.)**. Wegen der kritischen Stabilität wurde eine kurze Aufbrauchfrist von vier Wochen bei einer Aufbewahrung bei 8 °C festgelegt.

## 11.14 Minoxidil

Minoxidil wurde ursprünglich ausschließlich als Antihypertonikum (Lonolox®) eingesetzt. Als Nebenwirkung stellte man rasch nach der Markteinführung an bestimmten Körperarealen eine stärkere Behaarung fest. Diese Beobachtung versuchte man sich in der Zeit danach für die Behandlung der Alopecia areata zunutze zu machen. In einigen europäischen Ländern sind bereits seit vielen Jahren alkoholische Lösungen von Minoxidil unter dem Namen Regaine® im Handel. Im September 2000 ist es auch in Deutschland auf den Markt gekommen und wurde 2005 aus der Rezeptpflicht entlassen. Es gibt eine 2%ige Lösung für Frauen und eine 5% ige Lösung für Männer.

Zuvor haben Ärzte, insbesondere Hautärzte, Minoxidil in Form von Individualrezepturen verordnet. Dabei stellt die Löslichkeit des Wirkstoffs oft ein Problem dar. Dies belegen auch die folgenden Beispiele:

**Rezepturbeispiel 1**

| | |
|---|---|
| Minoxidil | 5,0 g |
| Propylenglykol | 11,5 g |
| Ethanol 70% | ad 100,0 g |

**Rezepturbeispiel 2**

| | |
|---|---|
| Norethisteronacetat | 0,1 g |
| Minoxidil | 2,0 g |
| Ethanol: Isopropylmyristat | ad 100,0 g |

Die letzte Angabe muss als Unklarheit im Sinne der ApBetrO angesehen werden.

**Rezepturbeispiel 3**

| | |
|---|---|
| 17-α-Estradiol | 0,015 g |
| Minoxidil | 2,0 g |
| Ethanol (Isopropylmyristat 95,5) | ad 100,0 g |

Die letzten beiden Angaben müssen als Unklarheit im Sinne der ApBetrO angesehen werden.

Minoxidil ist lediglich in Ethanol 96% und Propylenglykol relativ gut löslich. Um das Optimum an Löslichkeit auszunutzen, müssen beide Lösungsmittel in einem bestimmten Mischungsverhältnis zueinander vorliegen. 2%ige Lösungen lassen sich darin bei Raumtemperatur, 5%ige erst durch forciertes Erwärmen herstellen. Durch den Zusatz weiterer Wirkstoffe wie Estrogen und das Antiandrogen Norethisteronacetat haben die Verordner versucht, den Effekt von Minoxidil zu steigern. Dies muss jedoch zwangsläufig auf Kosten der Löslichkeit gehen. Eine unter diesem Aspekt optimierte Formulierung sieht folgendermaßen aus:

**Rezepturbeispiel 1 (optimiert)**

| | |
|---|---|
| Minoxidil | 2,0 g oder 5,0 g |
| Propylenglykol | |
| Aqua purificata | āā 15,0 g |
| Ethanol 96% | ad 100,0 g |

Die Herstellung läuft in folgender Reihenfolge ab: Das Minoxidil wird zunächst in der Mischung von Propylenglykol und Ethanol 96% abhängig von der verordneten Konzentration entweder bei Raumtemperatur oder durch Erhitzen auf etwa 70 °C gelöst. Anschließend wird das Wasser bei Raumtemperatur unter Rühren hinzu gegeben. Weitere lipophile Wirkstoffe können mit dem Minoxidil zusammen in der angegebenen Lösungsmittel-Mischung gelöst werden. Die Furcht vor zu großer Austrocknung der Kopfhaut durch Ethanol hat die Verordner dazu bewogen, Isopropylmyristat als rückfettende Komponente in zwei der o. a. Rezepturen einzuführen. Dabei war ihnen offenbar nicht ganz klar, in welcher Form und Konzentration das möglich ist. Ethanol und eine Wasser/Ethanol-Mischung können naturgemäß nur sehr begrenzt lipophile Öle aufnehmen. Ein Zuviel führt unweigerlich zu Trübungen und Abscheidungen. Eine bessere Alternative zu Isopropylmyristat stellt Octyldodecanol dar, das chemisch gesehen kein Fett, sondern ein Alkohol mit fettenden Eigenschaften ist. Man kann ihn in Konzentrationen von 10–18% einsetzen (vgl. **Fettender Salicylsäure-Hautspiritus 1 % bis 5 %** [NRF 11.45.]). Das NRF hat eine Minoxidil-Zubereitung unter der folgenden Bezeichnung aufgenommen: **Minoxidil-Haarspiritus 2 oder 5% (NRF 11.121.)**.

## 11.15 Nystatin



Nystatin gehört als Antimykotikum zur Gruppe der Makrolide. Nystatin ist eine photoinstabile und oxidationsempfindliche Substanz. Auf Grund dieser Eigenschaften sollte der Wirkstoff vorzugsweise in wasserfreien Vehikelsystemen verarbeitet werden. Wässrige Suspensionen mit Nystatin besitzen selbst bei Lagerung im Kühlschrank nur eine Haltbarkeit von 1–2 Wochen. Das NRF führt eine **Hydrophile Nystatin-Creme (NRF 11.105.)** auf, die Nystatin in suspendierter Form enthält und im Kühlschrank 3 Monate haltbar ist.

Das Stabilitätsoptimum liegt bei leicht sauren pH-Werten, die Normkonzentration bei 100 000 I. E./g.

**Rezepturbeispiel 1**

| | |
|---|---|
| Erythromycin | 1,0 g |
| Nystatin | 11,0 g |
| Dexpanthenol | 5,0 g |
| Dermapharm® Basissalbe | ad 100,0 g |

Angesichts der Tatsache, dass die drei Wirkstoffe ganz unterschiedliche pH-Optima haben, erscheint die Rezeptur wenig sinnvoll. Nystatin sollte wegen seiner Oxidationsempfindlichkeit vorzugsweise in einer wasserfreien Grundlage wie Eucerinum® anhydricum verarbeitet werden. In eine Aluminiumtube abgefüllt, beträgt die Aufbrauchfrist sechs Monate. Das Dexpanthenol kann entweder in der Dermapharm® Basissalbe oder in der Nystatin/Eucerinum®-anhydricum-Formulierung eingearbeitet werden. Das Erythromycin sollte aus der Rezeptur herausgenommen und in einer Extra-Zubereitung angeboten werden. Auf Grund des durch einen Puffer verursachten sauren pH in der Dermapharm®-Basissalbe sollte eine andere lipophile Creme bzw. W/O-Creme, nämlich Eucerinum® cum aqua, eingesetzt werden.

Dermapharm-Basissalbe ist kein Arzneimittel und darf deshalb nicht ohne weiteres in Rezepturen verwendet werden. Voraussetzungen hierfür sind

a) ein valides, chargenspezifisches Analysenzertifikat und
b) eine in der Apotheke durchgeführte Identitätsreaktion.

Ansonsten muss die Dermapharm-Basissalbe gegen eine offizinelle Grundlage ausgetauscht werden.

**Rezepturbeispiel 1 (optimiert)**

| | | |
|---|---|---|
| **I.** Erythromycin | 1,0 g | |
| Citronensäure-Lsg. 0,25 % | q. sat. pH 8,5 | (sofern ein pH höher als 8,5 gemessen wird) |
| Eucerinum® cum aqua | ad 100,0 g | |
| | | |
| **II.** Nystatin | 10 Mio. I. E. | |
| Eucerinum® anhydricum | ad 100,0 g | |
| | | |
| **III.** Dexpanthenol | 5,0 g | |
| Dermapharm Basissalbe | ad 100,0 g | |
| | | |
| **IV.** Nystatin | 10 Mio. I. E. | |
| Dexpanthenol | 5,0 g | |
| Eucerinum® anhydricum | ad 100,0 g | |

## 11.16 Salicylsäure

Salicylsäure gehört zu den am meisten verwendeten Wirkstoffen in der Rezeptur. Sie wird wegen ihrer keratoplastischen, keratolytischen, antimikrobiellen und antimykotischen Effekte eingesetzt. Als nicht verschreibungspflichtige Wirksubstanz wurde sie in den Ausnahmekatalog der erstattungsfähigen Arzneimittel durch die gesetzlichen Krankenkassen aufgenommen. Salicylsäure ist demnach nur erstattungsfähig „in der Dermatotherapie als Teil der Behandlung der Psoriasis und hyperkeratotischer Ekzeme (mind. 2 % Salicylsäure)“. Salicylsäure-Rezepturen nehmen unter den Hotline-Anfragen eine Favoriten-Rolle ein. Dabei treten stets die gleichen Probleme auf:

- die Löslichkeit in alkoholischen oder wässrig/alkoholischen Lösungsmitteln,
- die Löslichkeit in fetten Ölen und in anderen flüssigen, lipophilen Stoffen,
- Inkompatibilitäten mit säureempfindlichen Wirk- und/oder Hilfsstoffen.

**Rezepturbeispiel 1**

| | |
|---|---|
| Salicylsäure | 1,0 g |
| Estradiolbenzoat | 0,015 g |
| Dexamethason | 0,3 g |
| Isopropanol 35 % | ad 100,0 g |

Das Problem dieser Rezeptur besteht darin, dass sich die Wirkstoffe nicht vollständig lösen. Salicylsäure ist in Isopropanol und Ethanol gut löslich, in Wasser unlöslich. Wenn man ein gutes und ein schlechtes Lösungsmittel mischt, verschlechtern sich automatisch die Löslichkeitseigenschaften. In Rezepturbeispiel 1 wurde sogar eine Verdünnung bis auf 35 % Isopropanol verordnet, in der zwei weitere lipophile Wirkstoffe gelöst werden müssen. Offensichtlich wollte der Verordner vermeiden, dass höhere Alkohol-Konzentrationen die Haut am Applikationsort austrocknen. Dieses Ziel kann man erreichen, indem man so genannte Rückfetter einsetzt. Hierfür eignen sich kleine Mengen an fetten Ölen wie Rizinusöl, künstliche Öle wie Isopropylmyristat, Miglyol® 812 oder auch Octyldodecanol (Eutanol® G). Letzterer ist chemisch gesehen ein Alkohol, der jedoch fettende Eigenschaften besitzt. Seine Einsatzkonzentration liegt je nach Isopropanol-Menge zwischen 10 % und 18 % (siehe auch NRF-Vorschrift 11.45.).

Bei Rezepturbeispiel 1 hat der Verordner nicht bedacht, dass die beiden Wirkstoffe Estradiolbenzoat und Dexamethason lipophile Substanzen sind, die sich zusammen mit Salicylsäure nur in entsprechend ausreichend lipophilen Lösungsmitteln lösen lassen. Estradiolbenzoat lässt sich beispielsweise nur unter starkem Erwärmen in Ethanol 70 % lösen. Die Rezeptur sollte in folgender Weise optimiert werden.

**Rezepturbeispiel 1 (optimiert)**

| | |
|---|---|
| Salicylsäure | 1,0 g |
| Estradiolbenzoat | 0,015 g |
| Dexamethason | 0,3 g |
| Octyldodecanol | 10,0 g |
| Isopropanol | 69,08 g |
| Aqua dest. | ad 100,0 g |

Man löst zunächst das Estradiolbenzoat unter mäßigem Erhitzen in dem Isopropanol, danach das Dexamethason und die Salicylsäure. Nach erfolgter Lösung fügt man das Wasser und zum Schluss das Octyldodecanol hinzu.

**Rezepturbeispiel 2**

| | |
|---|---|
| Salicylsäure | 6,0 g |
| Prednisolon | 0,1 g |
| Oleum Olivarum | ad 100,0 g |

Kopfölen mit Salicylsäure werden häufig weitere Wirkstoffe wie Prednisolon oder Triamcinolonacetonid oder Betamethason-17-valerat zugesetzt. So wenig wie Salicylsäure ist auch Prednisolon in Olivenöl löslich. Es kann demnach nur suspendiert werden, würde sich beim Stehenlassen absetzen und müsste dann vom Anwender kurz vor der Applikation gründlich aufgeschüttelt werden. Dies dürfte einem Laien kaum optimal gelingen. Schließlich muss eine sehr kleine Menge eines mikronisierten Wirkstoffs in einem relativ großen Anteil eines zähflüssigen, fetten Öls gleichmäßig verteilt werden. Eine ständige Dosierungsungenauigkeit wäre somit vorprogrammiert.

Günstiger wäre es, wenn beide Wirkstoffe in gelöster Form vorliegen würden. Für Salicylsäure kann dieses Problem durch den Austausch des Olivenöls gegen Rizinusöl oder/und Octyldodecanol behoben werden. Glucocorticoide sind jedoch in diesen fetten Ölen nicht löslich. Um beide Wirkstoffe in Lösung zu bringen und zu halten, empfiehlt sich die Einarbeitung in die im ▸Kapitel 9.7.12 bereits vorgestellte Vorschrift aus Österreich **Salicylsäure-Kopföl 10 % NFA**. Die derart modifizierte Rezeptur sieht so aus:

**Rezepturbeispiel 2 (optimiert)**

| | |
|---|---|
| Salicylsäure | 6,0 g |
| Prednisolon | 0,1 g |
| Ethanol 96 % | 10,0 g |
| Macrogol-8-stearat | 10,0 g |
| Isopropylmyristat | 35,0 g |
| Oleum Arachidis | 35,0 g |

Man löst die beiden Wirkstoffe im Ethanol und stellt die Lösung beiseite. Dann schmilzt man Macrogol-8-stearat mit den beiden Ölen auf dem Wasserbad. Man lässt diese Mischung ein wenig abkühlen und fügt dann die alkoholische Lösung hinzu. Tritt dabei eine Trübung auf, muss noch einmal kurz auf dem Wasserbad erwärmt werden. Nach dem Kaltrühren werden die Verdunstungsverluste mit Ethanol ausgeglichen. Man füllt die Lösung in eine Quetschflasche mit Spritzeinsatz.

Da die Zubereitung recht dünnflüssig ist, lässt sie sich auf dem Kopf gut auftragen und verteilen. Auf Grund der Gegenwart des O/W-Emulgators kann der Patient die ölige Lösung größtenteils mit warmem Wasser aus den Haaren waschen. Auf die Wechselwirkung der durch Salicylsäure erzeugten sauren pH-Werte mit anderen Wirk- und Hilfsstoffen wurde bereits in ▸Kapitel 9.7.12 hingewiesen. Die Gefährdung von deren Stabilität kann innerhalb wässrig-alkoholischer Lösungen oder wasserhaltiger Creme-Grundlagen gegeben sein, wofür die folgenden Verordnungen ein Beispiel geben.

**Rezepturbeispiel 3**

| | |
|---|---|
| Clotrimazol | 1,0 g |
| Acidum salicylicum | 2,0 g |
| Alcohol. isopropylicus 35 % | ad 100,0 g |

**Rezepturbeispiel 4**

| | |
|---|---|
| Acidum salicylicum | 2,0 g |
| Clotrimazol | 1,0 g |
| Unguentum emulsificans aquosum | ad 100,0 g |

In den Rezepturbeispielen 3 und 4 erzeugt die Salicylsäure in dem verdünnten Isopropanol bzw. in der hydrophilen Phase der hydrophilen Creme bzw. O/W-Creme einen pH von etwa 2–3. In diesem Milieu wird das Clotrimazol hydrolytisch gespalten und damit wirkungslos. Die Salicylsäure muss daher aus der Rezeptur eliminiert, wenn nötig in einer Extra-Zubereitung angeboten und dann vom Patienten alternierend mit der Clotrimazol-Formulierung appliziert werden.

**Rezepturbeispiel 3 (optimiert)**

| | |
|---|---|
| Clotrimazol | 1,0 g |
| Alcohol. isopropylicus 70 % | ad 100,0 g |

Zwecks besserer Löslichkeit von Clotrimazol muss ein höherprozentiger Isopropanol eingesetzt werden.

**Rezepturbeispiel 4 (optimiert)**

| | |
|---|---|
| Clotrimazol | 1,0 g |
| Unguentum emulsificans aquosum DAB (pH> 5) | ad 100,0 g |

**Rezepturbeispiel 5**

| | |
|---|---|
| Acidum salicylicum | 0,25 g |
| Chloramin | 0,5 g |
| Sulfur praecipitatum | 1,0 g |
| Unguentum emulsificans aquosum | ad 50,0 g |

Die Rezeptur von Beispiel 5 besticht durch den Geruch nach Chlorgas. Auch hier schafft die Salicylsäure erst das saure Milieu, in dem aus Chloramin-T Chlor und Hypochlorit freigesetzt werden kann. Dieses wirkt wiederum oxidierend auf den Schwefel, so dass der typische Geruch eines frisch gechlorten Schwimmbads nur kurz bestehen bleibt. Der Verordner hat diese Rezeptur ausdrücklich zur Applikation auf dem Kopf vorgesehen, was unter diesen Bedingungen als bedenklich angesehen werden muss. Das Chloramin-T sollte daher aus der Rezeptur eliminiert und gegen ein anderes Antiseptikum, wie z.B. Triclosan, ausgetauscht werden. Da dieser phenolische Wirkstoff sein Wirkoptimum im leicht Sauren (pH 5) besitzt, sollte die Salicylsäure wegen einer zu stark sauren Reaktion aus der Rezeptur eliminiert werden.

**Rezepturbeispiel 5 (optimiert)**

| | |
|---|---|
| Triclosan | 1,0 g |
| Sulfur praecipitatum | 1,0 g |
| Unguentum emulsificans aquosum DAB | ad 50,0 g |

**Rezepturbeispiel 6**

| | |
|---|---|
| Betamethasonvalerat | 0,1 g |
| Clotrimazol | 1,0 g |
| Sulfur praecipitatum | 1,0 g |
| Acidum salicylicum | 10,0 g |
| Unguentum emulsificans aquosum | ad 100,0 g |

Auch in dieser Rezeptur liefert die Salicylsäure einen pH von 2–3. In diesem Milieu wird das Betamethason-17-valerat zu einem C-21-Derivat isomerisiert, das nur 15 % der Wirkung der C-17-Verbindung besitzt. Außerdem wird, wie schon beschrieben, Clotrimazol zu unwirksamen Artefakten hydrolysiert. Unguentum emulsificans aquosum wird im Allgemeinen vorkonserviert den Apotheken geliefert. Gängige Konservierungsmittel sind derzeit Kaliumsorbat/Citronensäure- oder Sorbinsäure/Kaliumsorbat-Gemische. Sie besitzen nur bei bestimmten pH-Werten ihre Wirkoptima. Sorbinsäure/Kaliumsorbat besitzt ein Wirkoptimum bei pH 4–6. Bei dem herrschenden pH von 2–3 wirken beide Konservierungsmittel nicht mehr, wenn auch die Salicylsäure diesen Part hier übernehmen kann.

Auf Grund des extremen pH-Optimums von Betamethason-17-valerat bei pH 3,5 sollte dieser Wirkstoff nur in einer Mono-Rezeptur verarbeitet werden (Ausnahmen siehe ◘ Tab. 9.3 und ◘ Tab. 9.4). Das Stabilitätsoptimum von Clotrimazol liegt bei pH 7. Aus den genannten Gründen muss die Rezeptur modifiziert werden. Empfehlenswert ist die standardisierte Formulierung im NRF: **Hydrophile Betamethasonvalerat-Creme 0,025/ 0,05** oder **0,1 % (NRF 11.37.)**.

Die Salicylsäure muss ebenfalls aus der Rezeptur herausgenommen, wenn nötig in einer Extra-Zubereitung angeboten und vom Patienten alternierend aufgetragen werden. Das Clotrimazol kann in der Original-Rezeptur verbleiben, sofern Unguentum emulsificans aquosum keinen zu sauren pH, d. h. einen pH unter 5 hat. Ansonsten müsste die Grundlage selber hergestellt und mit 20 % Propylenglykol bezogen auf die Wassermenge konserviert werden. Eine derart konservierte Ungt. emulsific. aquos. kann inzwischen fertig bezogen werden.

**Rezepturbeispiel 6 (optimiert)**

| | |
|---|---|
| **I.** Clotrimazol | 1,0 g |
| Sulfur praecipitatum | 1,0 g |
| Unguentum emulsificans aquosum DAB (pH > 5) | ad 100,0 g |
| | |
| **II.** Acidum salicylicum | 10,0 g |
| Unguentum emulsificans aquosum DAB | ad 100,0 g |

## 11.17 Thesit®

Thesit® (Polidocanol 600 bzw. 400; Lauromacrogol 400) wird in erster Linie wegen seiner juckreizstillenden Wirkung sowohl in Rezepturen als auch in Fertig-Dermatika eingesetzt. Thesit® besitzt in seinem Molekül amphotere Strukturen, die mit Tensiden vergleichbar sind. Dieser Umstand führt zu Unverträglichkeiten mit wasserreichen, lipophilen Cremes bzw. W/O-Cremegrundlagen.

**Rezepturbeispiel 1**

| | |
|---|---|
| Urea pura | 5,0 g |
| Thesit® | 3,0 g |
| Unguentum leniens | ad 100,0 g |

**Rezepturbeispiel 2**

| | |
|---|---|
| Thesit® | 2,0 g |
| Excipial® U Lipolotio | ad 200,0 g |

In beiden Rezepturen stört das Polidocanol an der Grenzfläche zwischen lipophiler und hydrophiler Phase und bringt die W/O-Emulsion zum Brechen. In Rezepturbeispiel 1 muss die wasserhaltige Quasi-W/O-Creme Unguentum leniens gegen eine Wasser aufnehmende Salbe vom W/O-Typ bzw. W/O-Absorptionssalbe wie Eucerinum® anhydricum ausgetauscht werden. Der Harnstoff müsste in pulverisierter Form (▶ Kap. 11.10.1) suspendiert werden.

**Rezepturbeispiel 1 (optimiert)**

| | |
|---|---|
| Urea pura | 5,0 g |
| Thesit® | 3,0 g |
| Eucerinum® anhydricum | ad 100,0 g |

Der Hersteller von Thesit® erlaubt in seinen Rezeptur-Empfehlungen sogar eine Wassermenge von max. 20 %. Man könnte auch auf die standardisierte Vorschrift im NRF mit Polidocanol (Thesit®) und Harnstoff zurückgreifen: **Lipophile Polidocanol-Creme 5 % mit Harnstoff 5 % (NRF 11.120.)**.

In dieser Formulierung wird als Grundlage die wollwachsfreie, lipophile Creme bzw. W/O-Creme **Hydrophobe Basiscreme DAC (NRF S. 41.)** benutzt, deren Wassergehalt von ursprünglich ca. 64 % auf 9,9 % reduziert wurde. Nur durch diese Maßnahme konnte eine dauerhafte Stabilität der Zubereitung gewährleistet werden.

In Rezepturbeispiel 2 kann es schlechterdings keine wasserfreie W/O-Lotion als Tauschpartner geben. Zusammen mit dem Arzt muss erörtert werden, ob für den Anwendungszweck eventuell auch eine O/W-Lotion wie z. B. Milch Cordes® in Frage kommen kann. Denn nur diese Grundlage ist mit Polidocanol (Thesit®) kompatibel.

**Rezepturbeispiel 2 (optimiert)**

| | |
|---|---|
| Thesit® | 2,0 g |
| Milch Cordes® | ad 200,0 g |

Zu „Milch Cordes®" liefert der Hersteller ein Analysenzertifikat und Vorschläge für Identitätsreaktionen.

## 11.18 Tretinoin

Tretinoin (Vitamin-A-Säure) wird vorzugsweise bei Akne und Psoriasis angewendet, weniger bei Hyperkeratosen und zu Photoaging-Zwecken. Tretinoin gehört zu den Wirkstoffen in der Rezeptur, die besonders oxidationsempfindlich sind. Ein Mitarbeiter eines pharmazeutischen Herstellers vertrat in einem Leserbrief in der Pharmazeutischen Zeitung [17, 18] die Meinung, dass eine sachgerechte Verarbeitung von Vitamin-A-Säure im Zuge einer Individualrezeptur in der Offizin-Apotheke nicht möglich bzw. nur schwer zu bewerkstelligen sei. Auch der Leiter der pharmazeutischen Entwicklungsabteilung einer anderen Firma unterstrich, dass Tretinoin viel zu empfindlich sei, um es in der Rezeptur optimal verarbeiten zu können. Eine chemische Veränderung des Moleküls geschieht bei Lichteinfall, insbesondere wenn sich die Substanz in Lösung befindet. Aus diesem Grund müssen bei Rezepturen entsprechende Schutzmaßnahmen ergriffen werden. Damit Tretinoin wirken kann, muss seine Säurefunktion erhalten bleiben. Dies wird in idealer Weise bei einem pH von 5 erreicht. Die optimale Teilchengröße von Vitamin-A-Säure stellt ein weiteres wichtiges Qualitätsmerkmal dar. Die vorgenannten Kriterien müssen bei jeder Individual-Rezeptur in besonderer Weise berücksichtigt werden. Anhand der folgenden, aus der Fax-Hotline stammenden Rezepturbeispiele soll dies praktisch demonstriert werden.

**Rezepturbeispiel 1**

| | |
|---|---|
| Tretinoin | 0,025 g |
| Unguentum emulsificans aquosum | ad 40,0 g |

**Rezepturbeispiel 2**

| | |
|---|---|
| Tretinoin | 0,02 g |
| Linola® Emulsion | ad 50,0 g |

In den beiden Rezeptur-Beispielen soll Tretinoin in eine hydrophile Creme bzw. O/W-Creme eingearbeitet werden. Das Stabilitätsoptimum von pH 5 wird in den zwei Rezepturen durch die Grundlagen in etwa erreicht. Unguentum emulsificans aquosum erfüllt diese Bedingung nur, wenn mit einer Mischung der Konservierungsstoffe Sorbinsäure (0,05 %) und Kaliumsorbat (0,07 %) konserviert wurde. Sorbinsäure allein erzeugt einen pH von etwa 3,5, Parabene schaffen einen neutralen pH. Linola® Creme, eine hydrophile Creme bzw. O/W-Creme, wird vom Hersteller auf einen pH von etwa 6 eingestellt. Um die Vitamin-A-Säure vor Oxidation zu schützen, muss ein Antioxidans wie Butylhydroxytoluol (BHT) in einer Konzentration von 0,04–0,05 % zugesetzt werden.

Die für eine Resorption günstige Teilchengröße von unter 100 µm wird inzwischen durch die Liefermöglichkeit von Tretinoin in mikronisierter Form gewährleistet.

**Rezepturbeispiel 1 (optimiert)**

| | |
|---|---|
| Tretinoin, mikronisiert | 0,025 g |
| BHT | 0,040 % |
| oder Butylhydroxytoluol-Paraffinkonzentrat 2 % (NRF S. 35.) | 0,8 g |
| Acidum citricum (fakultativ) | 0,025 % |
| Unguentum emulsificans aquosum DAB | ad 40,0 g |

Sofern Unguentum emulsificans aquosum nicht den erforderlichen pH von 5 aufweist, kann dieser durch den angegebenen Zusatz von Citronensäure geschaffen werden. Mikronisiertes Tretinoin, BHT und eventuell die Citronensäure werden zusammen gemischt, und mit der BHT-Stammlösung angerieben und dann in die Unguentum emulsificans aquosum eingearbeitet. Die fertige Zubereitung sollte sofort in eine Aponorm-Aluminiumtube gefüllt werden.

**Rezepturbeispiel 2 (optimiert)**

| | |
|---|---|
| Tretinoin, mikronisiert | 0,02 g |
| BHT | 0,02 g |
| oder Butylhydroxytoluol-Paraffinkonzentrat 2% (NRF S. 35.) | 1,0 g |
| Linola® Creme | ad 50,0 g |

Die Verarbeitung erfolgt in analoger Weise. Die Kombination von Vitamin-A-Säure mit anderen Wirkstoffen wirft nicht nur die Frage nach deren Sinn, sondern auch nach der Harmonisierung mit deren Stabilitätsoptima auf.

**Rezepturbeispiel 3**

| | |
|---|---|
| Betamethason | 0,1 g |
| Vitamin-A-Säure | 0,01 g |
| Haftgrundlage | ad 20,0 g |

Das Stabilitätsoptimum von Betamethason-17-valerat (pH 3,5) harmoniert nicht in idealer Weise mit demjenigen der Vitamin-A-Säure (pH 5). Das Glucocorticoid wird in den NRF-Vorschriften 11.37. und 11.47. durch einen Citratpuffer oder durch Citronensäure-Zusatz bei einem pH von 4,2 stabilisiert. In der angeführten Rezeptur spielt dieser Umstand keine Rolle, weil es sich bei der Haftgrundlage um eine wasserfreie Grundlage handeln soll. Wird jedoch als Haftgrundlage ein hydrophiles Gel bzw. ein Hydrogel ausgewählt, so wäre es besser, das Betamethason-17-valerat aus der Rezeptur herauszunehmen, in einer Extra-Zubereitung anzubieten und alternierend mit der Rezeptur, die Vitamin-A-Säure enthält, anzuwenden.

Unbedingt erforderlich ist der Zusatz von Butylhydroxytoluol (BHT), um die Vitamin-A-Säure gegen Oxidation zu schützen. Ein weiterer Schutz vor Lichteinfall erfolgt durch das entsprechende Packmittel, nämlich durch eine Aluminiumtube.

**Rezepturbeispiel 3 (Haftpaste, optimiert)**

| | |
|---|---|
| Betamethason-17-valerat | 0,02 g |
| Vitamin-A-Säure, mikronisiert | 0,01 g |
| BHT | 0,04 % |
| oder Butylhydroxytoluol-Paraffinkonzentrat 2% (NRF S. 35.) | 0,4 g |
| Hypromellose-Haftpaste 40% (NRF 7.8.) | ad 20,0 g |



Die Normkonzentration für Betamethason-17-valerat beträgt 0,05–0,1%. Die Verordnung von 0,5% in Rezepturbeispiel 3 übersteigt die angegebene Normkonzentration um das Fünf- bis Zehnfache. Diese Unklarheit im Sinne der Apothekenbetriebsordnung (§ 17, 5) muss vor der Anfertigung der Rezeptur mit dem Arzt geklärt und seine Entscheidung auf dem Rezept vermerkt werden. Die **Hypromellose Haftpaste 40% (NRF 7.8.)** stellt eine wasserfreie Gelgrundlage dar, in der ein hydrophiler Gelbildner in einem lipophilem Gel bzw. Oleogel suspendiert wird.

Die Herstellung der optimierten Rezeptur sollte folgendermaßen ablaufen. Die drei Festsubstanzen werden zusammen abgewogen, mit dem BHT-Paraffinkonzentrat angerieben und in die Haftpaste eingearbeitet. Die Formulierung eines Hydrogels sieht so aus:

**Rezepturbeispiel 3 (Hydrogel, optimiert)**

| | |
|---|---|
| Betamethason-17-valerat | 0,02 g |
| sol. acid. citric. 0,5% | 0,5 g |
| sol. natr. citric. 0,5% | 0,5 g |
| Hydroxyethylcellulose-Gel DAB | ad 20,0 g |

Der mikronisierte Wirkstoff wird mit dem Hydrogel angerieben und zum Schluss der Citratpuffer hinzu gegeben.

**Rezepturbeispiel 3 (Hydrogel, optimiert)**

| | |
|---|---|
| Vitamin-A-Säure, mikronisiert | 0,01 g |
| Acidum citricum | 0,005 g |
| BHT | 0,005 g |
| Hydroxyethylcellulose-Gel DAB | ad 20,0 g |

Aufbrauchfrist: 3 Monate unter 8 °C (Tube)

BHT wird pulverisiert, mit Vitamin-A-Säure und Citronensäure gemischt und in das Hydrogel eingearbeitet. Beide Zubereitungen sollten vom Patienten alternierend in einem ausreichend großen zeitlichen Abstand aufgetragen werden. Kurz vor der Applikation sollte das Schleimhautareal mit einem Wattestäbchen trocken getupft werden. Diese Maßnahme erhöht die Verweildauer der Wirkstoffe am Applikationsort.

**Rezepturbeispiel 4**

| | |
|---|---|
| Erythromycin | 3,0 g |
| Tretinoin | 0,05 g |
| Wolff® Basis Creme | ad 100,0 g |

Auch in dieser Rezeptur harmonieren die Stabilitätsoptima der beiden Wirkstoffe nicht miteinander. Erythromycin besitzt ein Stabilitätsoptimum von pH 8,5, Tretinoin von pH 5. Erythromycin sollte, wie schon in ▶ Kapitel 9.7.7 und ▶ 11.7 beschrieben, aus der Rezeptur heraus genommen, in einer Extra-Formulierung angeboten, vorzugsweise in Form der **Hydrophilen Erythromycin-Creme (NRF 11.77.)**, und alternierend mit der Tretinoin-Rezeptur vom Patienten appliziert werden. Die ursprüngliche Tretinoin-Rezeptur müsste folgendermaßen optimiert werden:

**Rezepturbeispiel 4 (optimiert)**

| | |
|---|---|
| Tretinoin, mikronisiert | 0,05 g |
| BHT | 0,04 g |
| oder Butylhydroxytoluol-Paraffinkonzentrat 2% (NRF S. 35.) | 2,0 g |
| Wolff® Basis Creme | ad 100,0 g |

Aufbrauchfrist: 3 Monate unter 8 °C (Tube)

Wolff® Basis Creme ist kein Arzneimittel. Laut neuer ApBetrO darf diese Grundlage nur unter folgenden Voraussetzungen eingesetzt werden:
a) ein valides, chargenspezifisches Analysenzertifikat und
b) eine in der Apotheke durchgeführte Identitätsreaktion.

Wenn beide Bedingungen nicht erfüllt werden können, dann muss die Wolff® Basis Creme gegen eine offizinelle Grundlage ausgetauscht werden.

Die Herstellung erfolgt in analoger Weise wie zuvor beschrieben.

**Rezepturbeispiel 5**

| | |
|---|---|
| Erythromycin | 1,25 g |
| Estriol | 0,15 g |
| Tretinoin | 0,01 g |
| Linola®-Fett N | ad 50,0 g |

In diesem Beispiel passen die Stabilitätsoptima der drei Wirkstoffe ebenfalls nicht zusammen. Aus Stabilitätsgründen sollte auch hier das Erythromycin eliminiert und in einer separaten Zubereitung angeboten werden. Der Rest der Rezeptur sollte in der zuvor schon beschriebenen Weise umformuliert werden (Rezepturbeispiel 5 optimiert).

**Rezepturbeispiel 5 (optimiert)**

| | |
|---|---|
| **I.** Estriol | 0,15 g |
| Tretinoin, mikronisiert | 0,05 g |
| BHT | 0,02 g |
| oder Butylhydroxytoluol-Paraffinkonzentrat 2 % (NRF S. 35.) | 1,0 g |
| Linola®-Fett N | ad 50,0 g |
| **II.** Erythromycin | 1,25 g |
| $NaHCO_3$-Lsg. 4,2 % | q. sat. pH 8,5 |
| Linola®-Fett N | ad 50,0 g |

Estriol und Tretinoin werden gemischt, mit dem BHT-Paraffinkonzentrat, Oleum neutrale (Miglyol® 812) oder Paraffinum subliquidum angerieben und mit der Linola®-Fett N Creme ergänzt. Die Stabilitätsoptima von Estriol und Tretinoin liegen auf dem gleichen pH-Niveau. Da die Linola®-Fett N Creme bereits auf einen leicht sauren pH von der Herstellerseite eingestellt wurde, ist eine Korrektur bzw. eine Einstellung des pH nicht mehr erforderlich.

Erythromycin wird mit wenig flüssigem Paraffin angerieben und schrittweise mit Linola® Fett N bis auf 40 g aufgefüllt. Dann gibt man etwa 1–2 ml der $NaHCO_3$-Lsg. hinzu und überprüft mit einem pH-Stäbchen (pH-Bereich 7,5–9,5) den pH-Wert, in dem eine kleine Salbenprobe auf dem Stäbchen fest ausgedrückt wird. Diese Prozedur wird so lange wiederholt, bis der pH von 8,5 erreicht ist. Anschließend wird mit der Linola® Fett N Creme bis zum Endgewicht von 50 g aufgefüllt.

Linola® Fett N sowie Linola-Creme besitzen eine Arzneimittelzulassung und dürfen daher ohne weiteres in Rezepturen eingesetzt werden.

**Rezepturbeispiel 6**

| | |
|---|---|
| Erythromycin | 0,8 g |
| Zinkacetat | 0,24 g |
| Vitamin-A-Säure | 0,01 g |
| Wolff® Basiscreme | ad 20,0 g |

Auch in dieser Rezeptur liegen die Stabilitätsoptima der Wirkstoffe derart weit auseinander, dass deren Kombination keine Sinnhaftigkeit ergibt. Das Erythromycin sollte auf jeden Fall aus der Rezeptur herausgenommen und in Form der **Hydrophilen Erythromycin-Creme 4% (NRF 11.77.)** angeboten werden. Zinkacetat soll Erythromycin in Rezepturen stabilisieren und kann daher der NRF-Rezeptur hinzugefügt werden. Die Kombination von Erythromycin und Zinkacetat legt den Verdacht nahe, dass hier ein Fertigpräparat nachgeahmt werden soll. Darin kann jedoch nicht der Sinn der Rezeptur gesehen werden. Die Individualrezeptur soll dagegen Nischen besetzen, welche die pharmazeutischen Hersteller aus wirtschaftlichen Gründen nicht ausfüllen wollen oder können. Die Vitamin-A-Säure kann am besten vor Oxidation geschützt werden, wenn sie allein in einer Rezeptur verarbeitet wird.

**Rezepturbeispiel 6 (optimiert)**

| | |
|---|---|
| **I.** Vitamin-A-Säure, mikronisiert | 0,01 g |
| BHT | 0,008 g |
| oder Butylhydroxytoluol-Paraffinkonzentrat 2% (NRF S. 35) | 0,4 g |
| Linola® Creme | ad 20,0 g |

Bezüglich der Verwendbarkeit von Wolff® Basiscreme gilt das unter Rezeptureispiel 4 Gesagte.

| | |
|---|---|
| **II.** Zinkacetat | 0,24 g |
| Hydrophile Erythromycin-Creme 4% (NRF 11.77.) | ad 20,0 g |

Das mikronisierte Tretinoin wird mit dem BHT-Paraffin-Konzentrat angerieben und dann in die Linola® Creme eingearbeitet. Die fertige Zubereitung wird in eine Aluminiumtube gefüllt.

# 12 Problematische, obsolete, bedenkliche Wirkstoffe

Betrachtet man die historischen Anfänge des Apothekerberufes, so muss man feststellen, dass alle Arzneimittel ausschließlich in Form von Individualrezepturen hergestellt wurden. Erst im Zuge der Industrialisierung gegen Ende des 19. und im Laufe des 20. Jahrhunderts wurden mehr und mehr Rezepturen in Fabriken zu Fertigarzneimitteln weiterentwickelt. Dennoch wurde die Apotheken-Rezeptur nicht völlig überflüssig, sondern hat ihre Daseinsberechtigung bis zum heutigen Tage behalten. Etwa 50 % der externen Verordnungen von Dermatologen stellen nach wie vor Individualrezepturen dar, wie eine statistische Untersuchung von Altmeyer aus dem Jahr 1997 [31] gezeigt hat. Dabei sollte die Rezeptur in erster Linie Nischen des Arzneimittelmarkts besetzen, welche die pharmazeutische Industrie aus den verschiedensten Gründen nicht füllen will oder kann.

Da die Dermatologie wie sonst kein anderes medizinisches Fach sehr stark auf Empirie, also auf den persönlichen Erfahrungen der Dermatologen, aufgebaut ist, findet man selbst heute noch in neuen Auflagen von Standardwerken der Dermatologie aus früheren Jahrzehnten überlieferte Rezepturen, die dem wissenschaftlichen Anspruch der modernen Medizin und pharmazeutischen Technologie nicht mehr gerecht werden können. Dennoch wird an den alten Rezepturen festgehalten, weil die persönliche, langjährige Erfahrung höher eingestuft wird als neue, naturwissenschaftliche oder galenische Erkenntnisse.

Für viele überlieferte Wirkstoffe gibt es überdies kaum ausreichende, wissenschaftliche Daten. Das liegt zum einen daran, dass es für die forschende, pharmazeutische Industrie wenig lukrativ ist, für billige, vom Umsatz her wenig interessante Wirkstoffe Forschungsprojekte zu finanzieren. Zum anderen überrascht es, dass an den medizinischen Hochschulen, insbesondere an den dermatologischen Universitätskliniken, in der Vergangenheit keine konsequente Forschung in Bezug auf altbekannte Wirkstoffe betrieben wurde und auch heutzutage immer noch nicht wird. Ein dazu befragter Dermatologe kommentierte das einmal in folgender Weise: „Mit der Forschung auf dem Rezeptur-Gebiet lässt sich an den Universitäts-Hautkliniken kein ‚Blumentopf gewinnen'. Deshalb wird dieses Gebiet auch seit Jahrzehnten vernachlässigt."

Mitte der 1980er Jahre wurden vom ehemaligen Bundesgesundheitsamt (BGA) Kommissionen eingesetzt, welche u. a. die Aufgabe hatten, dermatologisch eingesetzte Wirkstoffe auf der Basis wissenschaftlicher Erkenntnisse aus der Literatur auf ihr Nutzen-Risiko-Verhältnis hin zu überprüfen. Die Kommission B 7 (Dermatologie, Hämatologie) hat von 1985 bis 1994 73 Monographien und 22 Monographie-Entwürfe erarbeitet, die alle im

Bundesanzeiger veröffentlicht wurden. Leider wurden nicht alle dermatologischen Wirkstoffe in dieser Weise abgehandelt. Eine ganze Reihe von Substanzen erhielt eine negative Beurteilung, weil das Risiko den Nutzen überstieg, oder weil die Literatur keine ausreichend befriedigenden Daten liefern konnte. Einige Wirkstoffe wurden bei externer Anwendung sogar als bedenklich eingestuft, wie z.B. Phenol, Borsäure u. a. m. (◘ Tab. 12.1). Diese Bewertungen ziehen unterschiedliche, rechtliche Konsequenzen nach sich, wenn den Apotheken Rezepturen mit derartigen Inhaltsstoffen vorgelegt werden.

Bedenkliche Wirkstoffe dürfen laut Arzneimittelgesetz (§ 5) von den Apotheken weder verarbeitet noch in den Handel gebracht, d. h. abgegeben werden. Wer es dennoch tut, macht sich strafbar. Vor Jahren begannen Apotheken, das Präparat Propecia® im Zuge einer Kapsel-Rezeptur herunter zu verdünnen. Dazu mussten die Filmtabletten zerstoßen und pulverisiert werden, um sie dann mit entsprechenden Hilfsstoffen auf die gewünschte Konzentration von 1 % zu bringen. Der Inhaltsstoff Finasterid gilt jedoch als teratogen und daher auch als bedenklich. Schwangere pharmazeutische Mitarbeiterinnen dürfen eine solche Rezeptur auf keinen Fall herstellen. Die Arzneimittelkommission der Deutschen Apotheker (AMK) gab bereits im Jahr 1999 entsprechende Warnhinweise in ihren offiziellen Mitteilungen heraus.

Nicht ganz so klar sieht es bei den negativ monographierten Wirkstoffen aus. Häufig kam die Bewertung durch die Kommission B 7 oder 6 aufgrund einer mangelhaften Datenlage zu dem jeweiligen Zeitpunkt zustande. Z. B. erfuhr Schwefel zunächst eine negative Nutzen-Risiko-Bewertung, wurde aber schon wenige Jahre später rehabilitiert, weil es noch schwefelhaltige Fertigdermatika im Handel gab, die eine offizielle Zulassung als Arzneimittel besaßen.

Bei Vorliegen einer Negativ-Monographie muss die Apotheke auf jeden Fall den Verordner darüber informieren. Im Einzelfall kann der Arzt in Kenntnis der Bedenken eine persönliche Nutzen-Risiko-Bewertung vornehmen. Kommt er zu dem Urteil, dass das Risiko aus seiner Sicht vertretbar erscheint und der Nutzen überwiegt, darf die Apotheke die Rezeptur im Einzelfall herstellen und abgeben. Ohne vorliegende Verschreibung darf die Rezeptur jedoch nicht abgegeben werden. Nur in begründeten Ausnahmefällen kann sie im Defekturmaßstab hergestellt werden. Die Verordnung von negativ monographierten Wirkstoffen gilt im Sinne der gesetzlichen Krankenkassen als unwirtschaftlich, d. h. sie darf nicht zu Lasten der Krankenkassen beliefert werden. Stattdessen muss eine Verordnung auf einem Privatrezept erfolgen und vom Patienten voll bezahlt werden.

Ein Problem stellen auch diejenigen Wirkstoffe dar, welche nicht in einer ausreichenden, pharmazeutischen Qualität angeboten werden. Diese dürfen in Rezepturen nicht verwandt werden. Beispielsweise ist Brillantgrün massiv mit Schwermetallen verunreinigt. Entsprechende NRF-Vorschriften wurden bereits vor Jahren ersatzlos gestrichen. Silbereiweißacetyltannat (Targesin®) enthält herstellungsbedingt Borax, das genauso wie Borsäure als bedenklich eingestuft wurde. Es darf daher in gleicher Weise nicht mehr für Rezepturen herangezogen werden. Es werden von einem Lieferanten auch boraxfreie Substanzqualitäten angeboten.

Anthrarobin, wichtiger Bestandteil der Arning'schen Lösung, wurde in der Vergangenheit nicht regelmäßig in einer einwandfreien Qualität auf dem Markt angeboten, so dass die entsprechende Vorschrift aus dem NRF vorsichtshalber herausgenommen werden musste. Sollte eine Apotheke jedoch in den Besitz einer einwandfreien Charge gelangen, so darf diese nach entsprechender Prüfung auf Identität und Verunreinigung für die Herstellung von Tinctura Arning eingesetzt werden.

**Tab. 12.1** Bedenkliche Stoffe und Rezepturen, deren Abgabe verboten ist (Stand Februar 2011). Aus dem Fehlen von Stoffen in dieser Liste darf nicht geschlossen werden, dass sie unbesehen in Rezepturen verarbeitet werden dürfen (Stand Februar 2011)

| Stoff/Rezeptur | Grund, Behördliche Konsequenz |
|---|---|
| Aristolochiasäurehaltige Drogen: alle Drogen der Gattung Aristolochia und Asarum einschließlich homöopathischer Verdünnungen bis D 10 | Zulassungswiderruf, Quelle: Pharm. Ztg. Nr. 126 (1981), 1201 u. 1373 sowie Pharm. Ztg. 155, Heft 30 (2010), 102 |
| Amine, aliphatische (Di- und Triethanolamin) | Unvermeidliche Nitrosamin-Bildung, Quelle: Pharm. Ztg. Nr. 132 (1987), 2375 |
| Arnikablüten zum Einnehmen, ausgenommen homöopathische Zubereitungen ab D 4 | Dyspnoe, Tachykardie und Kollaps, sowie Gastroenteritis, Quelle: Literatur |
| Barbiturate mit Bromiden in Kombination als Sedativum | Information des BfArM, Quelle: Pharm. Ztg. Nr. 141 (1996), 4839 |
| Benzol, ausgenommen homöopathische Zubereitungen ab D 6 | Knochenmarkstoxizität, Kanzerogenität, Quelle: Literatur |
| Borsäure sowie deren Ester und Salze ausgenommen homöpathische Zubereitungen ab D 4, Mineralwässer und Puffer in Augentropfen | Zulassungswiderruf, Quelle: Pharm. Ztg. Nr. 144 (1999), 3834 |
| Bufexamac | Zulassungswiderruf, Pharm. Ztg. 155/Heft 21 (2010), 95 |
| Cäsiumsalze (in der alternativen Krebstherapie) | Lebensbedrohliche Arrhythmien, Quelle: Literatur |
| Chloroform | Pharm. Ztg. Nr. 126 (1981), 2616 |
| Chrom(VI)-Verbindungen | Pharm. Ztg. Nr. 144 (1999), 800 |
| Crotonöl | Stark toxisch, stark hautreizend, kokarzinogen, Quelle: Literatur |
| Diacetylaminoazotoluol (Pellidol) | Kanzerogen und stark allergisierend, Entwurf einer Aufbereitungsmonographie (vet.) vom 5.4.1991 |
| Epinephrin und seine Salze hochkonzentriert (> 1 ‰) zur Blutstillung im Dentalbereich | Zulassungswiderruf, Quelle: Bundesgesundheitsbl. Nr. 4 (1987), 154 |
| Formaldehyd in Konzentrationen über 0,2 %, ausgenommen zahnärztliche Arzneimittel. Kein Formaldehyd in Gynäkologika | Pharm. Ztg. Nr. 131 (1986), 290 |
| Furfurol | Pharm. Ztg. Nr. 142 (1997), 3088 |
| Germanium-Verbindungen ausgenommen homöopathische Zubereitungen ab D 4 | Pharm. Ztg. Nr. 144 (1999), 3495 |
| Heracleum-Arten (Bärenklau), ausgenommen homöopathische Zubereitungen | Starke Phototoxizität |

**Tab. 12.1** Bedenkliche Stoffe und Rezepturen, deren Abgabe verboten ist (Stand Februar 2011). Aus dem Fehlen von Stoffen in dieser Liste darf nicht geschlossen werden, dass sie unbesehen in Rezepturen verarbeitet werden dürfen (Stand Februar 2011, Fortsetzung)

| Stoff/Rezeptur | Grund, Behördliche Konsequenz |
|---|---|
| Hydrazin | Krampfgift, karzinogen, hautschädigend, neuro-, hepato- und pneumotoxisch, Quelle: Literatur |
| Immergrünkraut (Vinca minoris Herba) | Zulassungswiderruf, Quelle: Pharm. Ztg. Nr. 132 (1987), 1826 |
| Jaborandi-Blätter (Pilocarpus-Arten), ausgenommen homöopathische Zubereitungen ab D 3 | |
| Kava Kava (*Piper methysticum*) sowie Kavain einschließlich homöopathischer Zubereitungen mit einer Endkonzentration bis einschließlich D 4, ausgenommen nach HAB-Verfahren 25 oder 26 hergestellte spagyrische Arzneimittel | Zulassungswiderruf, Quelle: Pharm. Ztg. 142 (1997), 2588 |
| Krappwurzel (Radix Rubia tinctorum) ausgenommen homöopathische Zubereitungen | Zulassungswiderruf, Quelle: Pharm. Ztg. Nr. 138 (1993), 834 |
| Mandelonitril und Mandelonitril-Glykoside (Amygdalin, Laetrile, „Vitamin B17") auch Bittermandelwasser DAB 6 | Pharm. Ztg. Nr. 123 (1978), 1537 |
| Naphthalin, ausgenommen homöopathische Zubereitungen ab D 4 | Hömolytische Anämie, Methämoglobinbildung, tödliche Vergiftungen bei Kindern durch Inhalation und topische Answendung, Quelle: Literatur |
| 2-Naphthol, auch zur äußerlichen Anwendung | Starke Nephrotoxizität |
| Petroleum zur innerlichen Anwendung, ausgenommen homöpathische Zubereitungen ab D 4 | Pharm. Ztg. Nr. 147 (2002), 4702 |
| Phenacetin als Wirkstoff | Pharm. Ztg. Nr. 142 (1997), 1882 |
| Phenol zur Anwendung auf Haut und Mundschleimhaut | Negativmonographie, Quelle: Pharm. Ztg. Nr. 143 (1997), 4103 u. 4386 |
| Pyrrolizidinalkaloidhaltige Drogen; Borago, Cynoglossi Herba, Senecionis Herba, Petasitidis Folium, Brachyglottis, Cineraria, Alkanna, Erechthites, Eupatorium außer E. perfoliatum, Anchusa, Heliotropium und Lithospermum | Zulassungswiderruf, Quelle: Pharm. Ztg. Nr. 137 (1992), 1964 u. 2470 |
| Quecksilber(I)-chlorid (Hydrargyrum chloratum), ausgenommen homöopathische Zubereitungen ab D 4 | Mutagenität, Teratogenität, neuro- und nephrotoxisch, Quelle: Aufbereitungsmonographie |

**Tab. 12.1** Bedenkliche Stoffe und Rezepturen, deren Abgabe verboten ist (Stand Februar 2011). Aus dem Fehlen von Stoffen in dieser Liste darf nicht geschlossen werden, dass sie unbesehen in Rezepturen verarbeitet werden dürfen (Stand Februar 2011, Fortsetzung)

| Stoff/Rezeptur | Grund, Behördliche Konsequenz |
|---|---|
| Quecksilber(II)-oxid (Hydrargyrum oxydatum), ausgenommen homöopathische Zubereitungen ab D 4 | Mutagenität, Teratogenität, neuro- und nephrotoxisch, Quelle: Aufbereitungsmonographie |
| Quecksilberhaltige Schlankheitsrezepturen mit Calomel D 3 (Hydrargyrum chloratum, Mercurius dulcis) und Amfepramon sowie eventuell weiteren homöopathischen Zubereitungen | Pharm. Ztg. Nr. 142 (1997), 4558 |
| Rainfarnkraut, Rainfarnblüten und Rainfarnöl (*Chrysanthemum vulgare*) zum Einnehmen, ausgenommen homöopathische Zubereitungen | Starke Neurotoxizität, Quelle: Aufbereitungsmonographie |
| Sadebaumspitzen (*Juniperus sabinae*) ausgenommen zur äußerlichen Anwendung sowie homöopathische Zubereitungen ab D 4 | |
| Schlankheitsrezepturen, mit einer Kombination stark wirksamer Bestandteile wie Appetitzügler, Diuretika, Schilddrüsenhormone oder Antidiabetika | Pharm. Ztg. Nr. 140 (1995), 3032 |
| Schöllkraut, wenn nicht sicher gestellt ist, dass höchstens 2,5 mg Gesamtalkaloide, berechnet als Cholichonin, pro Tag eingenommen werden | Zulassungswiderruf, Pharm. Ztg. Nr. 16 (2008), 133–134 |

(Zu Phenol haben sich nach der Erstellung der Aufbereitungsmonographie einige Spezialanwendungen ergeben, bei denen der Stoff jeweils nur einmal beziehungsweise in geringer Menge angewandt wird (Sklerosierung, Peeling, Nagelextraktion). Hierbei ist eine sorgfältige, individuelle Nutzen/Risikobewertung nötig; als bedenklich stufen wir diese Anwendungen aber derzeit nicht ein.)
Die in Klammern angegebenen Quellen sind, soweit es sich um AMK-Infos nach Mai 1998 handelt, im Internet über die Homepage der Pharmazeutischen Zeitung abrufbar (www.pharmazeutische-zeitung.de). Die meisten der älteren Dokumente stehen zudem über die Webpage der AMK (www.abda-amk.de) zum Download bereit.

Oft informieren sich Dermatologen im Internet über neue Entwicklungen in der Dermatologie, insbesondere in den USA. Dort werden bisweilen neuartige Rezepturen mit in Europa unbekannten Wirksubstanzen beschrieben, die sie dann gerne an ihren eigenen Patienten ausprobieren möchten. Jedoch sind die angegebenen Wirksubstanzen in der Regel nicht in pharmazeutischer Qualität in Europa erhältlich, so dass aus diesem Grund die Anfertigung einer solchen Rezeptur nicht erlaubt ist.

Problematisch kann eine Rezeptur-Verordnung auch dann werden, wenn ein bekannter Wirkstoff für eine völlig andere Indikation als die bisher übliche eingesetzt werden soll. Isosorbiddinitrat und Glyceroltrinitrat werden beispielsweise zur lokalen Behandlung von Analfissuren eingesetzt. Derartige Verordnungen werden unter den Begriffen „Compassionate-Use“ oder „Off-Label-Use“ im Zuge der Therapiefreiheit gemäß § 1 Abs. 2 der Berufsordnung für die deutschen Ärzte im Einzelfall als erlaubt angesehen.

In allen genannten Fällen sollte ein eingehender Informationsaustausch zwischen dem verschreibenden Arzt und den mit der Herstellung befassten Apothekern stattfinden und gemeinsam nach rationalen Alternativen gesucht werden.

# Teil IV
# Anhang

# Literatur


[1] Gebler H. Tabellen für die pharmazeutische Praxis. Govi-Verlag, Eschborn 1982, Gesamtwerk mit 5. Erg.-Lfg. 1998, 523–548/5

[2] Gebler H. Tabellen für die pharmazeutische Praxis. Govi-Verlag, Eschborn 1982, Gesamtwerk mit 5. Erg.-Lfg. 1998, 573, 580/1

[3] Dolder R. Dermatika – eine Übersicht über mögliche Inkompatibilitäten. Pharmazeutische Verfahrenstechnik heute, Band 1, 9 (1980) In: Dtsch. Apoth. Ztg. 41, 1980

[4] Thoma K. Apothekenrezeptur und -defektur, Deutscher Apotheker Verlag, Stuttgart

[5] Thoma K. Dermatika. 2. Aufl., Werbe- und Vertriebsgesellschaft Deutscher Apotheker m.b.H., Frankfurt a. M. 1983, 212

[6] Brom S, Jocham UE, Merk B. Erarbeitung dermatologischer Rezeptur-Vorschriften für das Neue Rezeptur Formularium (NRF). In: Pharm. Ztg. Wiss. 2, 2./134. Jhg., 1989

[7] Scheuer B, von Bülow V. Liste Inhaltsstoffe (1999) auf CD-Rom. Bits at work, Gesellschaft für multimediale Informations- und Ausbildungssysteme mbH, Kiel

[8] Zimmer A, Herzfeldt Cl-D. CompaSys Dermatika. Version 1,0, Informationssystem für Galenische Verträglichkeit. Govi-Verlag, Eschborn 2000

[9] Gander B, Kloeti F, Christen Ph. Stability of Corticosteroids in Zinc Oxide-Containing Hydrophilic Paste and Lipophilic Ointment. In: Eur. J. Pharm. Biopharm. 37 (1): 64–68, 1991

[10] Wolf G. Das Mischen von O/W- und W/O-Systemen – eine besondere Inkompatibilität in Individualrezepturen. In: H + G, Bd. 70, H.3: 182–184, 1995

[11] Juch RD, Rufli Th, Surber C. Pastes: What do they contain? How do they work? In: Dermatology 189: 373–377, 1994

[12] Braun-Falco O, Plewig G, Wolff HH. Dermatologie und Venerologie. 4. Aufl., Springer-Verlag, Heidelberg 1996

[13] Reimann H. NRF: Basislotio? In: Pharm. Ztg. 41: 44, 1993

[14] Nürnberg E, Müller B. Mikrobielle Qualität hydrophiler Cremes. In: Pharm. Ztg. 25: 20ff., 1992

[15] Wolf G. Falsche Magistralrezepturen, Quellen und Ursachen. In: Pharm. Ztg. 48,: 43ff., 1998

[16] Stege H, Berneburg M, Ruzicka T, Krutmann J. Creme-PUVA-Photochemotherapie. In: Hautarzt 48: 93–98, 1997

[17] Leserbrief von Dr. Hans W. Reinhardt, Fa. Stiefel Laboratorium GmbH. In: Pharm. Ztg. 15: 111/112, 2000

[18] Leserbrief von Dr. Gerd Krömke, Ostsee-Apotheke, 23634 Haffkrug. In: Pharm. Ztg. 18: 90, 2000

[19] Verordnung über Höchstmengen an Schadstoffen in Lebensmitteln (Schadstoff-Höchstmengen-Verordnung-SHmV) v. 23. 3. 1988 (BGBl. I, S. 122)

[20] Reimann H. Emulgiervermögen von Wollwachsalkohol-Salbe. In: Pharm. Ztg. 128: 114, 1993

[21] Resolution der DDG-Kommission „Magistrale Rezepturen“. In Dt. Derm. 45, H. 6: 600, 1997

[22] Herzfeldt Cl.-D. Defektur-Leitfaden für die apothekengerechte Arzneimittelproduktion. Govi-Verlag, Eschborn 1987, Grundwerk mit 4. Erg.-Lfg. 1992, Bd. 2, O-151, N-151

[23] Häckh G, Schwarzmüller E. Codex dermatologischer Wirkstoffe. In: Niedner R, Ziegenmeyer J. Dermatika. Wissenschaftliche Verlagsgesellschaft, Stuttgart 1992, 309–473

[24] Thoma K. Arzneimittelstabilität. 8. Int. Pharm. Fortbildungswoche der Bundesapothekerkammer, Davos 1978, K. Thoma, Frankfurt (1978), 106–110

[25] Thoma K. Dermatika. 2. Aufl. Werbe- und Vertriebsgesellschaft Deutscher Apotheker m.b.H., Frankfurt a/M. 1983, 25

[26] Gebler H. Tabellen für die pharmazeutische Praxis. 2. Aufl. einschl. 5. Erg.-Lfg. 1998. Govi-Verlag, Eschborn 1982, Bd. I, 421

[27] Niedner R. Glucocorticosteroide. In: Niedner R, Ziegenmeyer J. Dermatika. Wissenschaftliche Verlagsgesellschaft, Stuttgart 1992, 76–88

[28] Niedner R. Kortikoide in der Dermatologie. Unimed Verlag, Bremen 1998, 65–67

[29] Kammerau B, Zesch A, Schäfer H. Absolute concentrations of dithranol and triacetyl-dithranol in the skin layers after local treatment: in vivo investigations with four different types of pharmaceutical vehicles. In: Invest. Dermatology 64: 145–149, 1975

[30] Lehmann L, Clemens M, Gloor M, Fluhr JW. Über die Effektivität von Tretinoin in Lokaltherapeutika-Lösungs- versus Suspensions-Zubereitungen – Wechselwirkungen mit Erythromycin. Akt. Dermatol. 24: 51–55, 1998

[31] Altmeyer P, Bergmeyer V, Wienand W. Analyse magistraler Rezepturen von niedergelassenen Dermatologen. Hautarzt, 48: 12–20, 1–1997

[32] Thoma K, Holzmann C. Dithranol-Präparate – Stabilität von Dithranol in offizinellen Rezepturen. In: Deutsche Apotheker Zeitung 50: 54–67, 1997

[33] Eifler-Bollen R. Systeme zur Salbenherstellung im Vergleich. In: Pharm. Ztg. 38: 53–65, 1998

[34] Breitkreutz, J, Eifler-Bollen, R, Kiefer, A. Fit für die Rezeptur – Ein Trainingsbuch für das Apothekenteam. Govi-Verlag, Eschborn 2008, S. 71, Abb. 24

[35] Breitkreutz, J, Eifler-Bollen, R, Kiefer, A. Fit für die Rezeptur – Ein Trainingsbuch für das Apothekenteam. Govi-Verlag, Eschborn 2008, S. 69, Abb. 19 - 21

[36] Daniels, R., Gele für die dermale Applikation, Pharm. 43: 16–20, 2002

[37] Clark et al., Lanolin with reduced sensitizing potential, Contact Dermatitis 3: 69–74, 1977

[38] Wohlrab J, Klapperstück T, Reinhardt HW, Albrecht M. Interaction of Epicutaneously Applied Lipids with Stratum corneum Depends on the Presence of either Emulsifiers or Hydrogenated Phosphatidylcholine. Skin Pharmacol Physiol 23: 298–305, 2010

[39] Ring, J et al. Allergy to peanut oil – clinically relevant?, J. Eur. Acad. Dermatol. Venerol. 21: 452–455, 2007

[40] Wolf, G. Individuelle Rezeptur – aber richtig – Beispiel Nr. 8. Dt. Derm. 39:1479, 1991

[41] Birrenbach G. Magistralrezepturen im europäischen Vergleich. Schweizer Apothekerzeitung 17/99

[42] Allen LV Jr in Trissel LA. Stability of Compounded Formulations. Washington (AphA) 1996

[43] Cox HLM, Elferink F, Kloeg PHAM in Bolhuis GK, Cox HLM, Zuidema J. Recepteerkunde. 2. Aufl., Den Haag (KNMP) 1995. Kap. 1 Standortbestimmung der Eigenherstellung in der Apotheke

[44] Lambert B. Communication within Pharmaceutical Care Processes: Communication between General Practicioners and Pharmacists. European Conference „Orienting Pharmaceutical Education and Profession to Meet the Needs of the Future“. Lissabon 13. Mai 2000

[45] Lambert B. Pharmacist – physician communication. Int. Pharm. J. 12 (2), 53–56, 1997

[46] Lambert B. Face and Politeness in pharmacist-physician interaction Soc. Sci. Med. 43 (8) 1189–1196, 1996

[47] Allen LV. The Past, Present and Future of Traditional, High-Technology and Biotechnology of Pharmaceutical Compounding. I Conferência International de Tecnologia Farmacêutica. Medicamentos Manipulados: Que Perspectivas? Oporto, 9. Juni 2000

[48] Albert K. Stabilität und Haltbarkeitsprüfung von Arzneistoffen in der Apotheke in U. Elste (Hrsg): Haltbarkeit von Grundstoffen und Zubereitungen in der Apotheke. Wissenschaftliche Verlagsgesellschaft, Stuttgart 1990

[49] Boer Y. Stabilität von Rezepturen und Defekturen in U. Elste (Hrsg): Haltbarkeit von Grundstoffen und Zubereitungen in der Apotheke. Wissenschaftliche Verlagsgesellschaft, Stuttgart 1990

[50] Connors K. A. G., Amidon G. L., Stella V. Chemical Stability of Pharmaceuticals 2nd ed. Wiley, New York 1986

[51] Trissel L. A. Stability of Compounded Formulations. AphA, Washington 1996

[52] Bolhuis G. K., Cox H. L. M., Zvidema J. Recepteerkunde 2. Aufl. Den Haag 1995 N.L.A-Medelingen

[53] EG-Leitfaden einer Guten Herstellungspraxis für Arzneimittel; Kommission der Europäischen Gemeinschaften – Generaldirektion für Binnenmarkt und Gewerbliche Wirtschaft (III/2244/87-EN Rev3; Januar 1989); Pharm.Ind 52, 853, 1990

[54] Pharmacopoea Europaea: 5.1.4 Mikrobiologische Qualität Pharmazeutischer Zubereitungen. Deutscher Apotheker Verlag, Stuttgart, Govi-Verlag, Eschborn

[55] Krüger D. Asepsis – Antisepsis – Reinraumtechnik. Pharm Ind. 43, 467 (1981) zitiert nach Seyfarth H. Hygieneanforderungen des EG-Leitfadens einer Guten Herstellungspraxis für Arzneimittel. Concept, Heidelberg 1993

[56] Schoonen AJM, Boer Y, van Horssen N, Boom FA. Kap 17: „Räume und Personal“ in Bolhuis GK, Cox HLM, Zuidema J. Recepteerkunde, 2. Aufl. Den Haag 1995

[57] Ziegler AS. Plausibilitäts-Check Rezeptur. 2. Aufl., Deutscher Apotheker Verlag, Stuttgart 2013

# Sachregister

## E



## F

## G



## H



A

## M



## N



A

A

## T

## U



## V



A

## W



## Z

# Der Autor

## Dr. Gerd Wolf

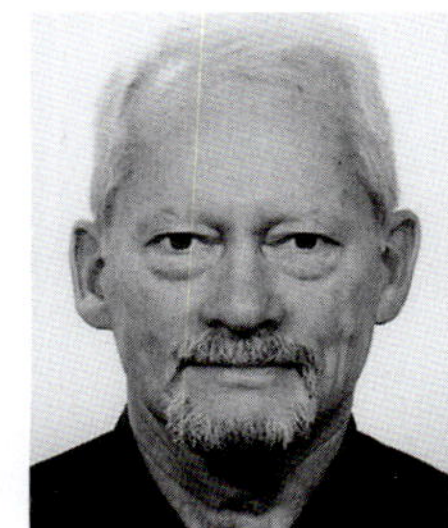

Studium der Pharmazie und anschließende Promotion in Bonn. 1976–1995 Pächter einer Apotheke in Köln. Seit 1985 intensive Beschäftigung mit dem Thema Individual-Rezeptur u. a. als Dozent zahlreicher Seminare und Workshops für Apotheker und Dermatologen und als Autor und Co-Autor dermatologischer Fachliteratur. Seit 1996 Mitglied der Gesellschaft für Dermopharmazie (GD) und von 2009–2012 Leiter der Fachgruppe Magistralrezepturen der GD, seit 2012 deren stellvertretender Leiter. 1997 Initiierung der Rezeptur-Fax-Hotline der LAK Rheinland-Pfalz, seitdem Betreuung dieser und zeitweise der Rezeptur-Fax-Hotline der AK Nordrhein. Zudem seit 1995 Inhaber einer Apotheke in Grafschaft-Ringen.